ALDOSTERON

NEUNTES SYMPOSION
DER DEUTSCHEN GESELLSCHAFT FÜR ENDOKRINOLOGIE
IN WIESBADEN UND MAINZ VOM 3.-5. MAI 1962

SCHRIFTLEITUNG

PROFESSOR DR. H. NOWAKOWSKI
II. MED. UNIV.-KLINIK UND POLIKLINIK HAMBURG

MIT 95 ABBILDUNGEN

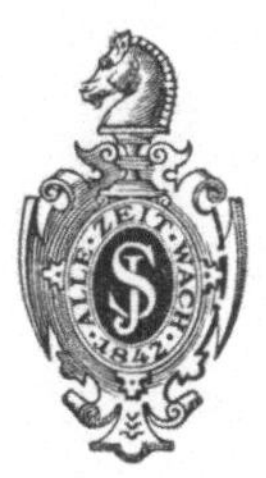

SPRINGER-VERLAG BERLIN HEIDELBERG GMBH

ISBN 978-3-540-03060-7 ISBN 978-3-642-85522-1 (eBook)
DOI 10.1007/978-3-642-85522-1

Ursprünglich erschienen bei Springer-Verlag OHG / Berlin · Göttingen · Heidelberg 1963

Library of Congress Catalog Card Number 55—39230

Vorwort

Die Symposien der Deutschen Gesellschaft für Endokrinologie waren immer ein oder zwei Hauptthemen gewidmet, denen in Form freier Vorträge Mitteilungen aus anderen Gebieten der experimentellen und klinischen Endokrinologie folgten.

Für das 9. Symposion wurde als Hauptthema *Aldosteron* gewählt, da es in den bisherigen Verhandlungen noch nie geschlossen abgehandelt wurde.

Die Hauptreferate waren folgende:

1. Die Chemie des Aldosterons (A. Wettstein, Basel),
2. Regulation der Aldosteronsekretion (A. F. Muller, Genf),
3. Der primäre Aldosteronismus (B. Hökfelt, Stockholm),
4. Der sekundäre Aldosteronismus Herz-, Leber- und Nierenkranker (H. P. Wolff, Homburg/Saar),
5. Aldosteronantagonisten und ihre klinische Anwendung (E. Buchborn und KH. R. Koczorek, München),
6. Aldosteron und Hochdruck; experimentelle Befunde (F. Gross, Basel),
7. Hypertonie und Aldosteron; klinisch (J. Schwartz und R. Bloch, Strasbourg),
8. Bestimmungsmethoden des Alderostons (R. Neher, Basel),
9. Aldosteron und Schwangerschaft (G. Stark, Mainz).

Mit einigen freien Vorträgen zum Hauptthema war eine ziemlich vollständige Darstellung der gegenwärtigen Kenntnisse über Chemie und Physiologie des Aldosterons (einschließlich seiner Nachweismethoden) sowie der Klinik des primären und sekundären Hyperaldosteronismus erreicht, welche mit dem derzeitigen Stand unserer Kenntnisse ziemlich weitgehend übereinstimmt.

Das 9. Symposion war mit dem Hauptthema Aldosteron zugleich eine Gemeinschaftstagung der Deutschen Gesellschaft für Endokrinologie und der Deutschen Gesellschaft für Innere Medizin, welche vom 3.—5. Mai 1962 in Wiesbaden und Mainz stattfand.

Dies hatte zur Folge, daß ein Teil der wichtigen Referate des Hauptthemas (Nr. 1—5) in den „Verhandlungen der Deutschen Gesellschaft für Innere Medizin" (68. Kongreß, Wiesbaden vom 30. 4.—3. 5. 63; Verlag von J. F. Bergmann, München) erschien und der hier vorliegende Band — um eine Doppelveröffentlichung der genannten Referate zu vermeiden — erst mit dem Referat über „Aldosteron und Hochdruck" (Nr. 6) beginnt. Der interessierte Leser wird also ausdrücklich auf die zum Hauptthema gehörenden Referate in den „Verhandlungen der Deutschen Gesellschaft für Innere Medizin" verwiesen.

Hamburg, Juli 1963 H. Nowakowski

Inhaltsverzeichnis

Alphabetisches Verzeichnis der Referenten und Diskussionsredner

Angersbach, P., Dr. med., Markus-Krankenhaus, Frankfurt a. M.
Apostolakis, M., Dr. med., Hamburg-Eppendorf, II. Med. Univ.- u. Poliklinik.
Bach, I., Dr. med., Düsseldorf, Med. Akademie, 2. Med. Klinik u. Poliklinik.
Bässler, R., Dr. med., Mainz, Pathologisches Inst. d. Universität.
Bayer, J. M., Prof. Dr. med., Bonn, Chirurgische Univ.-Klinik u. Poliklinik.
Bierich, J. R., Prof. Dr. med., Hamburg-Eppendorf, Univ.-Kinderklinik.
Bloch, R., Dr. med., Strasbourg, Clinique Médicale A.
Böhm, P., Dr. med., Bonn, Med. Univ.-Klinik.
Borm, D., Dr. med., Kiel, Chirurgische Univ.-Klinik.
Buchborn, E., Priv.-Doz. Dr. med., München, I. Med. Univ.-Klinik.
Crössmann, H. C., Dr. med., Markus-Krankenhaus, Frankfurt a. M.
Crusius, P., Dr. med., Markus-Krankenhaus, Frankfurt a. M.
Daweke, H., Dr. med., Düsseldorf, II. Med. Klinik u. Poliklinik der Med. Akademie.
Decker, W., Dr. med., München, I. Med. Klinik der Univ.
Dhom, G., Prof. Dr. med. Würzburg, Patholog. Inst. d. Universität.
Ditschuneit, H., Dr. med., Frankfurt a. M., I. Med. Univ.-Klinik.
Eger, W., Dr. med., Göttingen, Pathologisches Institut d. Univ.
Elert, R., Prof. Dr. med., Düsseldorf, Frauenklinik d. Med. Akademie.
Elster, M., Dr. med., Markus-Krankenhaus, Frankfurt a. M.
Faulhaber, J.-D., Dr. med., Frankfurt a. M., I. Med. Univ.-Klinik.
Fischer, M., Dr. med., Frankfurt a. M., I. Med. Univ.-Klinik.
Fischer, P.-A., Dr. med., Hamburg-Eppendorf, Psychiatrische und Nervenklinik.
Fitting, W., Doz. Dr. med., Köln, Innere Abt. Evangelisches Krankenhaus.
Frahm, H., Dr. med., Hamburg-Eppendorf, II. Med. Univ.-Klinik u. Poliklinik.
Franken, F. H., Dr. med., Düsseldorf, 2. Med. Klinik u. Poliklinik der Med. Akademie.
Frigge, F., Dr. med., Hamburg-Eppendorf, Univ.-Hautklinik
Fritz, K. W., Dr. med., Bonn, Med. Univ.-Klinik.
Gerhartz, H., Dr. med., Berlin, I. Med. Klinik d. Freien Universität Berlin.
Geyer, G., Dr. med., Wien, I. Med. Univ.-Klinik.
Glaubitt, D., Dr. med., Mainz, Med. Univ.-Klinik.
Goebel, P., Dr. med., Tübingen, Med. Univ.-Klinik u. Poliklinik
Goslar, H. G., Dr. med., Tübingen, Anatomisches Inst. d. Univ.
Gregl, A., Dr. med., Göttingen, Chirurgische Univ.-Klinik.
Gries, F. A., Dr. med., Düsseldorf, 2. Med. Klinik u. Poliklinik der Med. Akademie.
Gross, F., Dr. med., Basel, Ciba-Aktiengesellschaft.
Hammerstein, J., Priv.-Doz. Dr. med., Miami/Florida (USA).
Hartenbach, W., Prof. Dr. med., München, Chirurgische Univ.-Klinik.
Heindorf, M., Dr. med., Markus-Krankenhaus, Frankfurt a. M.
Herrmann, M., Dr. med., Tübingen, Anatomisches Inst. d. Univ.
Hökfelt, B., Doz. Dr. med., Stockholm (Schweden), Dept. of Endocrinology and Metabolism, Karolinska Sjukhuset.
Hohlweg, W., Prof. Dr. med., Graz (Österreich), Univ.-Frauenklinik.
Horster, F. A., Dr. med., Düsseldorf, 2. Med. Klinik u. Poliklinik der Med. Akademie.
Kapp, H., Dr. med., Frankfurt a. M., I. Med. Univ.-Klinik.
Karl, H.-J., Dr. med., München, I. Med. Klinik d. Univ.
Kemper, F., Priv.-Doz. Dr. med., Münster/Westf., Pharmakologisches Inst. d. Westf. Wilhelms-Universität.

Klein, E., Doz. Dr. med., Düsseldorf, 2. Med. Klinik u. Poliklinik der Med. Akademie.
Klütsch, K., Dr. med., Würzburg, Med. Univ.-Klinik.
Koch, E., Prof. Dr. med., Markus-Krankenhaus, Frankfurt a. M.
Koczorek, Kh. R., Dr. med., München, I. Med. Univ.-Klinik.
Kracht, J., Prof. Dr. med., Hamburg-Eppendorf, Patholog. Inst. d. Univ.
Kühnau, W., Dr. med., Wiesbaden, Wilhelmstr. 52.
Lachnit, V., Prof. Dr. med., Wien, II. Med. Univ.-Klinik.
Langecker, H., Prof. Dr. med., Berlin N 65, Schöningstr. 1.
Laschet, U., Dr. med., Landeck über Landau/Pfalz, Pfälzische Landesnervenklinik.
Loeser, A., Prof. Dr. med. Dr. phil., Münster/Westf., Pharmakologisches Inst. d. Univ.
Matschinsky, F., Dr. med., Düsseldorf, II. Med. Klinik u. Poliklinik der Med. Akademie.
Mentzos, St., Dr. med., Hamburg-Eppendorf, Psychiatrische u. Nervenklinik.
Muller, A. F., Dr. med., Genf (Schweiz), Clinique Universitaire de Thérapeutique, Hôpital Cantonal de Genève.
Neher, R., Dr. med., Basel (Schweiz), Ciba Aktiengesellschaft.
Neth, R., Dr. med., Hamburg-Eppendorf, Univ.-Kinderklinik.
Nevinny-Stickel, J., Priv.-Doz. Dr. med., Berlin-Charlottenburg, Städt. Frauenklinik Charlottenburg und Univ.-Frauenklinik der Freien Universität Berlin.
Oberdisse, K., Prof. Dr. med., Düsseldorf, 2. Med. Klinik u. Poliklinik der Med. Akademie.
Parade, G. W., Prof. Dr. med., Neustadt/Pfalz, Krankenhaus Neustadt.
Patzak, W., Dr. med., Hamburg-Eppendorf, Univ.-Kinderklinik.
Pfeiffer, E. F., Prof. Dr. med., Frankfurt a. M., I. Med. Univ.-Klinik.
Raith, L., Dr. med., München, I. Med. Univ.-Klinik.
Rausch-Stroomann, J.-G., Dr. med., Hamburg-Eppendorf, I. Med. Univ.-Klinik.
Reinwein, D., Dr. med., Düsseldorf, 2. Med. Klinik u. Poliklinik.
Retiene, K., Dr. med., Frankfurt a. M., I. Med. Univ.-Klinik.
Richter, R. H. H., Dr. phil., Bern (Schweiz), Univ.-Frauenklinik.
Rick, W., Dr. med., Markus-Krankenhaus Frankfurt a. M.
Schirren, C., Doz. Dr. med., Hamburg-Eppendorf, Univ.-Hautklinik.
Schlemmer, M., Dr. med., Berlin N 113, Stolpische Str. 29.
Schlote, H., Dr. med., Hamburg-Eppendorf, Pathologisches Inst. d. Univ.
Schöffling, K., Dr. med., Frankfurt a. M., I. Med. Univ.-Klinik.
Schönberg, D., Dr. med., Hamburg-Eppendorf, Univ.-Kinderklinik.
Schröder, R., Priv.-Doz., Dr. med., Göttingen, Med. Univ.-Klinik.
Schüller, E., Dr. med., Wien, II. Univ.-Frauenklinik.
Schwartz, J., Prof. Dr. med., Strasbourg, Falculté de Médecine.
Schwarz, G., Dr. med., Heidelberg, Med. Univ.-Poliklinik.
Siegenthaler, W., Priv.-Doz. Dr. med., Zürich (Schweiz), Med. Univ.-Poliklinik.
Stark, G., Priv.-Doz., Dr. med., Mainz, Frauenklinik der Universitätskliniken.
Tamm, J., Doz. Dr. med., Hamburg-Eppendorf, II. Med. Univ.- u. Poliklinik.
Weinges, K., Dr. med., Homburg/Saar, Med. Poliklinik d. Iniversität des Saarlandes.
Weissbecker, L., Prof. Dr. med., Kiel, 2. Med. Klinik u. Poliklinik der Universität.
Weller, P., Priv.-Doz. Dr. med., Koblenz, Kurfürstenstr. 72—74.
Wettstein, A., Dr. h. c., Basel (Schweiz), Ciba-Aktiengesellschaft.
Wieland, O., Dr. med., München, 2. Med. Klinik d. Univ.
Wildhirt, E., Dr., Kassel, Medizinische Abt. des Stadtkrankenhauses.
Wolff, H. P., Prof. Dr. med., Homburg/Saar, Med. Univ.-Poliklinik.
Zicha, L., Dr. med., Erlangen, Med. Univ.-Klinik.
Zimmermann, H., Dr. med., Düsseldorf, 2. Med. Klinik u. Poliklinik der Med. Akademie.

Aus den Forschungslaboratorien der CIBA Aktiengesellschaft, Basel, Pharmazeutische Abteilung

Aldosteron und Hochdruck

(experimentelle Befunde)

Von

F. Gross

Mit 5 Abbildungen

Aldosteron kann an der Pathogenese verschiedener Formen von experimentellem und von klinischem Hochdruck in folgender Weise beteiligt sein:

1. Als primär auslösende Noxe, entweder durch endogene Überproduktion oder in Form exogener Überdosierung. Dabei kann neben anderen Symptomen ein Hochdruck auftreten, vorausgesetzt, daß bestimmte Versuchsbedingungen eingehalten werden.

2. Als sekundärer Faktor im Sinne einer permissiven Wirkung, wobei die Anwesenheit normaler Mengen von Aldosteron genügt, um zusammen mit anderen humoralen Faktoren die Voraussetzungen für die Entwicklung oder Aufrechterhaltung eines Hochdruckes zu geben.

Aldosteron wird als das Natrium konservierende Hormon der Nebenniere charakterisiert. Demgemäß kann es seine Wirkungen nur ausüben, wenn dem Organismus genügend Natrium zur Verfügung steht. Die Bedeutung von Aldosteron für die Blutdruckregulation und für die Genese bestimmter Hochdruckformen kann somit nur in engstem Zusammenhang mit dem Natriumhaushalt diskutiert werden. Der natriumretinierende Effekt von Aldosteron dürfte maßgebend für seinen Einfluß auf den Blutdruck sein, und zwar nicht nur bei Überdosierung, sondern auch bei normaler Sekretionsrate. Dabei ist allerdings die Intensität dieser Wirkung ganz verschieden, je nachdem ob das Hormon bei der betreffenden Hochdruckform eine primäre oder eine sekundäre Rolle spielt.

1. Hochdruck durch Überdosierung von Aldosteron

Selye hat zuerst beschrieben, daß hohe Dosen von Cortexon an der Ratte einen Hochdruck und schwere Gefäßveränderungen hervorrufen, vorausgesetzt, daß gleichzeitig Kochsalz in vermehrtem Maße zugeführt wird und begünstigt durch unilaterale Nephrektomie (*50, 51*). Spätere Untersuchungen ergaben, daß dieser Hochdruck in Wirklichkeit ein Natriumhochdruck ist und daß auch sehr hohe Dosen von Cortexon bei ungenügender Natriumgabe nicht in der Lage sind, kardiovasculäre Veränderungen hervorzurufen (*22*). Auch die alleinige chronische Zufuhr großer Mengen von Kochsalz führt zum Hochdruck und die gleichzeitige

Gabe von Cortexon fördert lediglich die Intensität und beschleunigt die Manifestierung der Drucksteigerung.

Es war nicht überraschend, daß es auch mit hohen Dosen von Aldosteron gelang, einen experimentellen Hochdruck an der Ratte hervorzurufen, jedoch war auffallend, daß, bezogen auf die natriumretinierende Wirkung, die dafür notwendigen Mengen zwar nicht absolut, aber doch relativ größer waren als diejenigen von Cortexon (*29*). Außerdem fehlten selbst bei täglichen Dosen von 0,5 mg d,l-Aldosteron Gefäßläsionen, wie sie unter 5mal höheren Dosen von Cortexon nachweisbar sind. Auch für das Auftreten eines primären Aldosteronhochdruckes ist die gleichzeitige Zufuhr von Kochsalz oder genauer von Natrium entscheidend. Die geringere blutdrucksteigernde Wirkung von Aldosteron ist möglicherweise darauf zurückzuführen, daß bei den angewandten Dosen die spontane Salzaufnahme keine gleich hohen Werte erreichte wie bei Cortexon-Überdosierung. Der von Gornall u. Mitarb. nach langdauernder Gabe sehr niedriger Dosen von Aldosteron an der Ratte beobachtete chronische Druckanstieg, der unabhängig von der Salzzufuhr sein soll (*21, 36*), konnte bei wiederholten Nachprüfungen an anderen Stellen nicht bestätigt werden (*14, 15*). Die Anwesenheit der Nebennieren spielt für die Entwicklung des Aldosteron-Hochdruckes keine wesentliche Rolle. Adrenalektomie hat keine größere Empfindlichkeit gegenüber exogenem Aldosteron zur Folge, wie dies früher von Selye für Cortexon und später in eigenen Untersuchungen für den durch hohe Dosen von Cortison und Cortisol hervorgerufenen Hochdruck festzustellen war. Bei anderen Tierarten (Kaninchen, Katze, Hund) führen hohe Dosen von Aldosteron zwar zu erheblicher Natriumretention, jedoch nicht zu Hochdruck, ein Verhalten, das bereits vom Cortexon

Tabelle 1. *Relative Mengen von Natrium und Kalium in verschiedenen Skeletmuskeln unter Überdosierung von Aldosteron oder Cortexon beim Kaninchen* [Werte sind ausgedrückt als prozentuale Abweichung von der Norm (100)]

Behandlung	Implant.-Dosis	Zahl der Tiere	Natrium			Kalium		
			Hals	Oberschenkel	Psoas	Hals	Oberschenkel	Psoas
Aldosteron	19	5	163,3	275,0	204,0	78,7	73,0	73,0
	75	5	201,0	257,0	173,5	71,2	80,3	80,3
Cortexon	75	9	270,5	321,0	253,0	59,2	70,4	65,8

bekannt ist (Tab. 1) (*31*). Dies ist im Hinblick auf die Tatsache, daß diese Tierarten auf Drosselung der Nierenarterien mit Hochdruck reagieren, bemerkenswert und deutet bereits darauf hin, daß dem experimentell renalen Hochdruck ein anderer Mechanismus zugrunde liegen muß als lediglich eine vermehrte Aldosteronsekretion.

Beim Menschen ist auch mit relativ hohen Dosen von Aldosteron meist nur ein vorübergehender Blutdruckanstieg zu erzielen, und trotz weiterer Gabe der gleichen Dosis normalisiert sich der Druck wieder, ebenso wie andere, durch das Hormon hervorgerufene Veränderungen (*1, 2*). Diese Gewöhnung (escape phenomenon) ist zwar auch beim Cortexon angedeutet vorhanden, jedoch nicht so ausgesprochen wie beim Aldosteron. Ob dieser Effekt lediglich auf einem beschleunigten Abbau des Hormons beruht oder ob zusätzliche Faktoren dafür verantwortlich sind, ist heute noch nicht anzugeben (*49*). Daß Eiweißbindung, Abbau und Ausscheidung von Aldosteron sich anders verhalten als beim Cortexon, findet seinen Ausdruck in der deutlich kürzeren Wirkungsdauer des genuinen Hormons, die wohl mitverantwortlich für die im Vergleich zu Cortexon geringere hypertensive Wirkung sein dürfte, ohne allerdings die alleinige Ursache für die qualitativen Unterschiede zwischen den beiden Corticosteroiden darzustellen (*28*).

Der primäre Hyperaldosteronismus als Folge einer endogenen Überproduktion von Aldosteron bietet ein vielfältigeres Bild als die exogene Überdosierung des Hormons (Tab. 2) (*54*). Dies mag darauf zurückzuführen sein, daß neben Aldosteron

Tabelle 2. *Symptomatologie des primären Hyperaldosteronismus* (Conn-Syndrom) (nach SMITHWICK et al. 1962)

Primärer Hyperaldosteronismus (13 Fälle)

Charakteristische Symptome	Zahl der Fälle	Charakteristische Laboratoriumsbefunde	Zahl der Fälle
Anhaltende oder anfallsweise Schwäche, leichte Ermüdbarkeit	8	Hypokaliämie	12
Periodische Paralyse	1	Hypernatriämie	11
Tetanie	2	Alkalose (hohes CO_2)	11
Polyurie (meist nachts)	7	anhaltende oder intermittierende Proteinurie	9
Polydipsie	1	p_H 6 oder mehr	13
Parästhesien	4	große Urinmenge, niedriges spez. Gewicht, unbeeinflußt durch Wasserrestriktion oder ADH	5
Kopfschmerzen	10	elektrokardiographische Veränderungen (Hypokaliämie)	13
		Hypertension	13
		orthostatische Hypotension	5

häufig auch die Sekretion von Corticosteron und von Cortisol gesteigert ist (*43*). Inwieweit das für den primären Hyperaldosteronismus charakteristische Syndrom, insbesondere die Kaliumverarmung mit ihren Folgen für die Muskel- und Herzleistung, die Alkalose, die Nierenschädigung und die damit zusammenhängenden Störungen allein auf eine chronische Überproduktion von Aldosteron zurückzuführen sind oder ob dem Cortisol und Corticosteron, vielleicht auch anderen Corticosteroiden, die Vorstufen der genuinen Hormone darstellen, dabei eine Bedeutung zukommt, ist nicht bekannt.

Der beim primären Hyperaldosteronismus bestimmte Blutdruck, insbesondere der diastolische, erreicht im allgemeinen nicht so hohe Werte wie sie bei den malignen Verlaufsformen der essentiellen oder renalen Hypertonie gemessen werden. Dies steht in Übereinstimmung mit experimentellen Befunden an der Ratte, bei der der Druckanstieg nach Aldosteron-Überdosierung ebenfalls begrenzt bleibt, besonders wenn der begünstigende Faktor der unilateralen Nephrektomie wegfällt (*29*). Die bei Zufuhr des Hormons beobachtete Wirkungsabnahme (escape) als Ausdruck einer Gewöhnung an hohe Dosen mag anfänglich auch bei der Mehrproduktion von Bedeutung sein, jedoch später, wenn die pathologisch gesteigerte Sekretion fortbesteht, an Wirksamkeit verlieren. So können Unterschiede im zeitlichen Verlauf verantwortlich für die voneinander abweichenden Bilder nach exogener und endogener Überdosierung sein.

2. Aldosteron als permissiver Faktor bei der experimentellen Hypertension

Der durch Überdosierung hervorgerufene Aldosteronhochdruck ist als ein Kochsalzhochdruck zu charakterisieren. Ihm bis zu einem gewissen Grade vergleichbar ist der Hochdruck, der sich im Verlaufe der Regeneration der Nebennieren an der Ratte entwickelt [Skelton (*52*)]. Auch dabei ist die Gabe einer 1%igen Kochsalzlösung als Trinkflüssigkeit erforderlich, ebenso die unilaterale Nephrektomie, jedoch ist weder während noch nach der vollständigen Entwicklung des Nebennieren-Regenerates aus den zurückgelassenen Zellen der Zona glomerulosa eine Mehrproduktion von Aldosteron und Corticosteron oder von anderen Corticoiden nachweisbar (*5, 7, 8, 16, 52*). Im Gegenteil, kurz nach der subtotalen Entfernung der Nebennieren tritt sogar eine beträchtliche Abnahme der Hormonproduktion auf, die bis zu Insuffizienzsymptomen führen kann, und auch später erreicht die Aldosteronsekretion keine vollständig normalen Werte (*5*). Der nach Regeneration der Nebennieren auftretende Hochdruck ist somit nicht an eine Mehrproduktion von Aldosteron oder Corticosteron gebunden, jedoch ist die Anwesenheit beider Hormone zusammen mit einem Überschuß an Natrium für seine Manifestierung erforderlich (*24, 52*). Damit nimmt der Regenerationshochdruck eine Zwischenstellung ein zwischen dem Überdosierungshochdruck und dem experimentell renalen Hochdruck, bei dem Aldosteron eine rein permissive Wirkung besitzt und bei dem keine zusätzliche Überdosierung von Kochsalz erforderlich ist.

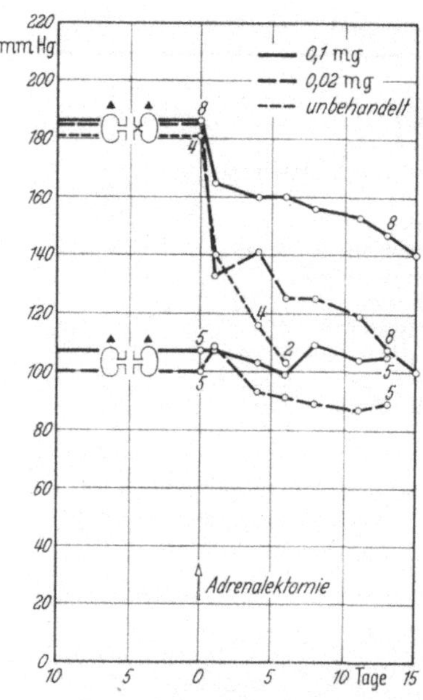

Abb. 1. Abfall des renalen Hochdruckes (einseitige Drosselung der Nierenarterie) nach Entfernung der Nebennieren bei der Ratte ohne und mit Behandlung von Aldosteron (0,02 und 0,1 mg täglich)

Seit den Untersuchungen von Goldblatt ist bekannt, daß für die Entwicklung eines Hochdruckes nach Drosselung des Blutzuflusses zu einer oder beiden Nieren die Nebennieren anwesend sein müssen (*20*). Bei der Ratte und beim Hund fällt der experimentell renale Hochdruck ab, wenn die Nebennieren entfernt werden (*27*). Er läßt sich an der Ratte weder durch Aldosteron noch durch Cortisol oder Corticosteron aufrechterhalten, auch nicht in Dosen, die beträchtlich höher liegen als die von der Drüse abgegebenen Mengen (Abb. 1). Dagegen gelingt es, zumindest unter bestimmten Versuchsbedingungen, durch Kochsalzgaben auch bei Abwesenheit der Nebennieren einen Abfall des Blutdruckes auf normale Werte zu verhindern, besonders dann, wenn der Hochdruck schon während längerer Zeit besteht (*13*).

Bei Versuchen, den Einfluß des in der Niere enthaltenen pressorisch wirkenden Renin auf die Pathogenese verschiedener Formen der experimentellen Hypertension abzuklären, stießen wir auf charakteristische Zusammenhänge zwischen Natriumhaushalt, Aldosteron und Reningehalt der Nieren, die Auskunft über die Beteiligung der Nebennierenrinde an der Entwicklung der renalen Hypertension erwarten ließen (*23*). Die Verfolgung von Änderungen des Reningehaltes der Nieren und anderer Enzymaktivitäten schien ein geeignetes Hilfsmittel für die Beurteilung des Einflusses zu sein, der dem Aldosteron für die Manifestierung verschiedener Formen des experimentellen Hochdruckes zukommt. Unter Überdosierung von Aldosteron und von Cortexon sowie bei vermehrter Zufuhr von Kochsalz verschwindet Renin aus der Niere (*30*). Als Folge davon nimmt die in wäßrigen Nierenextrakten nachweisbare blutdrucksteigernde Aktivität ab und sinkt im Verlaufe von zwei bis drei Wochen auf nicht meßbare Werte. Den Änderungen des Reningehaltes entsprechen offenbar analoge Schwankungen der Reninsekretion (*44*). Dieser Befund ist nicht nur an der Ratte zu erheben, bei der es gleichzeitig meist zur Ausbildung eines Hochdruckes kommt, sondern auch bei anderen Tierarten, die auf die Überdosierung natriumretinierender Corticoide nicht mit Hochdruck reagieren (*31*). Gleichzeitig damit vermindert sich die Zahl der in den juxtaglomerulären Zellen nachweisbaren Granula, die reich an Renin (*33*, *34*) sind. Renin ist jedoch nicht das einzige Ferment, das unter dem Einfluß einer hormonal oder alimentär ausgelösten Natriumretention zurückgeht, sondern auch die Aktivität des energieliefernden Fermentes Glucose-6-phosphatdehydrogenase, das besonders in den Zellen der zum distalen Nierentubulus gehörenden Macula densa nachweisbar ist, nimmt ab (*35*). Sowohl in den Nieren als auch extrarenal lassen sich ähnliche Veränderungen der Enzymaktivität feststellen, vor allem in den Zellen der mittleren Ausfuhrgänge der Speicheldrüsen, in denen nicht nur die Glucose-6-phosphatdehydrogenase vermindert ist, sondern wo gleichzeitig eine Abflachung des Epithels und eine Erweiterung des Lumens zu beobachten ist (Abb. 2) (*26*). Das umgekehrte Verhalten, nämlich Zunahme des Reningehaltes und gesteigerte Aktivität der Glucose-6-phosphatdehydrogenase in der Niere und in den Speicheldrüsen findet sich im Zustand der Natriumverarmung, wie sie entweder durch Adrenalektomie

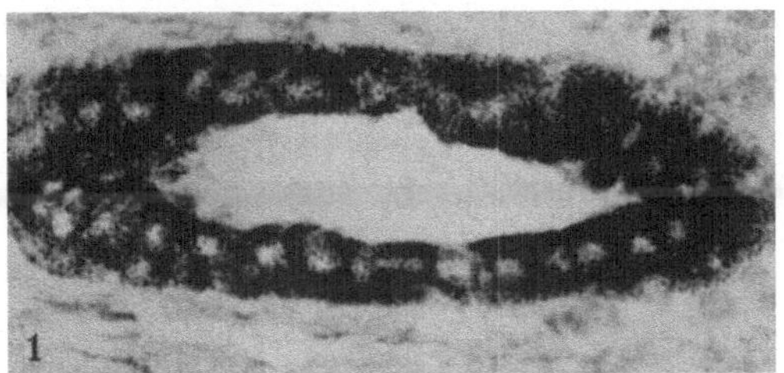

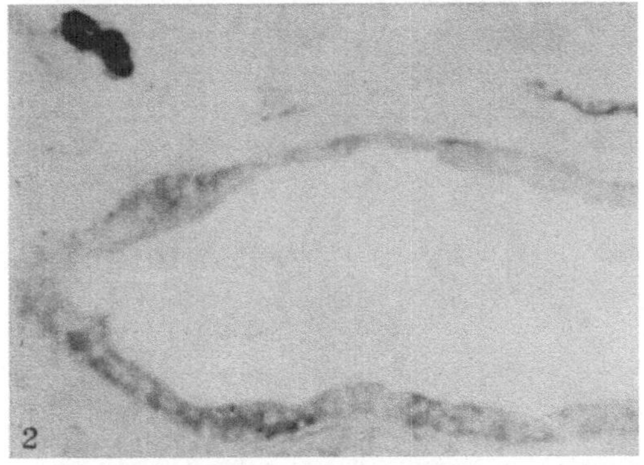

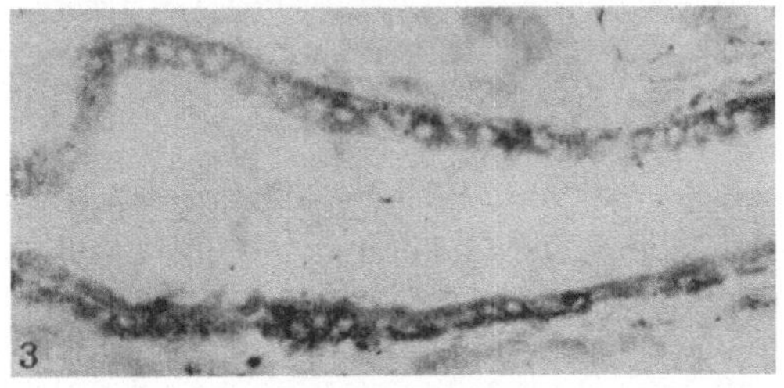

Abb. 2. Glucose-6-phosphatdehydrogenase-Aktivität in den Epithelzellen der Ausfuhrgänge der Glandula submaxillaris. Oben: normal; Mitte: Verminderung der Aktivität und gleichzeitig Erweiterung bei Cortexon-Hochdruck (4 Wochen); unten: gleiche Veränderungen bei renalem Hochdruck nach einseitiger Klammerung der Nierenarterie

oder diätetisch auszulösen ist (*32, 35, 46*). Es besteht somit eine negative Korrelation zwischen den beiden genannten Fermenten und dem Natriumhaushalt, indem positive Natriumbilanz zu einer Abnahme, Natriumverlust dagegen zu einer Zunahme von Renin und der Aktivität der Glucose-6-phosphatdehydrogenase führt (*55, 56*). Diese Hinweise für die Zusammenhänge zwischen Niere und Nebenniere fanden eine weitere Bestätigung bei der experimentell renalen Hypertension.

Vermindert man bei der Ratte den Blutzufluß zu einer Niere durch Anlegen einer Klammer an die Nierenarterie, so steigt in dieser Niere der Gehalt an Renin und an Glucose-6-phosphatdehydrogenase auf ein Mehrfaches der Norm an,

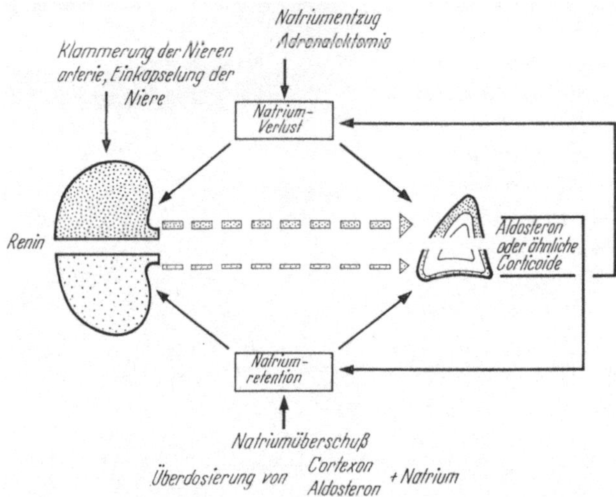

Abb. 3. Hypothetische Beziehung zwischen der sekretorischen Aktivität der Niere und der Nebenniere bei der Regulation des Natriumstoffwechsels. Die Stärke der Schattierung der Niere (linke Seite) und der Nebennierenrinde (rechte Seite) zeigt den Gehalt an Renin bzw. Aldosteron an. Die Stärke der Pfeile von der Niere zur Nebenniere entspricht der relativen Intensität der stimulierenden Wirkung des Renins auf die Nebennierenrinde. Die Sekretion von Aldosteron aus der stark stimulierten Rinde führt zur Natriumretention, während die reduzierte Sekretion einen Natriumverlust bewirkt. Der Effekt der Natriumretention, nämlich die Verringerung der Renin-Sekretion, ist in der geklammerten Niere blockiert

während er in der nicht geklammerten Niere auf Null abfällt (*24, 27, 47, 48*). Die gedrosselte Niere verhält sich somit wie eine Niere im Natriummangel, die normal durchblutete wie eine Niere bei Natriumretention. Die Aktivität der Glucose-6-phosphatdehyrogenase in den Ausfuhrgängen der Speicheldrüsen nimmt ebenfalls ab und zeigt damit ebenso wie die nicht gedrosselte Niere ein ähnliches Bild wie bei Überdosierung von Aldosteron (*26*) (Abb. 2). Diese Beeinflussung der Enzymaktivität innerhalb und außerhalb der Niere ist unabhängig davon, ob die Tiere Wasser oder 1%ige Kochsalzlösung als Trinkflüssigkeit erhalten, so daß offenbar das im üblichen Futter enthaltene Natrium genügt, um in der nicht geklammerten Niere und in den Speicheldrüsen Veränderungen der Fermentaktivität hervorzurufen, wie sie ohne Klammerung der anderen Nierenarterie nur durch hohe Dosen von Cortexon oder Aldosteron und gleichzeitige Zufuhr erheblicher Mengen von Kochsalz zu erzielen sind (*24*).

Die auf Grund dieser Beobachtungen von uns angenommenen humoralen Beziehungen zwischen der Niere und den Nebennieren (Abb. 3) (*23*) fanden eine Bestätigung, als von verschiedenen Untersuchern nachgewiesen wurde, daß es durch Infusion von Angiotensin, dem Reaktionsprodukt von Renin mit seinem Substrat Angiotensinogen, gelingt, die Aldosteronsekretion zu steigern (*17, 18, 19, 40*). Es kann heute als erwiesen gelten, daß zumindest unter bestimmten Voraussetzungen im akuten Versuch Angiotensin in der Lage ist, die Zona glomerulosa zur Sekretion von Aldosteron anzuregen, und verschiedene Autoren gehen so weit, Angiotensin mit dem Aldosteron stimulierenden Hormon gleichzusetzen (*11, 12, 41, 42*). Daß die Verhältnisse wahrscheinlich wesentlich komplizierter sind, geht aus den voneinander abweichenden Befunden über die Beeinflussung der Sekretion von Cortisol und Corticosteron unter Angiotensin hervor. Während GENEST keinen Effekt von Angiotensin oder von Nierenextrakten auf die Cortisol/Corticosteronsekretion feststellte, fanden DAVIS und vor allem BARTTER auch eine Anregung, ja sogar gleiche Förderung der Freisetzung dieser Corticosteroide wie für Aldosteron (*3, 12, 18, 53*).

Die naheliegende Annahme, daß der Hochdruck, der sich nach Drosselung des Blutzuflusses zu den Nieren entwickelt, mit einer Mehrsekretion von Aldosteron einhergeht, die auf eine Zunahme der Reninaktivität bzw. eine vermehrte Freisetzung von Angiotensin zurückzuführen ist, steht aber mit einer Reihe von experimentellen und klinischen Befunden im Widerspruch. Bei der Beurteilung der mit verschiedenen Versuchsanordnungen erhobenen Befunde ist zu unterscheiden, ob es sich um akute Änderungen der Sekretion handelt oder um chronische, erst im Verlaufe von mehreren Tagen oder sogar Wochen nachweisbare Abweichungen vom Ausgangswert. Die bei Infusion von Angiotensin beobachtete Anregung der Aldosteronsekretion tritt sofort auf, während Änderungen im Reningehalt der Nieren, die möglicherweise Ausdruck veränderter sekretorischer Aktivität sein können, zumindest unter den Verhältnissen der experimentellen renalen Hypertension erst einige Tage nach Einsetzen des auslösenden Reizes (verminderte Blutzufuhr zur Niere) deutlich sind. Dabei ist allerdings nicht auszuschließen, daß diese Unterschiede zum Teil methodisch bedingt sind. Entfernt man bei der Ratte die gedrosselte Niere, so fällt der erhöhte Blutdruck innerhalb von 30—60min zur Norm ab, während bilaterale Adrenalektomie erst nach 24—48 Std von einem stärkeren Blutdruckabfall gefolgt ist (Abb. 4). Würde eine vermehrte Reninabgabe durch die gedrosselte Niere den Blutdruck lediglich über eine Anregung der Aldosteronsekretion steigern, so müßte die Entfernung des Erfolgsorganes — Nebenniere — in annähernd gleicher Zeit ihre Rückwirkungen auf die Blutdruckhöhe haben wie der Wegfall des stimulierenden Agens. PEART hat außerdem am Kaninchen gefunden, daß Infusion von Angiotensin während mehr als 100 Tagen zwar einen anhaltenden Blutdruckanstieg hervorruft, daß aber der Druck nach Absetzen der Infusion sofort zur Norm abfällt (*45*). Die kontinuierliche Stimulation der Aldosteronsekretion durch Angiotensin führt also nicht notwendigerweise zu einer chronischen Blutdrucksteigerung.

Andererseits wurde bereits darauf hingewiesen, daß es nicht möglich ist, nach Entfernung der Nebennieren den Hochdruck durch Gabe von Aldosteron auf einem gleichen Niveau zu halten, und zwar auch dann nicht, wenn Dosen gegeben werden, die wesentlich höher sind als der maximalen Sekretion der Drüse entspricht. Beim renalen Hochdruck des Hundes konnte DAVIS bei der benignen Verlaufsform keine sichere Zunahme der Aldosteronsekretion feststellen, dagegen bei der malignen Form, bei der sich schwere Nierenschädigungen entwickelt hatten (Tab. 3) (*6*). Es müssen somit noch andere Faktoren als Aldosteron mitverantwortlich dafür sein, daß nach Klammerung einer Nierenarterie ein Hochdruck auftritt. Ob die kürzlich im Nebennierenvenenblut von renal hypertonischen

Tabelle 3. *Sekretion von Aldosteron und Reningehalt der Nieren beim Hund mit experimentell renalem Hochdruck* (nach DAVIS et al. 1961)

	Aldosteronsekretion (γ/min)		Reningehalt Hund E/2 Nieren
	Laparotomie	liegender Katheter	
Normal	0,024 ± 0,017 (26)	0,006 ± 0,002 (5)	15 ± 7,1 (7)
Benigner Hochdruck (3) .	0,019	0,004	29
Maligner Hochdruck (4) .	0,080	0,081	160

Hunden festgestellten stärker polaren Corticoide eine Bedeutung für die Manifestierung des Hochdruckes besitzen, muß weiteren Untersuchungen vorbehalten bleiben (*4*).

Die bei der experimentell renalen Hypertension nach Drosselung des Blutzuflusses zu einer (oder beiden) Niere auftretende Hypertension ruft somit Veränderungen hervor, wie sie bei Vorliegen einer positiven Natriumbilanz auftreten

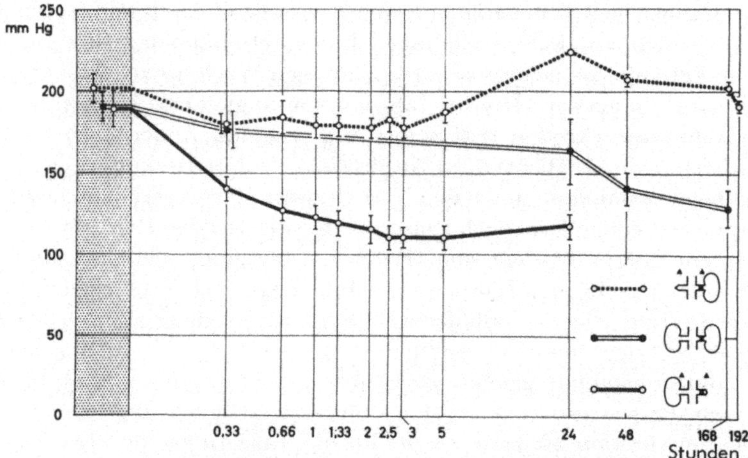

Abb. 4. Abfall des Blutdruckes bei Ratten mit renalem Hochdruck infolge einseitiger Drosselung einer Nierenarterie nach Entfernung der gedrosselten Niere (o——o) und nach Entfernung der Nebennieren (o= =o). Ordinate: Druck in mm Hg; Abscisse: Zeit (log. Maßstab)

und weisen auf eine Beteiligung von Aldosteron hin, ohne daß ein sicherer Anhalt für eine vermehrte Sekretion des Hormons besteht. Alle Befunde sprechen dafür, daß dem Aldosteron bei der Manifestierung dieser Form des experimentellen Hochdruckes eine permissive Aufgabe zukommt, daß es jedoch nicht in stark vermehrtem Maße gebildet oder sezerniert wird. Es ist wohl auch nicht anzunehmen, daß ein anderes genuines Rindenhormon oder eine seiner Vorstufen bzw. Abbauprodukte in absolut vermehrter Menge vorhanden sein müssen, damit sich ein Hochdruck entwickelt. Die Anwesenheit der Rindenhormone, insbesondere von Aldosteron, stellt zwar eine Voraussetzung für das Auftreten des Hochdruckes dar, aber die dafür notwendige Menge bewegt sich im Rahmen der normalen Schwankungen der sekretorischen Tätigkeit der Nebennierenrinde.

Aus diesen experimentellen Befunden ergibt sich für die klinische Hypertension die wichtige Konsequenz, daß ein Hochdruck auftreten kann, ohne daß irgendein bekannter hormonaler Faktor in pathologisch vermehrtem Maße abgegeben werden muß, und daß insbesondere die Aldosteronsekretion im Rahmen der Norm liegt (*9*, *37*, *39*). Dies schließt nicht aus, daß die Regulation der Sekretion gestört sein kann und daß keine optimale Anpassung an wechselnde Situationen mehr möglich ist. Derartigen funktionellen Störungen ist größere Beachtung zu schenken als den zweifellos wesentlich selteneren Zuständen einer primär in pathologischer Weise gesteigerten Sekretion eines genuinen Hormones oder eines seiner Derivate.

3. Sekundäre Steigerung der Aldosteronsekretion und Hochdruck

Die durch Ödembildung charakterisierten Zustände von sekundärem Hyperaldosteronismus — Nephrose, Lebercirrhose, Herzinsuffizienz — gehen ebenso wie ihre experimentellen Äquivalente nicht mit einem erhöhten Blutdruck einher. Nach Drosselung der Vena cava oder bei experimentellem Herzfehler fand Davis am Hund gleichzeitig mit einer Steigerung der Aldosteronsekretion eine eindeutige Zunahme des Reningehaltes in den Nieren (*12*). Bei der Aminonucleosidnephrose der Ratte ist der Blutdruck normal und die Aldosteronsekretion erhöht, ohne daß es zu einer eindeutig erhöhten Konzentration von Renin in den Nieren kommt (*25*). Dabei ist jedoch nicht auszuschließen, daß die Reninsekretion gesteigert ist. In den Fällen von experimentellem sekundärem Hyperaldosteronismus, bei denen eine eindeutige Zunahme des Reningehaltes der Nieren vorliegt, fand Davis gleichzeitig eine verminderte pressorische Wirkung von injiziertem Angiotensin (Abb. 5) (*12*). Auch Laragh beobachtete bei Patienten mit Lebercirrhose nicht nur eine abgeschwächte Drucksteigerung nach Angiotensin, sondern auch einen geringeren Effekt auf die Aldosteronsekretion (*38*). Diese Befunde weisen darauf hin, daß unter diesen Bedingungen vermehrt Angiotensin im Organismus auftritt und daß eine verminderte Ansprechbarkeit gegenüber exogenem Angiotensin vorliegt.

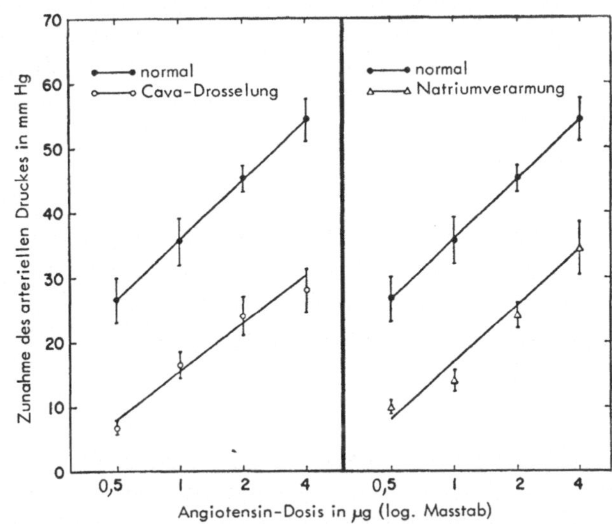

Abb. 5. Blutdrucksteigernde Wirkung von synthetischem Angiotensin II bei normalen Hunden, bei Hunden mit Cava-Drosselung und bei Natriumverarmung [nach J. O. Davis et al. (1962)]

Bei den schweren Formen der experimentell renalen Hypertension und bei malignem Hochdruck des Menschen wurde verschiedentlich eine Zunahme der Aldosteronsekretion beobachtet, die ebenfalls dem sekundären Aldosteronismus zuzurechnen ist (*39*). Die Tatsache, daß der Hochdruck dabei primär auftritt, die gesteigerte Aldosteronabgabe dagegen als Folge sekundärer kardiovasculär bedingter Schädigungen, ist ein weiterer Hinweis dafür, daß kein direkter Zusammenhang zwischen Hochdruck und Aldosteronsekretion besteht. Dies geht auch aus der geringeren Aldosteronproduktion hervor, die sich in vitro bei Inkubation der Nebennieren von Patienten mit malignem Hochdruck fand (*10*). Bisher ist nicht bekannt, ob der beim schweren Hochdruck vorliegende sekundäre Hyperaldosteronismus ebenfalls eine verminderte Empfindlichkeit gegenüber injiziertem Angiotensin zur Folge hat.

Die verschiedenen mit und ohne Hochdruck einhergehenden Zustände von sekundärer Steigerung der Aldosteronsekretion, bei denen gleichzeitig eine Zunahme des Reningehaltes in den Nieren nachweisbar ist und zum Teil eine Verminderung der Empfindlichkeit gegenüber exogen zugeführtem Angiotensin besteht, sprechen dafür, daß die Beziehungen zwischen den humoralen Faktoren der Niere und der Nebenniere wesentlich komplizierter sind, als auf Grund von Einzelbefunden und von akuten Versuchen anzunehmen ist. Die vielfältigen Irrwege, die in den vergangenen Jahren bei der Suche nach dem Aldosteron stimulierenden Faktor begangen wurden, sollten uns davon abhalten, ähnliche Fehler zu wiederholen und nicht zu versuchen, einander widersprechende Beobachtungen gewaltsam einer Arbeitshypothese einzugliedern, anstatt uns zu bemühen, unsere Gedanken den Tatsachen anzupassen.

Zusammenfassung

1. Der experimentell an der Ratte durch Aldosteron hervorgerufene Hochdruck ist ebenso wie der durch Cortexon ausgelöste ein Kochsalzhochdruck.

2. Der auf Hyperplasie oder Tumorbildung der Zona glomerulosa zurückzuführende primäre Hyperaldosteronismus (Connsches Syndrom) geht mit Hochdruck einher, weist aber daneben noch andere Symptome auf, die ihn von der einfachen Aldosteron-Überdosierung unterscheiden.

3. Aldosteron besitzt bei verschiedenen Formen von experimentellem Hochdruck eine permissive Wirkung. Es wird nicht in vermehrtem Maße sezerniert, muß aber anwesend sein, damit sich ein Hochdruck entwickeln kann (Nebennierenregenerationshochdruck, experimenteller renaler Hochdruck).

4. Trotz der bekannten Befunde über die fördernde Wirkung des Renin/Angiotensin-Systems auf die Aldosteronsekretion liegt kein Beweis dafür vor, daß beim renalen Hochdruck Renin in vermehrtem Maße sezerniert und daß dadurch eine Steigerung der Aldosteronsekretion hervorgerufen wird.

5. Es wird auf die prinzipiellen Unterschiede zwischen akuten Änderungen der Sekretion von Aldosteron unter Infusion von Angiotensin und auf die sich langsam entwickelnde Zu- oder Abnahme der Konzentration von Renin in den Nieren bei der renalen Hypertension hingewiesen.

6. Es liegen keine Befunde vor, die auf eine primär pathogenetische Rolle von Aldosteron beim essentiellen oder bei einer der verschiedenen Formen von sekundärem Hochdruck schließen lassen.

7. Der bei schweren Verlaufsformen von primärer oder sekundärer Hypertension auftretende Hyperaldosteronismus ist als sekundär aufzufassen und stellt eine Folge kardiovasculärer Störungen, jedoch keine Ursache des Hochdruckes dar.

Literatur

1. August, J. H., D. H. Nelson and G. W. Thorn: Response of normal subjects to large amounts of aldosterone. J. clin. Invest. **37**, 1459 (1958).
2. — — Adjustment to aldosterone or desoxycorticosterone acetate induced sodium retention in patients with Addison's disease. J. clin. Invest. **38**, 1964 (1959); Metabolism **9**, 508 (1960).
3. Bartter, F. C., A. G. T. Casper, C. S. Delea and J. D. H. Slater: On the role of the kidney in control of adrenal steroid production. Metabolism **10**, 1006 (1961).
4. Besch, P. K., K. A. Brownell, F. A. Hartman and D. J. Watson: Adrenocortical steroid profile in the hypertensive dog. Acta endocr. (Kbh.) **39**, 355 (1962).
5. Brogi, M. P., and C. Pellegrino: The secretion of corticosterone and aldosterone by the rat adrenal cortex regenerating after enucleation. J. Physiol. (Lond.) **146**, 165 (1959).
6. Carpenter, C. C. J., J. O. Davis and C. R. Ayers: Relation of renin, angiotensin II, and experimental renal hypertension to aldosterone secretion. J. clin. Invest. **40**, 2026 (1961).
7. Chappel, C. I., G. Rona and J. Cahill: Studies on the pathogenesis of adrenal-regeneration hypertension in the rat. Arch. Path. **65**, 636 (1958).
8. — — — Comparison of corticosterone and adrenal-regeneration hypertension. Proc. Canad. Fed. Biol. Soc. 1958, p. 12.
9. Cope, C. L., M. Harwood and J. Pearson: Aldosterone secretion in hypertensive disease. Brit. med. J. **1962 I**, 659.
10. Davignon, J., E. Koiw, W. Nowaczynski, G. Tremblay and J. Genest: Studies on the in vitro production of corticosteroids by adrenal glands from normotensive individuals and hypertensive patients. Canad. J. Biochem. **40**, 285 (1962).
11. Davis, J. O., C. C. J. Carpenter, C. R. Ayers, J. E. Holman and R. C. Bahn: Evidence for secretion of an aldosterone-stimulating hormone by the kidney. J. clin. Invest. **40**, 684 (1961).
12. — P. M. Hartroft, E. O. Titus, C. C. J. Carpenter, C. R. Ayers and H. E. Spiegel: The role of the renin-angiotensin system in the control of aldosterone secretion. J. clin. Invest. **41**, 378 (1962).
13. Fregly, M. J.: Production of hypertension in adrenalectomized rats given hypertonic salt solution to drink. Endocrinology **66**, 240 (1960).
14. — and V. M. Arean: Comparison of the effects of aldosterone and desoxycorticosterone acetate on blood pressure of rats. Acta physiol. pharmacol. neerl. **8**, 162 (1959).
15. Gaunt, R., G. J. Ulsamer and J. J. Chart: Aldosterone and hypertension. Arch. int. Pharmacodyn. **110**, 114, (1957).
16. — F. Gross, A. A. Renzi and J. J. Chart: The adrenal cortex in hypertension (with particular reference to adrenal regeneration hypertension). "Hypertension". 1st Hahnemann Symposium on Hypertensive Disease, p. 219. Philadelphia: Saunders 1959.
17. Genest, J., W. Nowaczynski, E. Koiw, T. Sandor and P. Biron: Nebennierenrindenfunktion bei essentieller Hypertonie. „Essentielle Hypertonie", p. 143. Berlin, Göttingen, Heidelberg: Springer 1960.
18. — Angiotensin, aldosterone and human arterial hypertension. Canad. med. Ass. J. **84**, 403 (1961).
19. — P. Biron, R. Boucher, E. Koiw, W. Nowaczynski and M. Chrétien: Hypertension and the endocrine system. "Hypertension, recent advances." 2nd Hahnemann Symposium on Hypertensive Disease, p. 76. Philadelphia: Lea & Febiger 1961.
20. Goldblatt, H.: The renal origin of hypertension. Physiol. Rev. **27**, 120 (1947).
21. Gornall, A. G., R. Nakashima, H. M. Grundy, C. J. Koladich and M. V. L. Rao: Further studies of aldosterone induced hypertension in rats. Proc. Endocrin. Soc., 39th Meet. 1957, p. 15.
22. Gross, F.: Experimentelle Methoden zur Beurteilung blutdrucksenkender Pharmaka. Naunyn-Schmiedeberg's Arch. exp. Path. Pharmak. **232**, 161 (1957).
23. — Renin und Hypertensin, physiologische oder pathologische Wirkstoffe? Klin. Wschr. **36**, 693 (1958).

24. GROSS, F.: Nebennierenrindenfunktion und renale Pressormechanismen bei experimenteller Hypertension. „Essentielle Hypertonie", p. 105. Berlin, Göttingen, Heidelberg: Springer 1960.
25. — O. BUSCHOR and P. ZEUGIN: Renin in the kidneys of rats with aminonucleoside nephrosis. Amer. J. Physiol. **199**, 1 (1960).
26. — and R. HESS: Histochemical changes in kidneys and in salivary glands of rats with experimental hypertension. Proc. Soc. exp. Biol. (N. Y.) **104**, 509 (1960).
27. — and P. LICHTLEN: Pressor substances in kidneys of renal hypertensive rats with and without adrenals. Proc. Soc. exp. Biol. (N. Y.) **98**, 341 (1958).
28. — — Further evidence for a quantitative difference between aldosterone and cortexone. "Aldosterone", p. 39. An International Symposium. London: Churchill 1958.
29. — P. LOUSTALOT and R. MEIER: Production of experimental hypertension by aldosterone. Acta endocr. (Kbh.) **26**, 417 (1957).
30. — — u. F. SULSER: Bedeutung von Kochsalz für den Cortexon-Hochdruck der Ratte und den Gehalt der Nieren an pressorischen Substanzen. Naunyn-Schmiedeberg's Arch. exp. Path. Pharmak. **229**, 381 (1956).
31. — and H. SCHMIDT: Aldosterone overdosage in the rabbit. Acta endocr. (Kbh.) **28**, 467 (1958).
32. — u. F. SULSER: Der Einfluß der Nebennieren auf die blutdrucksteigernde Wirkung von Renin und auf pressorische Substanzen in den Nieren. Naunyn-Schmiedeberg's Arch. exp. Path. Pharmak. **230**, 274 (1957).
33. HARTROFT, P. M., and W. S. HARTROFT: Studies on renal juxtaglomerular cells: 1. Variations produced by sodium chloride and desoxycorticosterone acetate. J. exp. Med. **97**, 415 (1953).
34. — — Studies on renal juxtaglomerular cells: 2. Correlation of degree of granulation of juxtaglomerular cells with width of zona glomerulosa of adrenal cortex. J. exp. Med. **102**, 205 (1955).
35. HESS, R., and F. GROSS: Glucose-6-phosphate dehydrogenase and renin in kidneys of hypertensive or adrenalectomized rats. Amer. J. Physiol. **197**, 869 (1959).
36. KUMAR, D., W. ANDERSON and A. G. GORNALL: Postmortem study of rats made hypertensive by aldosterone. J. clin. Endocr. **16**, 918 (1956).
37. LARAGH, J. H.: Relation of aldosterone secretion to hypertensive vascular disease. Circulat. Res. **9**, 792 (1961).
38. — Interrelationships between angiotensin, norepinephrine, epinephrine, aldosterone secretion, and electrolyte metabolism in man. Circulation **25**, 203 (1962).
39. — S. ULICK, V. JANUSZEWICZ, Q. B. DEMING, W. G. KELLY and S. LIEBERMAN: Aldosterone secretion and primary and malignant hypertension. J. clin. Invest. **39**, 1091 (1960).
40. — M. ANGERS, W. G. KELLY and S. LIEBERMAN: Hypotensive agents and pressor substances. The effect of epinephrine, norepinephrine, angiotensin II, and others on the secretory rate of aldosterone in man. J. Amer. med. Ass. **174**, 234 (1960).
41. MULROW, P. J., W. F. GANONG, G. CERA and A. KULJIAN: The nature of the aldosterone-stimulating factor in dog kidneys. J. clin. Invest. **41**, 505 (1962).
42. — — Role of the kidney and the renin-angiotensin system in the response of aldosterone secretion to hemorrhage. Circulation **25**, 213 (1962).
43. NEHER, R.: Aldosterone and other adrenocortical hormones in human adrenals and adrenal tumours. "Aldosterone", p. 11; an International Symposium. London: Churchill 1958.
44. Omae, T., G. M. C. Masson and I. H. PAGE: Release of pressor substances from renal grafts originating from rats with renal hypertension. Circulat. Res. **9**, 441 (1961).
45. PEART, W. S.: Verh. dtsch. Ges. Kreisl.-Forsch. **1962** (in press).
46. PITCOCK, J. A., P. M. HARTROFT and L. N. NEWMARK: Increased renal pressor activity (Renin) in sodium deficient rats and correlation with juxtaglomerular cell granulation. Proc. Soc. exp. Biol. (N. Y.) **100**, 868 (1959).
47. REGOLI, D., H. BRUNNER, G. PETERS and F. GROSS: Changes in renin content in kidneys of renal hypertensive rats. Proc. Soc. exp. Biol. (N. Y.) **109**, 142 (1962).
48. — R. HESS, H. BRUNNER, G. PETERS and F. GROSS: Interrelationship of renin content in kidneys and blood pressure in renal hypertensive rats. Arch. int. Pharmacodyn. **140**, 416 (1962).

49. Ross, E. J.: Aldosterone in clinical and experimental medicine. Springfield: Thomas 1959.
50. Selye, H., and C. E. Hall: Pathologic changes induced in various species by overdosage with desoxycorticosterone. Arch. Path. **36**, 19 (1943).
51. — — Production of nephrosclerosis and cardiac hypertrophy in the rat by desoxycorticosterone acetate overdosage. Amer. Heart J. **27**, 338 (1944).
52. Skelton, F. R.: Adrenal regeneration and adrenal-regeneration hypertension. Physiol. Rev. **39**, 162 (1959).
53. Slater, J. D. H., H. H. Henderson, A. C. T. Casper, B. H. Barton and F. C. Bartter: Control of adrenal cortical activity by the renin-angiotensin system with changes in renal blood flow. Clin. Res. **10**, 256 (1962).
54. Smithwick, R. H., D. Kinsey and G. P. Whitelaw: Surgical treatment of hypertension — Primary aldosteronism. New Engl. J. Med. **266**, 160 (1962).
55. Tobian, L.: Interrelationship of electrolytes, juxtaglomerular cells and hypertension. Physiol. Rev. **40**, 280 (1960).
56. — Relationship of juxtaglomerular apparatus to renin and angiotensin. Circulation **25**, 189 (1962).

Aus der Clinique Médicale A, Strasbourg, und dem Départment des applications biologiques du Centre de recherches nucléaires de Strasbourg

Hypertonie und Aldosteron

Von

J. Schwartz und R. Bloch

Mit 3 Abbildungen

Es ist verhältnismäßig leicht, experimentell bei der Ratte arteriellen Hochdruck zu erzeugen: entweder durch Cortexon und gleichzeitiger längerer Kochsalzbelastung oder durch einen Nebennieren-Regenerationsprozeß nach Skelton (*23*). Es genügt, nach einseitiger Nephrektomie und Adrenalektomie die gegenseitige Nebenniere zu enukleieren; die Ratte zeigt dann nach Kochsalzbelastung in wenigen Wochen einen Dauerhochdruck. Der verantwortliche Mechanismus dieser Regenerationshypertonie bleibt noch umstritten. Grollman denkt, daß der zeitweilige Nebennierenausfall eher im Spiele sei als die hypothetische Gleichgewichtsstörung der verschiedenen Steroidanteile (*13*).

Diese experimentellen Hypertonien veranschaulichen die Beziehungen zwischen Nebennierenrinde, Elektrolyten und arteriellem Hochdruck. Pathologisch findet man sie in dem Syndrom, das Conn beschrieben hat, zur Zeit, als Aldosteron eben entdeckt wurde. Dieses Hormon, das von der Zona glomerulosa der Nebennierenrinde abgesondert wird, vermag beim Addisonkranken das Salz-Wasser-Gleichgewicht aufrechtzuerhalten in Dosen von 200—300 μg pro Tag, was gerade der physiologischen Tagesproduktion entspricht. Jedoch 5—10mal höhere Dosen verursachen nur selten Ödeme beim Menschen, selbst bei längerer Verabreichung. Wie Thorn gezeigt hat (*1*), stellt sich tatsächlich nach einigen Tagen eine Hemmung der Aldosteronwirkung ein. Anderseits scheint Aldosteron wenig geeignet, einen erheblichen Hochdruck zu erzeugen. Mit Dosen von 1500—3000 μg Aldosteron, die er mehrere Wochen verabreichte, beobachtete Thorn beim Menschen eine Steigerung des diastolischen Drucks, die aber stets unter 20 mm Hg blieb. Bei der intakten Ratte hat die tägliche Einspritzung von 500 μg Aldosteron während mehrerer Wochen keinen hypertonischen Effekt (*9*). Um mit solchen Mitteln eine Hypertonie zu erzielen, muß man, wie Gross gezeigt hat, das Tier durch eine einseitige Nephrektomie empfindlich machen (*15*).

Hypertonie und Hyperaldosteronismus

Somit erscheint der Mechanismus, durch den das Aldosteron im Syndrom von Conn die Hypertonie verursacht, nicht eindeutig. Seine Rolle in der idiopathischen Hypertonie ist noch strittiger.

Schon 1956, also ein Jahr nachdem CONN den primären Hyperaldosteronismus beschrieben hatte, beobachtete GENEST (*12*) ziemlich häufig einen Anstieg der Aldosteronurie in Fällen von essentieller Hypertonie und dachte, Aldosteron könnte einer ihrer Faktoren sein. Seit 1957 suchen wir bei arteriellem Hochdruck systematisch nach Zeichen von Hyperaldosteronurie (*24, 25*). Unsere heutigen Ergebnisse umfassen 163 Fälle. In 60 Fällen haben wir mit dem Verfahren von NEHER und WETTSTEIN (*18*) eine Hyperaldosteronurie festgestellt (normale Werte nach diesem Verfahren schwanken zwischen 1—6 μg pro Tag): Sie war deutlich in 37 Fällen (zwischen 10 und 60 μg pro Tag), mäßig in den anderen 23 Fällen (zwischen 6 und 10 μg pro Tag) (Abb. 1).

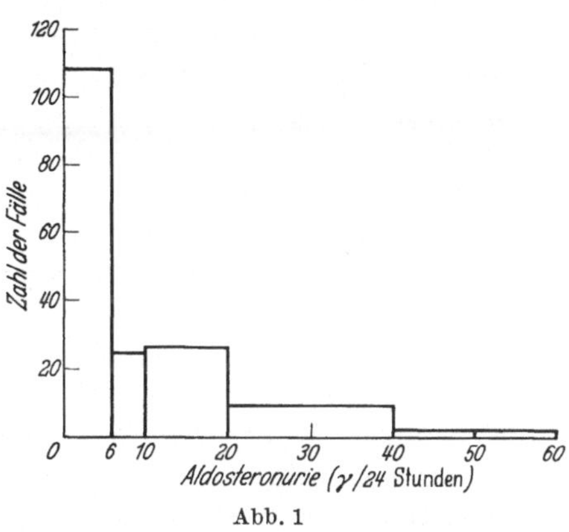

Abb. 1

Wir haben also in 36% unserer Fälle eine Hyperaldosteronurie festgestellt. Unsere Ergebnisse können sich also mit denen von GENEST (*11*) vergleichen, der in 43% seiner Fälle übernormale Werte findet. Aber weder der klinische Befund (Gefäß- und Nierenbilanz) noch die biologischen Werte erlauben es, diese Hypertoniker von denen mit normaler Aldosteronurie zu unterscheiden. Wir beobachteten hohe Aldosteronausscheidung sowohl bei benignem Hochdruck als auch in malignen Formen. Die Befunde LARAGHs (*17*) sind abweichend. Dieser Autor benutzt eine eigene Isotopen-Verdünnungstechnik. Nach ihm hat ein Patient mit benigner Hypertonie eine Aldosteronproduktion von 175—335 μg pro Tag (also in den Grenzen des Normalen); der Hypertoniker mit Gefäß- und Nierenschäden hat eine tägliche Produktion von 450—1690 μg. In Fällen von maligner Hypertonie schließlich schwankt die Produktion zwischen 520 und 2750 μg. Aber nach unserer Ansicht ist die Aldosteron-Überproduktion keineswegs spezifisch noch konstant in den Hypertonien renalen Ursprungs.

Differentialdiagnose zwischen Conn-Syndrom und arterieller Hypertonie mit reaktionellem Hyperaldosteronismus

Die Feststellung einer Hyperaldosteronurie bei einem Hochdruckkranken stellt vor allem ein differentialdiagnostisches Problem zwischen primärem Aldosteronismus des Conn-Syndroms und reaktionellem Hyperaldosteronismus.

Selbst CONN (*3*) ist der Ansicht, daß primärer Hyperaldosteronismus sich in weniger als 30% aller Fälle durch seine klassischen Symptome äußert, denn das klinische Bild der durch Hyperaldosteronismus erzeugten arteriellen Hypertonie ist oft wenig aufschlußreich. Hochdruck kann bösartig und mit Retinitis verbunden sein; die Niere kann merklich angegriffen sein; der durch Kaliverlust verursachte Tubulusschaden begleitet sich manchmal von Nephro-Angiosklerose und öfters noch von Pyelo-Nephritis. Die biologischen Kriterien können auch mangeln. Manchmal zeigen selbst wiederholte Prüfungen normale Kaliwerte, und die Aldosteronausscheidung ist nicht bei jeder Untersuchung erhöht. Schließlich sind die anatomischen Befunde verschiedentlich: In 15% von Morbus Conn ist das

Nebennierenadenom nicht einzig, in 9% findet man einfache Hyperplasien, in 6% der Fälle, endlich, zeigen die Nebennieren normales Aussehen.

Anderseits gibt es zahlreiche arterielle Hypertonien, renalen und extrarenalen Ursprungs, die mit Aldosteron-Überschuß und zugleich Hypokaliämie verbunden sind. Diese Hypokaliämien finden sich mit besonderer Häufigkeit im Verlaufe solcher chronischen hypertonischen Pyelonephritiden, wo sich die Niereninsuffizienz sehr wenig abhebt. Eine solche Hypokaliämie trifft sich auch in Hypertonien, deren Ursprung in einer einseitigen Nierenkrankheit zu suchen ist.

Eine eigene Krankengeschichte verbildlicht vollkommen diese Tatsachen. Sie betrifft eine 44 Jahre alte Frau mit dem Bilde einer schweren arteriellen Hypertonie. Die biologischen Prüfungen zeigten dreimal eine Hypokaliämie und eine Aldosteronausscheidung im Urin von 18 μg pro Tag. Der Sektionsbefund ergab bei dieser Frau, die plötzlich an einem Schlaganfall verschieden war, eine beiderseitige adenomatöse Nebennierenhyperplasie und eine Stenose der rechten Nierenarterie, die für die Hypertonie verantwortlich war. In der Tat bieten zahlreiche Beobachtungen von primitivem Hyperaldosteronismus dieselbe Zweideutigkeit. Mit CONN darf man annehmen, daß die Häufigkeit des primären Hyperaldosteronismus verkannt wird; aber man muß auch zugeben, daß manche Fälle, die unter diesem Namen beschrieben sind, eigentlich nur essentielle oder renale Hypertonien sind, die mit reaktionellem Hyperaldosteronismus einhergehen. Für die Differentialdiagnose mit echtem Conn-Syndrom kommen in schwierigen Fällen noch 3 Kriterien in Betracht:

1. Erhöhung des Blutvolumens
2. Erhöhung der Kaliämie nach Spirolakton
3. Verminderung der Kaliurie durch Salzdiät.

Bedeutung des Hyperaldosteronismus im Verlaufe der arteriellen Hypertonie

Anderseits stellt die Entdeckung eines Hyperaldosteronismus in Fällen von essentiellem Hochdruck physiologische Probleme. Der Grund des Aldosteronüberschusses im Laufe der essentiellen Hypertonie bleibt umstritten. Man möge sich dreier Tatsachen erinnern:

a) Erstens ist beim Hypertoniker die Na-Ausscheidung gestört. Man weiß, daß die Aldosteron-Produktion durch die wechselnde Na-Bilanz beeinflußt wird: Eine strenge Kochsalzdiät sowie ein verstärkter Natriumverlust vermehren die Aldosteronausscheidung. Und eben im arteriellen Hochdruck gibt es Störungen der Na-Ausscheidung, auf die man nicht immer geachtet hat. Es steht nämlich fest, daß der Hypertoniker, wenn er mit physiologischer Kochsalzlösung belastet wird, mehr Natrium ausscheidet als der Normotoniker, ebenso nach oraler Kochsalzzufuhr. Wir haben, wie auch COTTIER (*4*), diese Eigentümlichkeit dem gestörten Blutumlauf in der Niere des Hypertonikers zugeschrieben. SELKURT hat im Jahre 1951 gezeigt, daß in der isolierten Niere des Hundes der Anstieg des Perfusionsdruckes die Natriumausscheidung vermehrt (*22*). Der gesteigerte Natriumverlust im Harn könnte somit beim Hypertoniker ein Grund für Hyperaldosteronismus sein.

b) Die Steuerung der Aldosteronsekretion ist nun besser bekannt. Es steht fest, daß die Schwankungen des extracellulären Volumens, und im wesentlichen des

Blutvolumens, die Absonderung des Aldosterons steuern; jede Vermehrung setzt sie herab. Noch vor zwei Jahren, nach den Veröffentlichungen von BARTTER (*2*), und von FARRELL (*7*, *8*) nahm man an, daß Volumen-Receptoren in der Carotis und dem rechten Vorhof Reizungen nach zentralen Strukturen übertrügen (gemäß FARRELL befänden sich diese in der Zirbeldrüse), die auf die Zona glomerulosaeine humorale Kontrolle ausüben würden.

Heute indessen orientieren uns die Befunde von DAVIS (*5*) anders. DAVIS nämlich hat gezeigt, daß die Schwankungen der Blutmenge die Absonderung sogar beim enthaupteten Hunde beeinflussen. Versuche in gekreuztem Umlauf konnten bestätigen, daß die Schwankungen des Blutvolumens durch Vermittlung eines humoralen Faktors wirken (*26*); und endlich, was wesentlich erscheint, beim nephrektomierten und enthaupteten Tier beeinflußt der Aderlaß die Aldosteronausscheidung nicht mehr.

Tabelle 1. *Werte der Aldosteronausscheidung nach* PETERSONS *Verfahren* (Gesunde)

		Datum	Aldosteron-ausscheidung (μg pro Tag)
Männer:	R. B.	17. 11. 61	23 u. 21
	R. B.	6. 12. 61	12 u. 10,6
	R. B.	16. 1. 62	17,5 u. 19,5
	I. J.	8. 3. 62	12,3
Frauen:	K. M.	16. 3. 62	12,6
	B. E.	1. 2. 62	10,3
	M. J.	14. 2. 62	24,4
	B. Z.	21. 2. 62	9
	B. Z.	24. 2. 62	11,7
	B. Z.	25. 2. 62	8,1
	B. Z.	26. 2. 62	12,8
	B. M.	8. 3. 62	23
	Z. G.	16. 3. 62	7,6

(R. B.: Doppelprüfungen)

c) Angiotensin und Aldosteron. Diese Versuche erinnern an diejenigen von DEANE und MASSON (*6*): Diese Autoren haben schon im Jahre 1951 gezeigt, daß die Einspritzung von Renin eine Hyperplasie der Zona glomerulosa der Nebenniere erzeugt.

Einen Beleg für diese Beziehungen zwischen Renin und Aldosteron bringen die Versuche von GENEST, die zeigen, daß die Aldosteronsekretion nach Perfusion mit Angiotensin ansteigt (*10*). (Angiotensin, lineares Oktopeptid mit hypertensiven Eigenschaften, das sich unter dem Einfluß von Renin durch Hydrolyse abspaltet.)

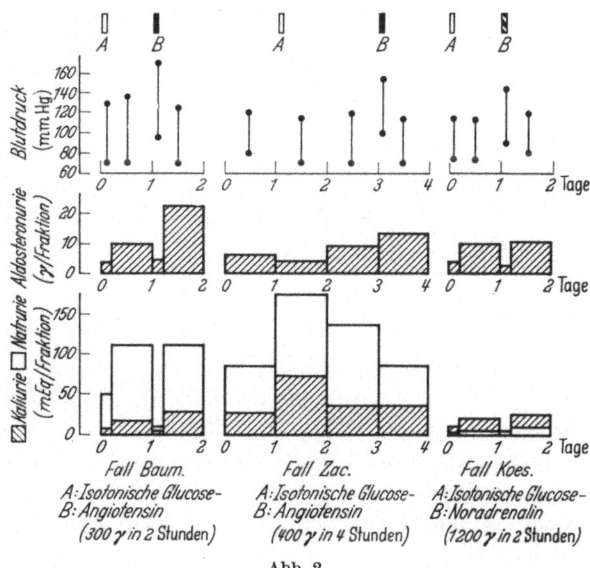

Abb. 2

Wir haben die Steuerung der Aldosteronsekretion durch Angiotensin bestätigt. Unsere Aldosteronbestimmungen wurden hier nach PETERSONS Verfahren (*20*) durch Isotopenverdünnung ausgeführt. Mit dieser Technik schwanken die normalen Werte zwischen 8 und 25 μg täglich (Tab. 1). Diese Ausscheidungswerte entsprechen einer Tagesproduktion von 130—400 μg. Einer Kranken, die an Morbus Addison litt, und die eine Aldosteronausscheidung von 1,8 μg pro Tag hatte, haben wir 1000 μg d-Aldosteron eingespritzt; in dem Harn der folgenden 48 Std befanden sich 58 μg Aldosteron, also 5,5% von der zugeführten Menge.

Die Ergebnisse unserer Angiotensinperfusionen sind die folgenden:

a) Anstieg der Aldosteronausscheidung nach kurzer Perfusion (Abb. 2).

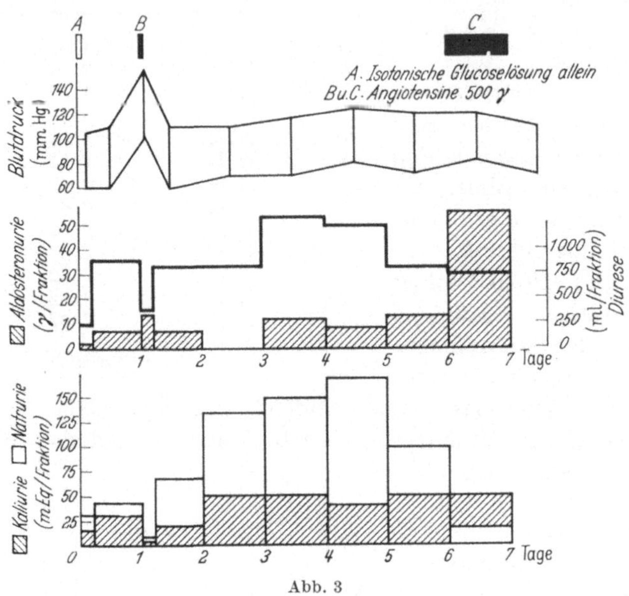

Abb. 3

b) Sehr starke Steigerung unter 24stündiger Perfusion, trotzdem die Angiontensin-Dose zu gering war, um den Blutdruck zu verändern (Abb. 3).

c) Keine Änderung der Aldosteronabsonderung mit einer pressorischen Substanz wie Noradrenalin (Abb. 2).

Zusammenfassung

Kurz gefaßt, GENEST macht implizit eine gesteigerte Reninerzeugung verantwortlich für den Hyperaldosteronismus der essentiellen und renalen Hypertonie. Es scheint, daß in einem ersten Stadium ein Reninüberschuß zugleich Hochdruck und eine gesteigerte Aldosteronsekretion hervorruft; letztere verschlimmert sodann den Hochdruck und macht ihn dauernd. Diese Hypothese behauptet jedoch nicht auf alle Hochdruckkranken zu passen, noch sämtlicher Tatsachen Rechnung zu tragen.

1. Die Rolle des Renins und Angiotonins in der menschlichen Hypertonie ist nicht bewiesen. Nach kürzlichen Ergebnissen findet man Angiotonin im Blute gewisser Hypertoniker.

2. Beim Normotoniker besitzt Angiotensin eine antidiuretische Wirkung (Abnahmen der P.A.H. und der Insulin-Clearance; Abnahme der Wasser- und Na-Ausscheidung). Aber beim Hypertoniker sind die Wirkungen des Angiotensins

entgegengesetzt; sowohl in pressorischen als auch in nicht-pressorischen Mengen (PEART) (*19*) löst es eine merkliche Salz-Diurese.

3. Wir haben gesehen, daß Angiotensin eine Hypersekretion von Aldosteron bewirkt. Andererseits weiß man, daß die Reninspiegel in der Niere in umgekehrtem Verhältnis zur Natriumzufuhr sind. GROSS (*14*) hat gezeigt, daß die Belastung mit Aldosteron und Kochsalz während mehrerer Wochen bei der Ratte eine merkliche Abnahme des Reninspiegels in der Niere hervorruft. Normalerweise sollte also eine Hypersekretion von Aldosteron eine Abnahme der Reninsekretion auslösen und die Quelle der arteriellen Hypertonie erschöpfen.

4. Endlich sind unsere eigenen Ergebnisse über Schwankungen der Aldosteronausscheidung in verschiedenen Formen von experimenteller Hypertonie nicht zahlreich genug, um uns die Behauptung zu erlauben, daß in jedem Falle Reninüberschuß zu Hyperaldosteronismus führt (*21*).

Literatur

1. AUGUST, J. T., DON H. NELSON and G. W. THORN: Response of normal subjects to large amounts of aldosterone. J. clin. Invest. **37**, 1549—1555 (1958).
2. BARTTER, F. C., I. H. MILLS and D. S. GANN: Increase of aldosterone secretion by carotid artery constriction and its prevention by thyro-carotid arterial junction denervation. J. clin. Invest. **38**, 986 (1959).
3. CONN, J. W.: Evolution of primary aldosteronism as a highly specific clinical entity. J. Amer. med. Ass. **172**, 1650—1653 (1960).
4. COTTIER, P., A. F. MULLER u. A. SCHMID: Natriurese und Aldosteronausscheidung bei essentieller Hypertonie. Schweiz. med. Wschr. **89**, 376—379 (1959).
5. DAVIS, J. O., CH. C. J. CARPENTER, C. R. AYERS, J. E. HOLMAN and R. C. BAHN: Evidence for secretion of an aldosterone-stimulating hormone by the kidney. J. clin. Invest. **40**, 684—696 (1961).
6. DEANE, H. W., and G. M. C. MASSON: Adrenal cortical changes in rats with various types of experimental hypertension. J. clin. Endocr. **11**, 193—208 (1951).
7. FARRELL, G. L.: Regulation of aldosterone secretion. Physiol. Rev. **38**, 709—728 (1958).
8. FARRELL, G.: Glomerulotropic activity of an acetone extract of pineal tissue. Endocrinology **65**, 239—241 (1959).
9. GAUNT, R., G. J. ULSAMER and J. J. CHART: Aldosterone and hypertension. Arch. int. Pharmacodyn. **110**, 114 (1957).
10. GENEST, J., P. BIRON, E. KOIW, W. NOWACZYNSKI, R. BOUCHER and M. CHRETIEN, M.: Studies on the pathogenesis of human hypertension. The adrenal cortex and renal pressor mechanism. Ann. int. Med. **55**, 12—28 (1961).
11. — E. KOIW, W. NOWACZYNSKI and T. SANDOR: Study of a large spectrum of adrenocortical hormones of normal subjects and hypertensive patients. Circulation **20 II**, 700 (1959).
12. — G. LEMIEUX, A. E. DAVIGNON, W. NOWACZYNSKI and P. STEYERMARK: Human arterial hypertension. A state of mild chronichyperaldosteronism? Science **123**, 503—505 (1956).
13. GROLLMAN, A.: The pathogenesis of "adrenal regeneration" hypertension. Endocrinology **63**, 460—463 (1958).
14. GROSS, F.: Adrenocortical function and renal pressor mechanism in experimental hypertension. In: Essential Hypertension. An International Symposium, 92—111. Berlin, Göttingen, Heidelberg: Springer 1960.
15. — P. LOUSTALOT and R. MEIER: Production of experimental hypertension by aldosterone. Acta endocr. (Kbh.) **26**, 417—423 (1957).
16. LARAGH, J. H., M. ANGERS, W. G. KELLY and S. LIEBERMAN: Hypotensive agents and pressor substances. The effect of epinephrine, norepinephrine, angiotensin II and others on the secretory rate of aldosterone in man. J. Amer. med. Ass. **174**, 234—240 (1960).
17. — S. ULICK, W. JANNOZEWICS, Q. B. DEMING, W. G. KELLY and S. LIEBERMAN: Aldosterone secretion and arterial hypertension. Circulation **20 II**, 725 (1959).

18. NEHER, R., and A. WETTSTEIN: Physiochemical estimation of aldosterone in urine. J. clin. Invest. **35**, 800—805 (1956).
19. PEART, W. S.: Possible relationship between salt metabolism and the angiotensin system. In: Essential Hypertension. An International Symposium. 112—120. Berlin, Göttingen, Heidelberg: Springer 1960.
20. PETERSON, R. E.: Schriftliche Mitteilung.
21. SCHWARTZ, J., and R. BLOCH: (in Vorbereitung).
22. SELKURT, E. E.: Effect of pulse pressure and mean arterial pressure modification on renal hemodynamics and electrolyte and water excretion. Circulation **4**, 541—551 (1951).
23. SKELTON, F. R.: Development of hypertension and cardio-vascular-renal lesions during adrenal regeneration in the rat. Proc. Soc. exp. Biol. (N. Y.) **90**, 342—346 (1955).
24. WARTER, J., J. SCHWARTZ and R. BLOCH: The significance of hyperaldosteronuria in hypertension. In: Essential Hypertension. An International Symposium. 147—158. Berlin, Göttingen, Heidelberg: Springer 1960.
25. — — — Aldostérone et hypertension artérielle. Sem. Hôp. Paris, Path. Biol. **9**, 1523—1528 (1961).
26. YANKOPOULOS, N. A., J. O. DAVIS, B. KLIMAN and R. E. PETERSON: Evidence that a humoral agent stimulates the adrenal cortex to secrete aldosterone in experimental secondary hyperaldosteronism. J. clin. Invest. **38**, 1278—1289 (1959).

Diskussion

W. SIEGENTHALER (Zürich):

Die Frage, ob sowohl die essentielle als auch maligne Hypertonie mit einem Hyperaldosteronismus einhergehen, wird heute im allgemeinen dahin beantwortet, daß beide von einer Erhöhung des Aldosterons begleitet sein können. Möglicherweise hängen die unterschiedlichen Befunde mit der Definition der malignen Hypertonie zusammen, d. h. sie sind Ausdruck einer bereits vorliegenden renalen Mitbeteiligung bei klinisch als essentiell erscheinender Hypertonie.

K. KLÜTSCH (Würzburg):

Herr SCHWARZ hat auf die Plasmaplethora bei primärem Hyperaldosteronismus hingewiesen. Untersuchungen mit synthetischem Aldosteron, die gemeinsam mit den Herren HEIDLAND und PIPPIG an der Med. Universitätsklinik Würzburg durchgeführt wurden, ergaben bei 10 Patienten im akuten Versuch nach intravenöser Injektion von 1 mg Aldosteron keine Änderungen von Blutvolumen, Venendruck und Kreislaufzeit. Auch die Inulin- und PAH-Clearance sowie die Harnausscheidung von Na und K blieben während einer einstündigen Nachbeobachtungsperiode im wesentlichen unverändert. Im chronischen Versuch, d. h. nach 10tägiger Verabfolgung von 2 mg Aldosteron i.m. konnte in 6 untersuchten Fällen eine Zunahme des Körpergewichtes bis zu 4 kg mit Anstieg der Plasmamenge bis zu 1200 ml beobachtet werden. Regelmäßige Kontrollen der Elektrolytausscheidung ergaben in den ersten Tagen eine Abnahme der Na-Ausscheidung bei Zunahme der K-Exkretion. Am 5. bis 6. Tag wurde jedoch eine Normalisierung des Na/K-Quotienten im Urin beobachtet im Sinne des von Herrn GROSS erwähnten escape phenomenon.

Aus den Forschungslaboratorien der CIBA Aktiengesellschaft, Basel

Bestimmungsmethoden des Aldosterons

Von

R. NEHER

Mit 6 Abbildungen

Die vorangehenden Referate von WETTSTEIN, MÜLLER, HÖKFELT, WOLFF, GROSS und SCHWARTZ haben uns einen weitreichenden Überblick über Chemie, Biochemie, Physiologie, Pathophysiologie und Klinik des Aldosterons geboten, so daß nun für den Experimentator wie Kliniker noch die Frage nach der Analytik dieses Hormones offen ist. Es ist meine Aufgabe, Ihnen in der nun folgenden halben Stunde einen Überblick über Probleme und Möglichkeiten der Aldosteron-Bestimmung zu geben. Die kürzlich erschienene Arbeit der TAITs (1962) über Assay of Aldosterone and Metabolites behandelt in sehr ausführlicher Weise alle damit zusammenhängenden Aspekte, so daß ich hier einer Aufzählung aller möglichen Methoden entbunden bin. Ich möchte lieber das allen Methoden Gemeinsame, Grundsätzliche diskutieren und Ihnen hernach über einige Weiterentwicklungen aus unserem Laboratorium berichten.

Die Frage, wann Aldosteron oder seine Sekretionsrate bestimmt werden soll, ergibt sich aus klinisch-diagnostischen oder experimentellen Überlegungen, auf die hier nicht mehr eingegangen zu werden braucht.

Die Frage, ob Aldosteron im Blut oder Urin bestimmt werden soll, beantwortet sich praktisch-klinisch aus technischen Gründen noch weitgehend zugunsten des Urins.

Die weitere Frage, was nun eigentlich im Urin zu bestimmen sei, Aldosteron oder ein Metabolit davon, ist weniger leicht und eindeutig zu beantworten. Hierfür bedarf es der Kenntnis des Metabolismus des Aldosteron unter verschiedenen Bedingungen. Tab. 1 gibt Ihnen einen Überblick über das, was man bisher über den Metabolismus des Aldosteron und seine Ausscheidung im Urin weiß. Wird einer Normalperson eine Spurendosis von ^{3}H-Aldosteron injiziert, so wird über 90% der Aktivität innerhalb 48 Std im Urin ausgeschieden; dies scheint somit ebenso wie z. B. für Cortisol die hauptsächliche Eliminationsroute zu sein, wogegen Aldosteron in der Leber viel schneller abgebaut wird, da eine einmalige Passage zu einem praktisch quantitativen Abbau führt [COPPAGE et al. (1962), TAIT et al. (1962)]. Im einzelnen verteilt sich diese Aktivität auf Aldosteron und seine Metaboliten im Urin wie folgt (alle Zahlenangaben Durchschnittswerte):

Bei der Extraktion mit Chloroform oder Methylenchlorid kann dem unhydrolysierten Harn nur 0,2—1,0% der injizierten Aktivität entzogen werden; davon

Tabelle 1. *Metabolismus von Aldosteron und seine Ausscheidung* in Prozent ^{3}H (korr.) einer injizierten Spurendosis ^{3}H-Aldosteron (Normalperson) (LARAGH et al. 1960; ULICK et al. 1961; FLOOD et al. 1961; UNDERWOOD et al. 1961; SANDOR et al. 1960, 1962; KELLY et al. 1962; LUETSCHER et al. 1962)

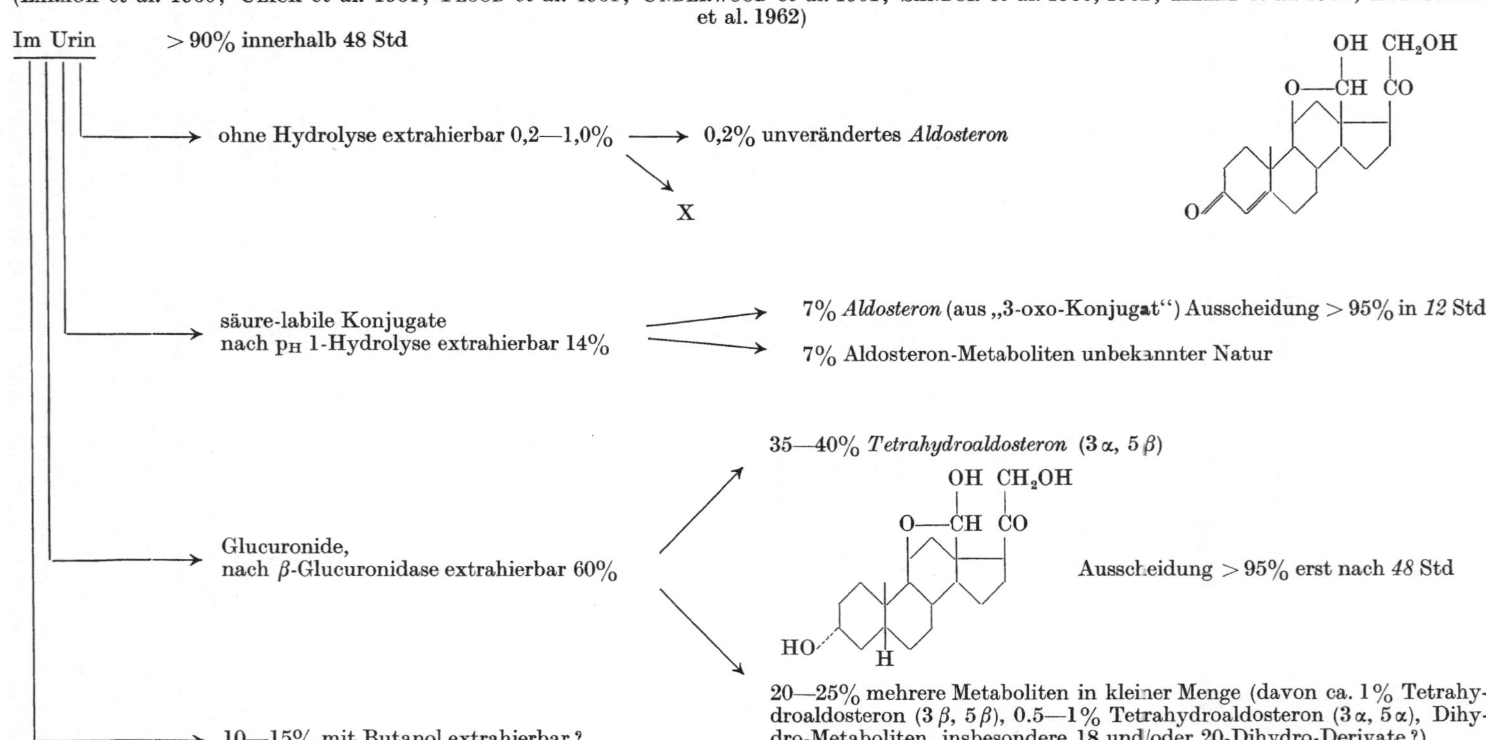

bestehen etwa 0,2% aus unverändertem Aldosteron, der Rest aus noch unbekannten Metaboliten. Ein wesentlich höherer Prozentsatz läßt sich nach saurer Hydrolyse gewinnen; dieses säure-labile Konjugat liefert nach der Spaltung etwa total 7% unverändertes Aldosteron und gleichviel Prozent Metaboliten noch unbekannter Natur. In erster Linie ist es das Aldosteron aus diesem säurelabilen Konjugat (auch 3-Oxo-Konjugat genannt), das bisher für die Bestimmungsmethoden herangezogen wurde. Dieses Konjugat, das offensichtlich in der Leber und nicht in der Niere gebildet wird [Coppage et al (1962)], hat eine beachtlich hohe renale Clearance, denn im Blut ist es bisher nicht auffindbar, und mehr als 95% werden bereits innerhalb 12 Std ausgeschieden; es ist auch längst nicht mehr so wirksam (Na-Retention, Ratte) wie ungebundenes Aldosteron. Über die chemische Natur dieses stark polaren und sauren Konjugates, das mit β-Glucuronidase nicht spaltbar ist, läßt sich noch nichts aussagen; den beiden leicht veresterbaren Hydroxygruppen in Stellung 18 und 21 des Aldosteron entsprechend, könnte vielleicht ein Disulfat vorliegen. (Auch Cortisol oder Corticosteron und andere veresterbare Steroide, z. B. mit 3β-Hydroxygruppe werden zu einem kleineren oder größeren Anteil als Sulfate ausgeschieden, s. Pasqualini (1958, 1961); Pasqualini und Jayle (1961).

Nach Hydrolyse mit β-Glucuronidase ist der Hauptanteil, nämlich etwa 60%, extrahierbar, der zum größten Teil (35—40%) aus dem einheitlichen Metaboliten Tetrahydroaldosteron besteht; es handelt sich um das im Ring A hydrierte 3α, 5β-Isomere, welches sonst die gleichen Strukturelemente wie Aldosteron aufweist ($11\rightarrow18$-Hemiacetal, α-Ketol-Seitenkette). Die früher angenommene, in 11 und 18 inverse Struktur [Ulick und Liebermann (1957)] kommt einem Metaboliten des 18-Hydroxycorticosterons zu, das möglicherweise einen Precursor [Neher und Wettstein (1960), Wettstein (1961)], aber keinen Metabolit des Aldosteron darstellt [Ulick et al. (1961, 1962)].

Im Gegensatz zum 3-Oxo-Konjugat wird Tetrahydroaldosteronglucuronid viel langsamer ausgeschieden, nämlich über 95% erst in 48 Std. Von den begleitenden Glucuroniden gibt es relativ viele, jedes aber in nur recht untergeordneter Menge. Es handelt sich um die isomeren 3β, 5β- und 3α,5α-Tetrahydroaldosterone und vermutlich um Dihydroderivate (Ring A, 18- oder 20-Stellung bzw. Kombinationen); 11-Ketometaboliten sind bisher nicht gefunden worden. Die restliche Aktivität scheint in Form schwer spaltbarer Konjugate vorhanden zu sein und läßt sich teilweise wenigstens mit Lösungsmitteln wie Butanol extrahieren; sie spielt für die Aldosteron-Bestimmung keine Rolle ebenso wie die vielerlei Metaboliten, die nur in sehr kleiner Menge anfallen.

Der wesentliche Anteil wird somit durch das Aldosteron aus dem 3-Oxo-Konjugat und das 3α, 5β-Tetrahydroaldosteron aus den Glucuroniden repräsentiert; die Menge des freien Aldosteron ist zwar sehr gering (0,2%), stellt aber möglicherweise einen brauchbaren Parameter für das noch sehr schwer zugängliche Plasma-Aldosteron dar (Proportionalität zwischen Sekretionsrate und *freiem* Urinaldosteron? Tait und Tait 1962, Jones et al. 1959). Was soll nun, abgesehen von letzterem, bestimmt werden: Aldosteron oder Tetrahydroaldosteron, oder beides? Zur Beantwortung dieser Frage können uns die in Tab. 2 zusammengestellten vorläufigen Befunde nützlich sein. Wir sehen, daß der Metabolismus unter recht verschiedenen Bedingungen bei variabler Sekretionsrate in qualitativer und quantitativer Hinsicht unverändert bleibt. In allen diesen Fällen genügt somit die Bestimmung *eines* Parameters, gleichgültig ob Aldosteron oder Tetrahydroaldosteron.

Es gibt jedoch Bedingungen, wie Schwangerschaft, Conn-Syndrom, Medikation u. a. m., unter denen bei normaler oder variabler Sekretionsrate der relative

Tabelle 2. *Sekretion, Metabolismus und Ausscheidung von Aldosteron unter verschiedenen Bedingungen* (Lit. s. bei TAIT und TAIT 1962, LAYNE et al. 1962, AYERS et al. 1962, COPPAGE et al. 1962 und LUETSCHER et al. 1962)

Bedingungen	Sekretionsrate	Relation der Ausscheidung von	
		Aldosteron als 3-oxo-Konjugat	Tetrahydroaldosteron
Normal	normal (100—150 γ/24h)	1	4—5
Na-arme Diät	erhöht	unverändert	unverändert
ACTH	leicht erhöht		
Angiotensin	erhöht		
Aldosteron	erniedrigt ?		
Verschiedene pathologische Zustände	normal oder erniedrigt		
Schwangerschaft, akute Hepatitis (Lebercirrhose)	normal oder erhöht	erhöht	erniedrigt oder weniger erhöht als 3-Oxo-Konjugat
Conn-Syndrom	erhöht	unverändert	erhöht
Maligne Hypertension	erhöht	verändert ?	verzögerte Ausscheidung
Enovid[R]-Behandlung (Aldosteron-Bindung an Plasmaproteine erhöht)	erhöht	unverändert	erniedrigt

Anteil der einzelnen Metaboliten stark variieren kann. In diesen Fällen muß die Bestimmung des einen *oder* anderen Parameters zu verschiedenen und teilweise widersprechenden Folgerungen führen; hier ist es zweifellos angezeigt, *beide* Ausscheidungswerte zu bestimmen.

In diesem Zusammenhang läßt sich auch leicht erkennen, wie wichtig es ist, einerseits für die Harnsammlung unter geeigneten oder kontrollierten Bedingungen zu sorgen (volle 24 Std-Sammlung, Aktivität des Patienten, Diät, Medikation, Kältekonservierung des Harnes usw.); anderseits gewinnt ein nach allen Regeln der Kunst erhaltener Aldosteronwert erst seinen vollen Sinn im Zusammenhang mit der Kenntnis des Alters und des kardialen, renalen, hepatischen, hämodynamischen und Elektrolyt-Status des Patienten. (Zur Stereospezifität des Aldosteron-Metabolismus s. S. ULICK 1961).

Lassen Sie mich nun zum eigentlichen Thema der praktischen *Aldosteron*-Bestimmung kommen und betrachten wir zunächst die Bedingungen, unter denen eine optimale Bestimmung des Aldosterons aus dem 3-Oxo-Konjugat möglich ist (s. Tab. 3—5). Zur sauren Hydrolyse ist zu bemerken, daß sie bei p_H 1,0 als optimal für die Aldosteronausbeute gelten kann. Höhere und niedrigere pH-Werte verschieben das Gleichgewicht zwischen Aldosteronfreisetzung und Aldosteronzerstörung zuungunsten des freien Aldosteron. Der zusätzliche Gewinn bei 48stündiger Hydrolyse gegenüber der 24stündigen ist so gering, daß besser darauf verzichtet wird (UNDERWOOD et al. 1961, s. ferner bei TAIT und TAIT 1962).

Für die Extraktion kommt in erster Linie Chloroform oder Methylenchlorid in Frage; entgegen den Erwartungen ist Äthylacetat für Aldosteron ungünstig (s. Verteilungskoeffizienten in Tab. 3), außerdem extrahiert es mehr Verunreinigungen als die Chlorkohlenwasserstoffe. Letzteres ist auch der Fall bei kontinuierlicher Extraktion, die zwar automatisierbar ist, dafür aber Extrakte liefert, die

Tabelle 3. *Bedingungen zur Bestimmung von Aldosteron aus dem säure-labilen Konjugat im Urin* (Lit. s. TAIT und TAIT 1962)

I. *Hydrolyse:* pH 1,0 (pH-Meter), 20°, 24 Std (in der folgenden 24 Std-Periode erhöht sich die Aldosteron-Ausbeute bestenfalls um 10%)

II. *Extraktion:* 4 × 0,2 (3 × 0,3) Vol. CH_2Cl_2 oder $CHCl_3$; Neutralwaschen mit 0,05 Vol. 0,1 N NaOH *kalt* oder Na_2CO_3

Verteilungskoeffizienten in	von Aldosteron	Cortisol
CH_2Cl_2/H_2O	33	8
$CHCl_3/H_2O$	27	9,5
Äthylacetat/H_2O	3,8	15

III. *Vorreinigung:* fakultativ für Papierchromatographie, meist nötig für Säulenchromatographie (Phospholipide!)

a) Verteilung: Benzol/H_2O (1 : 10) → $CHCl_3$ (BAULIEU et al. 1956)
Cyclohexan/Äthanol-H_2O (3 : 5 : 1,5) → CH_2Cl_2 (KLIMAN und PETERSON 1960)

b) Silicagelchromatographie: Äthylacetat-Methanol 1 : 1 (BUSH and SANDBERG 1953) (Wiedergewinnung etwa 95%); Chloroform-Aceton 1 : 1 (NEHER und WETTSTEIN 1956; STAUB und DINGMAN 1961); Florisilchromatographie: Chloroform-Methanol 2 : 1, 4 : 1 (HERNANDO et al. 1957; ROMANI 1958)

c) Einphasige Papierchromatographie: Äthylacetat-$CHCl_3$ 1 : 1 (BUSH 1952); Äthylacetat-Methanol 1 : 1 (GOWENLOCK 1960); H_2O gesättigt mit Heptanol (DYRENFURTH und VENNING 1959); Steroide laufen mit Lösungsmittelfront, Verunreinigungen nicht oder langsamer.

fast immer einer Vorreinigung bedürfen. Es muß hier auch noch einmal daran erinnert werden, daß Aldosteron und seine Ester in Lösung relativ instabile Verbindungen darstellen, die durch ungeeignete Maßnahmen mehr oder weniger stark zerstört werden (unsachgemäßes Eindampfen, längeres Verweilen in nicht völlig neutralen Lösungsmitteln, übermäßiger Kontakt mit Luftsauerstoff usw.) Alle diese Prozeduren können zweckmäßig mit Hilfe von radioaktiv-markiertem Aldosteron kontrolliert werden.

Eine Vorreinigung ist in der Regel nötig, wenn eine Säulenchromatographie folgt, da Verunreinigungen wie Phospholipide den wiederholten Gebrauch einer Verteilungssäule verunmöglichen würden. Bei hohen Extraktgewichten empfiehlt sich eine Vorreinigung auch für eine präparative Papierchromatographie. Welche Methode gewählt wird, ob Verteilung oder präliminäre Chromatographie in Säule oder auf Papier, ist im Prinzip gleichgültig, und richtet sich meist nach lokalen oder personellen Gegebenheiten. Auf alle Fälle sollte das Ausmaß der Wiedergewinnbarkeit bekannt sein. Auf diese Art erhält man Extrakte von durchschnittlich etwa 10—40 mg/24 Std-Urin, die nun in einer bestimmten Reihenfolge mindestens 2 Chromatographien (Säule oder Papier) mit oder ohne Kombination chemischer Reaktionen (Acetylierung, Oxydation) unterzogen werden müssen, um eine spezifische Bestimmung des Aldosteron mit unspezifischen Nachweisreagentien zu ermöglichen (s. Tab. 4). Je unspezifischer der Nachweis, desto größere

Anforderungen sind an den Trennprozeß zu stellen und umgekehrt. Das Minimum einer spezifischen Aldosteron-Bestimmung stellt unseres Erachtens die Kombination von zwei geeigneten, d. h. voneinander genügend verschiedenen chromatographischen Systemen mit zwei verschiedenen Nachweisreaktionen dar, die zwei verschiedene Teile des Aldosteronmoleküls anzeigen.

Eine solche papierchromatographische Methode haben wir 1955 und 1956 entwickelt; sie beruht auf dem ersten System F_{30}/Chloroform, dem zweiten System Bush C und Blautetrazolium (α-Ketolseitenkette) sowie Natronlauge-Fluorescenz

Tabelle 4. *Möglichkeiten der Reinigung und Trennung durch aufeinanderfolgende Verteilungschromatographien in Säule* (S) *oder auf Papier* (P) *mit oder ohne Kombination chemischer Reaktionen* (Acetyl = Acetylierung, Oxyd = CrO_3-Oxydation)

Trenn- oder Modifikationsstufen 1.	2.	3.	4.	5.	6.	7.	Referenzen
P	P						NEHER u. WETTSTEIN (1955, 1956, 1961); HERNANDO et al. (1957); MOOLENAAR (1957); ROMANI (1958); BAULIEU u. DE VIGON (1958); BROMBACHER u. HARTING (1961)
S	P						FLOOD et al. (1961)
P	P	P					NOWACZYNSKI et al. (1957); DYRENFURTH u. VENNING (1959); MATTOX u. LEWBART (1959)
P	P	P	P				DYRENFURTH u. VENNING (1959)
P	Acetyl	P					GARST et al. (1960); NEHER (1961)
S	Acetyl	S	P				AYRES et al. (1957); GOWENLOCK (1960)
P	P	Acetyl	P				SOBEL et al. (1959); BROOKS (1960); in Säulen, SIEGENTHALER et al. (1962)
P	P	Acetyl	P	P			STAUB u. DINGMAN (1961); Glaspapier
Acetyl	P	P	Oxyd	P			KLIMAN u. PETERSON (1960)
P	Acetyl	P	(P)	Oxyd	P	(P)	PETERSON (1960); NEHER (1961)

(Δ^4-3-Keton) als Nachweismittel, die übereinstimmende Resultate zu ergeben haben. Auf die Spezifiität wird später noch zurückzukommen sein; eine solche Methode, die inzwischen von anderer Seite vielfach modifiziert worden ist, teilweise allerdings unter Nichtbeachtung der eben erwähnten Voraussetzungen, scheint für viele Kliniken hinsichtlich Aufwand noch tragbar zu sein und ihre Aufgabe für die meisten Zwecke zu erfüllen. In besonderen Fällen, wie z. B. solche mit Leberkrankheiten oder bestimmten Medikationen oder bei diätetischen Maßnahmen, kann sie versagen durch die Anwesenheit störender Verunreinigungen in der Aldosteronzone.

Methoden dieser Art können selbstverständlich, wie Tab. 4 zeigt, beliebig kompliziert aufgebaut werden, wobei allerdings interne Ausbeutekontrollen mitverwendet werden müssen; je nach der Problemstellung sind solche Komplizierungen auch unvermeidbar. Für Harnbestimmungen, wenn immer noch mit mehr als 1 γ Aldosteron gerechnet werden kann, trachten wir jedoch darnach, die noch einfachste mögliche Methode zu benützen. Wir haben inzwischen unsere 2-Stufen-Methode durch Verwendung einer anderen Chromatographiesequenz und kleinerer Vereinfachungen noch sicherer zu gestalten versucht, worauf wir unten zurückkommen werden. Eine Vermehrung der Chromatogrammzahl auf 3 und mehr hat zweifellos eine gewisse Erhöhung der Spezifität im Gefolge, steht aber in keinem Verhältnis zu einer einfacheren Maßnahme mit viel höherem Nutzeffekt, nämlich der Einschaltung einer chemischen Modifikation zwischen zwei oder höchstens drei Chromatogrammen; dadurch können die chromatographischen Eigenschaften des Aldosterons gegenüber den Begleitstoffen stärker differenziert werden als nur durch die Variation in der Systemwahl. Hierfür ist besonders die Acetylierung geeignet, da sie leicht so geleitet werden kann, daß Aldosteron quantitativ ein Diacetat, die anderen Steroidhormone nur ein Monoacetat liefern.

Sehr komplexe Methoden mit hohem Arbeitsaufwand und unter Verwendung zweier chemischer Modifikationen wie Acetylierung und der nur in mäßiger Ausbeute verlaufenden Chromsäureoxydation sind nur dann erforderlich, wenn mit

Tabelle 5. *Nachweismöglichkeiten für Aldosteron auf dem Papierchromatogramm* (P) *oder dessen Eluat* (E) (Lit. s. in TAIT und TAIT 1962)

Nachweis	Empfindlichkeit	Spezifität
UV-Absorption, λ max 240 mμ, ε 16000	1 γ/cm² (P), etwa 2 γ (E) (hoher Blindwert)	gering (α, β-unges. Ketosteroide und viele andere Verb.), unbrauchbar für Urin-Extrakte
Formazan-Bildung, λ max 510 mμ (Äthanol) z. B. mit Blautetrazolium 560 mμ (Pyridin) [= 3,3'-Dianisol-bis-4,4'-(3,5-diphenyl)-tetrazoliumchlorid]	0,1 γ/cm² (P), etwa 2 γ (E) (hoher Blindwert)	gering (α-Ketolseitenkette u. a.)
NaOH-Fluorescenz, prim. Strahlung 365 mμ sek. Strahlung 560 mμ	0,1 γ/cm² (P), 2—3 γ (E) (Blindwert hoch)	Δ^4-3-Ketosteroide
2,4-Dinitrophenylhydrazin, λ max 450 mμ (20°), 460 mμ (90°)	2—3 γ (E)	andere Ketosteroide, λ max 480 mμ
$Cu^{\cdot\cdot}$ + Phenylhydrazin + H_2SO_4, λ max 400 mμ, ε 19500	0,4 γ (E)	α-Ketolseitenkette, oxydiert zu 20-Keto-21-aldehyd
Salicyloylhydrazid, λ max 295 mμ, ε 8000 bis 12000 (nach Allen-Korrektur und je nach p_H)	1—2 γ (E)	α, β-unges. Ketosteroid
H_2SO_4-Fluorescenz, prim. Strahlung 405 mμ bzw. 465 mμ; sek. Strahlung 510 mμ bzw. 550 mμ	? (E) (0,05 γ auf Dünnschichtchromatogramm)	gering (MIRAS u. CONTAXIS 1961, HEDNER 1961)
Doppelisotopen-Technik: markierte Steroide oder ihre Derivate als Indicatoren, z. B. 7-³H-Aldosteron 20 μC/γ oder 1,2-³H-Aldosteron 100 μC/γ; in Kombination mit ¹⁴C-Acetanhydrid (bis zu 80 μC/μMol)	bis zu 0,0005 γ (E)	sehr gering

sehr unspezifischen Nachweismethoden wie Isotopen gearbeitet wird. Diese Methoden haben dafür den Vorteil sehr hoher Empfindlichkeit; sie sind daher im Falle der Bestimmung der geringen Aldosteronkonzentrationen in Nebennieren-Venenblut oder peripherem Blut eine unerläßliche Voraussetzung, scheinen für Harnaldosteron-Bestimmungen aber unnötig zu sein, wenn nicht Sekretionsraten bestimmt werden sollen. (Zu letzterer Methodik und ihren Voraussetzungen siehe TAIT et al. 1962, LAUMAS et al. 1961, GURPIDE et al. 1962, SIEGENTHALER et al.

1962, Ulick et al. 1958, Jones et al. 1959, Flood et al. 1961, Peterson 1959). Wir werden eine solche komplexe Doppelisotopenmethode noch weiter unten zu besprechen haben.

Einen Überblick über die Nachweismöglichkeiten gibt schließlich Tab. 5; sie sind im allgemeinen alle relativ unspezifisch für Aldosteron und daher nur nach sicherer Abtrennung aller gleichartig reagierenden Verunreinigungen brauchbar, die nicht selten mehr als das Hundertfache des Aldosteron ausmachen. Die Konzentrationsbestimmung durch visuelle Schätzung in situ (auf dem Papierchromatogramm) der unbekannten Konzentration im Vergleich zu Standardkonzentrationen des gleichen oder eines gleichwertigen Steroides mit Hilfe irgendeiner Farb- oder Fluorescenzreaktion ist zwar etwas ungenauer (±25%) als diejenige, welche in den Eluaten spektrophotometrisch durchgeführt wird (bestenfalls ±10% in diesem Bereich), ist aber hinsichtlich Spezifität bei schwierigen Trennungen im Vorteil; bei der großen Schwankungsbreite der normalen Aldosteronausscheidung von etwa 1—18 γ/24 Std spielt zudem eine größere Fehlerbreite keine Rolle; sie wirkt sich erst dann störend aus, wenn es um die Messung feinerer Unterschiede in Serienversuchen geht. Bei den Messungen in den Papiereluaten ist meist mit relativ hohen Blindwerten zu rechnen, wogegen die Reaktionen in situ empfindlicher gestaltet werden können. In dieser Beziehung scheint von den chemischen Reaktionen die Porter-Silber-Reaktion nach Cu-acetat-oxydation für Eluate eine rühmliche Ausnahme zu bilden (Lewbart und Mattox 1961). Die Eluate von Celit-Säulen sind im allgemeinen reiner.

Alles in allem steht somit eine sehr große Zahl von möglichen Bestimmungsmethoden zur Verfügung, von welchen tatsächlich eine ganze Reihe realisiert worden ist (vgl. Tab. 4). Es ist zu erwarten, daß in absehbarer Zeit auch die *Dünnschichtchromatographie* und die *Gaschromatographie* einen interessanten Beitrag zu dieser Methodik leisten können wird [vgl. Nishikaze und Staudinger (1962), Kliman und Foster (1962)].

Welche dieser Methoden nun in Frage kommt, hängt natürlich von der Problemstellung, den Anforderungen an die Empfindlichkeit, der Probenzahl und nicht zuletzt vom Aufwand für Material und Arbeit ab. Ein Maximum an Empfindlichkeit, aber auch an kostspieligem Aufwand bieten zweifellos die Doppelisotopen-Analysen.

Alle diese Methoden können nach sinngemäßer Modifikation der Extraktionsverfahren und Vorreinigung (Entfettung) auch für die Aldosteron-Bestimmung im Gewebe (Neher 1958, 1961; Ayres et al. 1960) oder in Nebennieren-Venenblut herangezogen werden (Reich 1958, Stachenko und Giroud 1959, Yankopoulos et al. 1959, Singer 1960, Bartter 1960), wobei für kleine Proben oder schwache Konzentrationen insbesondere Doppelisotopenmethoden erforderlich sind (Davis et al. 1958, Peterson 1960, Ködding et al. 1960, Neher 1961). Ganz besonders trifft dies für peripheres Blut zu (Kliman und Peterson 1959, Bojesen und Degn 1960), für welches heute selbst die empfindlichsten Methoden gerade noch ausreichen, sofern nicht zu einer indirekten Methode Zuflucht genommen werden soll (s. bei Tait und Tait 1962).

Im Fall von Blut ziehen wir entschieden Vollblut dem Plasma vor, um die offenbar gerade bei Aldosteron ziemliche große Variable der Verteilung zwischen Plasma und Erythrocyten zu vermeiden (Holzbauer und Vogt 1961).

Wenden wir uns nun einigen praktischen Beispielen zu, so wollen wir nochmals auf die einfachsten Methoden zurückgreifen. Unsere 1956 publizierte Anordnung bediente sich des Systems Formamid/Chloroform als erstes und des Systems C von Bush als zweites. Ich möchte mich im folgenden auf die Untersuchung der Spezifität beschränken; Abb. 1 zeigt Ihnen die chromatographischen Positionen von Begleitsteroiden des Aldosteron im ersten System, wie sie tatsächlich oder wenigstens theoretisch vorkommen können, unterteilt nach Ihrer Reaktionsfähigkeit gegenüber den am Ende anzuwendenden Indicatoren. Der schraffierte Teil stellt

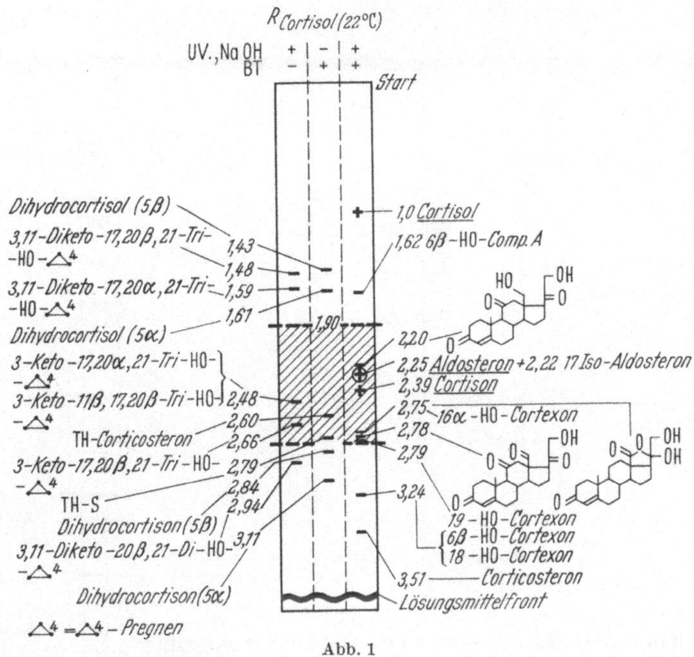

Abb. 1

die ziemlich großzügig limitierte Aldosteronzone mit $R_{cortisol}$ 1,90 bis 2,80 dar. Wenn diese Zone eluiert und im zweiten System rechromatographiert wird, wie in Abb. 2 dargestellt, so sieht man, daß Aldosteron von allen Begleitern recht gut abgetrennt erscheint mit Ausnahme von 17-iso-Aldosteron, 18-Hydroxy-compound A und der hier nicht eingezeichneten Comp. III von Nowaczynski et al. (1957). Letztere ist nicht reduzierend, teilweise diätetisch bedingt und hauptsächlich erst nach Hydrolyse mit β-Glucuronidase extrahierbar, so daß eine Verwechslung mit Aldosteron wenig wahrscheinlich ist. 17-iso-Aldosteron ist ein Artefakt von Aldosteron und als solches bisher nicht im Urin nachgewiesen; 18-Hydroxy-compound A ist zwar bisher im Urin nicht mit Sicherheit nachgewiesen worden, seine Anwesenheit ist aber nicht auszuschließen; sie würde die Aldosteron-Bestimmung aber auch nur insofern stören, als nur die Natronlaugefluorescenz, nicht aber die Blautetrazoliumreaktion verstärkt ausfallen würde. In diesem Falle ist man jedoch gewarnt und kann durch eine weitere Chromatographie mit oder ohne Acetylierung in einem der in genügender Anzahl zur Verfügung stehenden Systeme (Neher und Wettstein 1960b) differenzieren.

In den letzten $1^1/_2$ Jahren haben wir nun eine andere Sequenz untersucht, die sich bisher auch für schwierige Harnextrakte gut bewährt hat und mindestens ebenso spezifisch zu sein scheint wie die oben erwähnte; die Gesamtausbeute von durchschnittlich 75% ist die gleiche, weshalb auch für beide Methoden der gleiche Normalbereich von 1—13 γ/24 Std gilt. Als erstes System (F/EBW) dient Formamid/Äthylacetat-Butylacetat-Wasser (15 : 85 : 5) (20 %ige Imprägnierung mit Formamid); die Verteilung der verschiedensten Corticosteroide ist aus Abb. 3 ersichtlich. Es

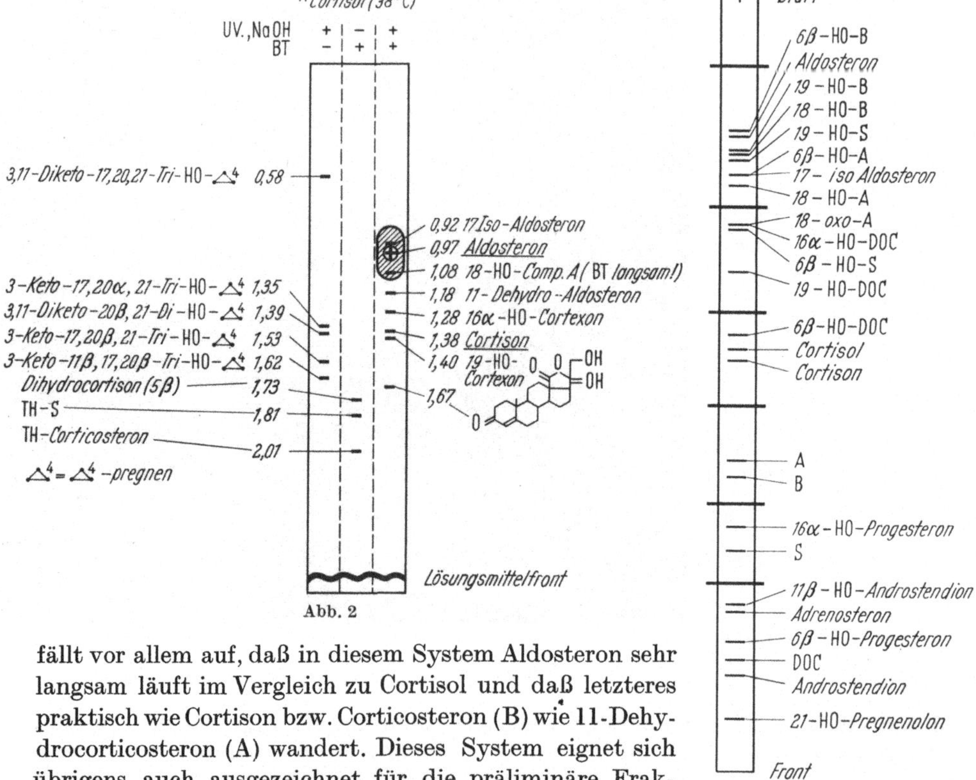

Abb. 2

Abb. 3

fällt vor allem auf, daß in diesem System Aldosteron sehr langsam läuft im Vergleich zu Cortisol und daß letzteres praktisch wie Cortison bzw. Corticosteron (B) wie 11-Dehydrocorticosteron (A) wandert. Dieses System eignet sich übrigens auch ausgezeichnet für die präliminäre Fraktionierung von Gewebeextrakten in Gruppen, wie sie in Abb. 3 durch Querstriche angedeutet sind. In der Praxis chromatographiert man für die Harn-Aldosteronbestimmung im Durchlauf (etwa 2 mal einfache Laufdauer), so daß der Aldosteronfleck etwa mindestens R_F 0,3 erreicht. Als Leitsubstanz für Aldosteron in diesem System eignet sich z. B. Triamcinolon (10 γ in der Mitte oder am Rand des Blattes) sehr gut, das genau gleich wandert wie ersteres, später aber leicht abtrennbar ist. Die Aldosteronzone wird nun eluiert, wozu ein vereinfachtes Verfahren dient; das Papier der Zone von 1—3 Blättern wird grob zerschnetzelt, mit 50 ml 80%igem Methanol überschichtet und 30 min auf der Maschine geschüttelt. Die Lösung (keine Pulpe) läßt sich gut abgießen und wird durch eine grobe Glasfritte mit ganz wenig Unterdruck, ohne nachzuwaschen, filtriert. Vom Filtrat werden 40 ml am Rotationsverdampfer im Vakuum eingeengt und der Rückstand (80% Aliquot) in ein kleines Glas wie üblich quantitativ auf den Boden transferiert (Eindampfen im N_2-Strom). Die Eluate aus der F/EBW-Zone sind nun in der Regel bedeutend weniger verunreinigt als diejenigen der F/$CHCl_3$-Aldosteronzone der ursprünglichen Methode. Von den Eluaten, in 50 μl n-Propanol gelöst, gelangen nun beispielsweise $^1/_{10}$ und $^4/_{10}$ (5 und 20 μl oder 8 und 32%) zur zweiten Chromatographie im System Formamid/Chloroform (30%ige Imprägnierung), und parallel dazu Standardkonzentrationen von 0,1, 0,5, 1, 2, 3 und 5 γ Aldosteron oder Cortison, welches nur wenig schneller läuft. Abb. 4 zeigt, wie Aldosteron und seine Begleiter aus der Zone und der Nachbarschaft in diesem System wandern; die Kombination dieser beiden Systeme

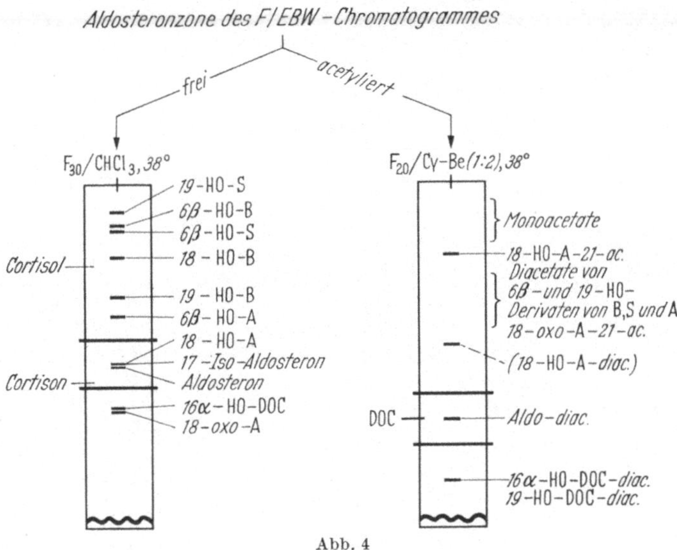

Abb. 4

bietet einen besonders großen Unterschied in der Wanderung von Aldosteron: $R_{cortisol}$ 0,40 im ersten System und 2,25 im zweiten. Aber auch hier sind 17-iso-Aldosteron und 18-Hydroxy-compound A anhängliche Begleiter des Aldosteron, die aber, wie oben erwähnt, keine ernstliche Gefahr für die Spezifiität darstellen, während Comp. III nicht mehr stört. Sicherer ist allerdings die Einschaltung einer Acetylierung (z. B. in 50—100 μl Pyridin + 50—100μl Acetanhydrid, 24 Std 40° C oder 3 Std 70° C), worauf eine zweite Chromatographie in Formamid/Cyclohexan-Benzol (1 : 2) (20%ige Imprägnierung, am besten bei erhöhter Temperatur) eine sehr befriedigende Trennung liefert, wie sie auf der rechten Seite von Abb. 4 ersichtlich ist. In diesem Fall kann mit Desoxycorticosteron (oder natürlich auch Aldosterondiacetat) verglichen werden.

Im Gegensatz zu dieser relativ einfachen Methodik zeigt Abb. 5 das Schema einer Doppelisotopen-Derivaten-Verdünnungsanalyse, wie sie zuerst Peterson (1960) vorgeschlagen hat. Wir haben diese Methode unseren Bedürfnissen entsprechend modifiziert und verfahren folgendermaßen:

Der biologischen Probe wird eine bestimmte Anzahl Impulse T(ritium)-Aldosteron als Indicator (interne Kontrolle) zugesetzt (Menge 0,003 μg oder weniger). Nach Bereitung des Extraktes werden 10 μg Prednison als UV-absorbierende

Leitsubstanz zugesetzt, und dann wird im Durchlauf im ersten System chromatographiert, wobei Prednison nur wenig rascher als Aldosteron wandert. Die Aldosteronzone wird eluiert, mit ^{14}C-Acetanhydrid bekannter spezifischer Aktivität acetyliert und im zweiten System rechromatographiert. Das gebildete, zum Teil nun doppelt markierte Aldosterondiacetat (von viel geringerer Polarität als freies Aldosteron) trennt sich gut von anderen Acetaten ab und wird nach Elution einer weiteren Reinigung durch Chromsäureoxydation und Rechromatographie in einem dritten System unterzogen. Aus dem Aldosterondiacetat bildet sich dabei in etwa 40% Ausbeute ein Ketol-lactonacetat der angegebenen Formel, das gegenüber

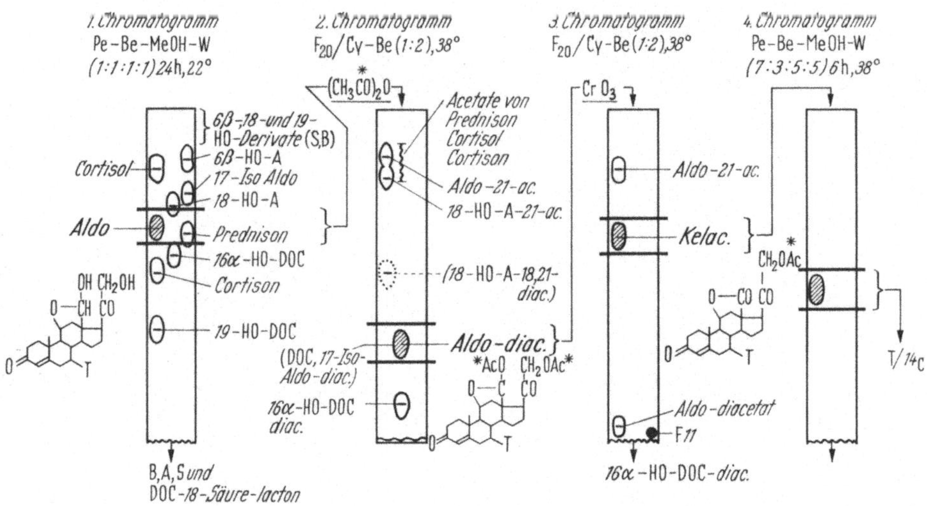

Abb. 5

dem Aldosterondiacetat nun wieder eine verstärkte Polarität aufweist. Die betreffende Zone wird schließlich in einem vierten System rechromatographiert und gelangt dann zur Messung von Tritium und ^{14}C nebeneinander in einem Scintillationsspektrometer. Die auf Grund der ^{14}C-Impulse und der bekannten spezifischen Aktivität des Acetates ermittelte Aldosteronkonzentration, korrigiert mit Hilfe der Tritiumausbeute (Durchschnitt etwa 5—10%), ergibt nach Abzug der Menge zugesetzten T-Aldosterons den gesuchten Aldosterongehalt. Unter Verwendung eines ^{14}C-Acetanhydrides von etwa 20 mC/mMol kommt man mit Sicherheit auf eine Empfindlichkeit von 0,005 γ.

Im Anhang ist eine genaue Arbeitsvorschrift für die Aldosteronbestimmung im Ratten-Nebennierenvenenblut mit dieser Doppelisotopenmethode wiedergegeben.

Wir haben uns schließlich noch entsprechend dem Metaboliten-Schema zu überlegen, wie *Tetrahydroaldosteron* im Urin zu bestimmen ist, das aus den Glucuroniden in etwa der 4—5fachen Menge des Aldosteron aus dem 3-Oxo-Konjugat anfällt.

Alle bisher beschriebenen Methoden bedienen sich praktisch der Doppelisotopentechnik, wobei nach Injektion von Tritium-Aldosteron in den Organismus gleichzeitig die Sekretionsrate mit Hilfe der spezifischen Aktivität von Tetrahydroaldosteron bestimmt wurde (ULICK et al. 1958, COPPAGE et al. 1959, COPE et al. 1961; indirekte Methode FLOOD et al. 1961). Mit Vorteil wird der Harn zuerst ohne Hydrolyse vorextrahiert, nach Inkubation mit β-Glucuronidase ein zweites Mal extrahiert und der Extrakt zuerst in freier Form ein- bis zweimal chromatographiert (meist in Formamid/Äthylenchlorid). Dann setzt man mit Acetanhydrid in Pyridin zum Triacetat um und rechromatographiert noch ein- bis zweimal. Als Nachweisreagentien stehen, außer den Isotopen, Blautetrazolium oder Cu-Acetat-Porter-Silber zur Auswahl. Ein letztes Beispiel (Abb. 6) zeigt, wie wir den Metaboliten auf relativ einfache Art zu bestimmen versuchen und wie er

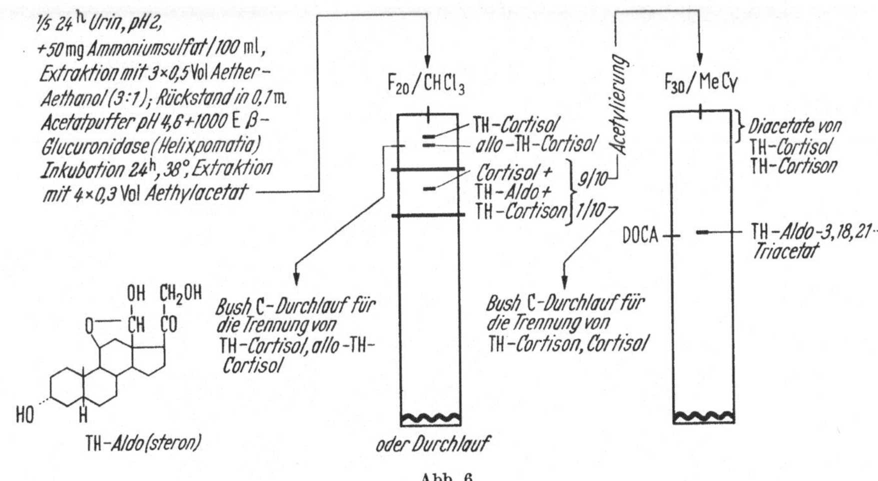

Abb. 6

ähnlich sicher auch andernorts bestimmt wird. Solange wir keine interne Kontrolle anwenden können, ziehen wir es vor, die Konjugate zu extrahieren und sie erst in so angereicherter und vorgereinigter Form enzymatisch zu spalten. Für die Extraktion von freiem Tetrahydroaldosteron ist Äthylacetat entschieden dem Chloroform vorzuziehen [vgl. jedoch PASQUALINI et al. (1963)]. Das Schema zeigt, wie im Prinzip gleichzeitig auch andere Tetrahydrometaboliten bestimmt werden können; für die Bestimmung des Tetrahydroaldosteron, das im ersten System wie Cortisol und Tetrahydrocortison wandert, ist ein Durchlaufchromatogramm allerdings zweckmäßiger, so daß die zu eluierende Zone gegen höhere R_f-Werte verschoben wird (Cortisol als Leitsubstanz). Ein aliquoter Teil des Eluates wird mit überschüssigem Acetanhydrid z. B. 3 Std bei 70° C behandelt und dann im 2. System (Formamid/Methylcyclohexan) rechromatographiert unter Verwendung von Desoxycorticosteronacetat als Vergleichssubstanz, deren Formazanbildungsvermögen dem Tetrahydroaldosterontriacetat ebenbürtig ist. Eine Modifikation ohne Acetylierungsstufe, dagegen mit einer Säulen- und drei Papierchromatographien, ist erst kürzlich vorgeschlagen worden [PASQUALINI (1963)].

Anhang

Doppel-Isotopen-Verdünnungs-Analyse
DIVA, Variante V (modifiziert nach R. E. PETERSON)
für 0,5—0,005 γ *Aldo(steron)*

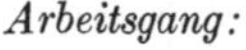

Arbeitsgang:

Biol. Material (Blut) + 120 mμC-7T-Aldosteron — Extraktion → $^1/_4$ zur papierchromatographischen Bestimmung von Corticosteron, Cortisol usw.

↓

1. Chromatographie ← $^3/_4$ + Prednison (Leitsubstanz)

HO CH$_2$OH | | O—CH CO ~T

Elution der Aldo-Zone

↓ Acetylierung mit 4-^{14}C-Acetanhydrid* + Aldo-diacetat

2. Chromatographie

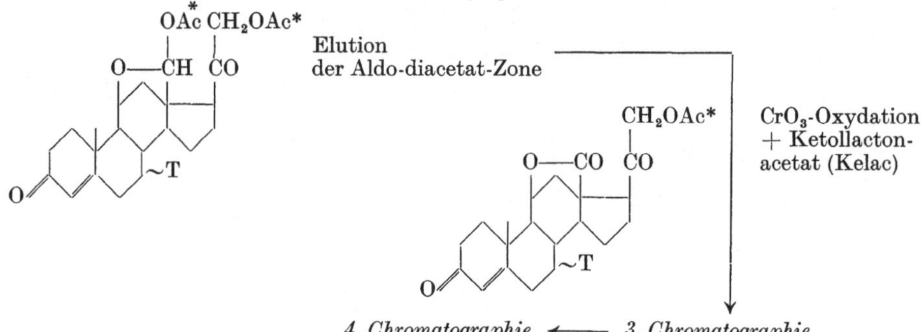

4. Chromatographie ← *3. Chromatographie*

Elution der Kelac-Zone — Elution der Kelac-Zone

↘

T/C^{14}-Messung
Berechnung

Material

	Länge mm	Durchmesser mm	Inhalt ml
Normalgläser	etwa 90	16—17	etwa 15
Kleingläser	etwa 60	10	etwa 3,5
Spitzgläser	etwa 70 inkl. Spitze	13	etwa 7
25 ml-Schliffgläser, graduiert	etwa 200	16	etwa 30
10 ml-Schliffgläser, graduiert	etwa 160	12	etwa 12

Acetylierungsröhrchen aus Polyäthylen (wie für Ultramikromethode SANZ).

Alle Glasgefäße einschließlich Pipetten müssen speziell gereinigt werden: Spülung mit Aceton, Schwefelsäurebad, Spülung mit Waschmittel, Wasser und Aceton. Dann 12 Std auf 300—350° C erhitzen und separat lagern. Periodische Kontrolle der Blindwerte. Gleichzeitig darf im gleichen Raum nicht mit hochaktivem Material (besonders T-haltiges) gearbeitet werden.

Chromatographie-Gefäße, Tröge und Schalen: Waschmittel und heißes Wasser. Kennzeichnung (DIVA) und separate Verwendung.

Papier. Whatman Nr. 1, standardmäßige Streifenausführung (1,5 cm, vgl. NEHER und WETTSTEIN 1956).

Lösungsmittel. Sie sind in üblicher Reinheit auf ihren Blindwert zu kontrollieren, der auf alle Fälle unter 100 liegen muß. Kennzeichnung (DIVA) und separate Abfüllung in speziell gereinigte Flaschen. Gemisch = Methanol–$CHCl_3$ (1 : 1). Bevor Lösungsmittel pipettiert werden, sind diese vorher in geeigneter Menge aus der Vorratsflasche in gereinigte Erlenmeyer-Kolben abzufüllen.

a) 7-T-Aldosteron: NIH, Bethesda (120 mμC $\cong$ 31.000 ipm $\cong$ 3 ng) oder

b) 1,2-Di-T-Aldosteron: New England Nuclear Corp. (120 mμC $\cong$ 31.000 ipm $\cong$ 0,3 ng).

^{14}C-Acetanhydrid: sp. A. 20—80 mC/mMol (am besten frisch hergestellt).

Extraktion. Das Nebennierenvenen-Blut (bis zu 1—4 ml) wird in 25 ml-Schliffgläsern, welche je 120 mμC T-Aldosteron enthalten, aufgefangen und bis zur Extraktion eingefroren (— 10° C).

Jedes Glas besitzt eine Hängeetikette mit der Bezeichnung der Versuchsnummer und „Radioaktiv", welche den ganzen Prozeß mit der Probe durchläuft. Nach Auftauen vermischt man die gewogene Blutprobe mit etwa 1 ml Wasser, versetzt mit genau 20 ml $CHCl_3$ und schüttelt zweimal 30 sec; nach Phasenscheidung wird die obere Blutphase abgesaugt (Saugrohr jeweils mit MeOH spülen), die Chloroformlösung einmal mit 1 ml 5%iger Sodalösung und zweimal mit je 1 ml Wasser gewaschen (jeweils Absaugen der wäßrigen Phase). Nach Ausfrieren der Feuchtigkeit bei — 10° C, 1 Std, notiert man das Volumen (kalt), gießt die klare $CHCl_3$-Lösung in einen 100 ml-Schliffkolben und destilliert am Rotationsverdampfer ab. Quantitativer Transfer des Rückstandes mit Aceton (total 3 Spülungen) in ein Normalglas, Eindampfen der Lösung im Wasserbad bei 50° C durch N_2-Strom[1] und quantitativer Transfer in Kleinglas. Einengen mit N_2-Strom und Konzentrieren der Substanz mit 3—5 Tropfen Aceton auf den Boden des Röhrchens und schließlich im N_2-Strom zur Trockene einengen. Alle mit dem T-Aldosteron in Berührung gekommenen Glasgeräte zur Spezialwäsche.

1. Chromatographie

Nachdem ein aliquoter Teil der Extrakte (meist $^1/_4$) für andere Steroid-Bestimmungen abgezweigt worden ist, fügt man je 10 γ Prednison zu den restlichen Proben und löst sie in je 30 μl Gemisch. Auf den Startpunkt der beiden Randstreifen einer Serie von Streifen tropft man zunächst 10 γ Aldosteron in n-Propanol auf. Dann transferiert man die Extraktlösungen 10 μl-weise auf die anderen Streifen und spült mit 3mal 15 μl Gemisch nach.

Chromatographie-Modus: BL_3, 22° C, 20—24 Std; vorimprägniert! UVK; Spezialgefäß für DIVA. Alle fertigen radioaktiven Chromatogramme werden stets unter dem Schutz einer Polyäthylenfolie gehalten.

Auf der UV-Kopie der Chromatogramme wird das Aldosteron der Extrakte 1, 2, 3 usw. mit Hilfe der beiden äußeren Aldo-Leitflecke und der übrigen Prednison-Leitflecke lokalisiert; das vordere Drittel der letzteren fällt mit der Vorderfront

[1] Bei lipidreichem Blut muß hier eine Verteilung zwischen 70%igem Äthanol und Hexan eingeschaltet werden.

der Aldo-Flecke zusammen; ihre Hinterfront entspricht derjenigen der Prednisonflecke + $^1/_2$ Fleckenlänge zurück gegen den Start. Diese Position wird mit Bleistift markiert und entsprechend auf den Chromatogrammen angezeichnet. In die ausgeschnittenen etwa 2,5—3,5 cm langen und auf einer Seite leicht zugespitzten Papierstreifen sticht man auf der gegenüberliegenden Schmalseite mit einer 17er Kanüle und setzt sie samt dem daran vertikal haftenden Papierstück in eine 5 ml Injektionsspritze ein, die ebenfalls senkrecht aufgehängt ist (ohne Stempel). Dann pipettiert man 2 ml Methanol in die Spritze und läßt das Eluat in ein Kleinglas tropfen (5—10 Minuten)[1]. Nach Eindampfen im N_2-Strom konzentriert man das ganze Material wie üblich in den untersten Teil und transferiert es mit Aceton quantitativ in ein Mikroacetylierungsrohr aus Polyäthylen und verdampft im N_2-Strom; Konzentrieren auf den untersten Teil. Nach Versetzen mit einigen Tropfen abs. Benzol wird im Vakuum eingeengt und dann im Hochvakuum bei 20° C 12 Std oder bei 90° C 3 Std getrocknet. Bis zur Acetylierung im Isotopenlabor werden die Eluate im Vakuum-Exsiccator über P_2O_5 aufbewahrt.

Acetylierung mit 20 μl abs. Pyridin und 25 μl ^{14}C-Acetanhydrid (10%ige Lösung in abs. Benzol) definierter spezifischer Aktivität, 3 Std, 70° C oder 48 Std bei 20° C; Aufarbeitung nach Transfer ins Spitzglas durch Zugabe von 1 ml Äthanol-Wasser (2 : 8), 5 ml $CHCl_3$ unter Schütteln. Die wäßrige Phase wird abgesaugt, die Lösung mit zweimal 1 ml Wasser gewaschen und nach Zugabe von 20 γ Aldosterondiacetat im N_2-Strom eingedampft. Die aus der wäßrigen Lösung regenerierbare Essigsäure wird wieder auf C^{14}-Acetanhydrid aufgearbeitet.

2. Chromatographie

Imprägnieren der Papierstreifen mit 20% Formamid in Aceton und Auftropfen von je 20 γ Aldosterondiacetat in 10 μl n-Propanol auf die Randstreifen. Nach Antrocknen der Standardsubstanzen werden die in je 30 μl Gemisch gelösten Acetylierungsrückstände 10 μl-weise quantitativ auf die Startpunkte mit Ausnahme der beiden Randstreifen transferiert (dreimaliges Nachspülen mit 15 μl Gemisch).

Chromatographie-Modus F_{20}/Cy-Be (1 : 2), bu, 38° C, UVK.

Spezialgefäß für DIVA.

Markierung der Position der Aldosterondiacetatflecken in den Proben 1, 2, 3 usw. auf UV-Photokopie und Chromatogrammstreifen, ebenso Ausschneiden, Eluieren in ein 10 ml-Schliffglas und Eindampfen wie oben angegeben. Der Rückstand wird auf übliche Weise mit Aceton auf den Boden konzentriert.

CrO_3-Oxydation. Der oben erhaltene Elutionsrückstand wird mit 0,1 ml Reagens (0,5% CrO_3 in 90%iger Essigsäure) gut benetzt und 15 min bei Raumtemperatur stehen gelassen. Dann fügt man 2 ml Äthanol-Wasser (2 : 8), 10 ml $CHCl_3$ zu und schüttelt 30 sec. Die wäßrige Phase wird abgesaugt, die Lösung zweimal mit 1 ml Wasser gewaschen, in ein Normalglas transferiert, eingedampft mit N_2-Strom bei 50° C und von dort quantitativ mit Aceton unter Zugabe von 20 γ Ketollactonacetat (Kelac) in ein Kleinglas transferiert, wobei die Probe auf den Glasboden zu konzentrieren ist.

---

[1] Parallel zu den Proben wird von *allen* Chromatogrammen 1—4 ein entsprechendes Stück je eines Randstreifens als Kontrolle des jeweiligen Blindwertes von Lösungsmitteln, Papier, Glas und Manipulation direkt in ein Zählglas eluiert und im Szintillationsspektrometer gemessen.

3. Chromatographie

Imprägnieren der Papierstreifen mit 20% Formamid in Aceton; auf die 2 Randstreifen werden je 10 γ Kelac als Kontrolle getropft, auf die inneren die in je 30 μl Gemisch gelösten Oxydationsprodukte (quantitativer Transfer wie üblich).

Chromatographie-Modus F_{20}/Cy-Be (1 : 2) 2 × bu, 38°, UVK.

Spezialgefäß für DIVA.

Markierung der Position der Kelac-Flecken in den Proben 1, 2, 3 usw. auf UV-Photokopie und Chromatogrammen, ebenso Ausschneiden, Eluieren in ein Kleinglas, Eindampfen und Konzentrieren des Rückstandes mit Aceton auf den Boden des Kleinglases, wie oben beschrieben.

4. Chromatographie

Auftropfen von je 10 γ Ketollactonacetat (Kelac) in n-Propanol auf die Randstreifen und antrocknen lassen. Auftropfen der in je 30 μl Gemisch gelösten Eluate der 3. Chromatographie auf Papierstreifen wie üblich (quantitativer Transfer) auf die Startpunkte mit Ausnahme der beiden Randstreifen.

Chromatographie-Modus BL_2, b F_9 0,4–0,5, vorimprägniert, UVK.

Spezialgefäß für DIVA.

Markieren der Position der Kelac-Flecken in den Proben 1, 2, 3 usw. auf UV-Photokopie und Chromatogrammen wie üblich; Ausschneiden und w-förmig Falten der Papierstreifen, Einlegen in je ein Spezialmeßglas und Bedecken mit 4,5 bis 5 ml MeOH; nach $^1/_2$stündiger Elution (gelegentlich Schütteln) Papierstreifen mit frisch geglühter Pinzette entfernen und MeOH am Rotationsverdampfer entfernen (Polyäthylenschlauch als Verbindungsstück zwischen Meßglas und Normalschliff des Verdampfers jeweils mit Aceton spülen). Zählglas, am Deckel mit Fettstift angeschrieben laut Anhänger-Etikette, zur T/C^{14}-Messung.

Messung im TRICARB liquid scintillation spectrometer (Packard), Modell Ax oder Ex und Berechnung.

Bemerkungen zur Papierchromatographie

1. Chromatographie System BL_3: Petroläther - Benzol - Methanol - Wasser (1 : 1 : 1 : 1). Bedeutung von „vorimprägniert“:

Zuerst sind die Substanzen auf die Startpunkte zu tropfen, dann werden die Streifen mit der polaren Phase des Systems durch Eintauchen (bis knapp vor den Startpunkt vom Papierende her) vorimprägniert und etwa 15 min im Abzug antrocknen gelassen. Dann werden die Papiere in die Tröge gehängt, worauf die Chromatographie mit der mobilen (oberen) Phase sofort beginnt. Die Laufdauer richtet sich nach Füllhöhe, Trogform und Einhängevorrichtung und soll so gewählt werden, daß das Aldosteron etwa bis R_f 0,3 wandern kann.

UVK = UV-Photokopie.

2. und 3. Chromatographie F_{20}/Cy-Be (1 : 2) = 20%ige Imprägnierung der Papiere mit Formamid (F_{20}); mobile Phase Cyclohexan-Benzol (1 : 2), gesättigt mit Formamid; bu = einfacher Lauf (Lösungsmittelfront bis unteres Papierende). 2 × bu = Durchlauf doppelt so lange wie einfacher Lauf.

4. Chromatographie System BL_2: Petroläther - Benzol - Methanol - Wasser (7 : 3 : 5 : 5); vorimprägniert s. oben; b F_9 0,4–0,5 = bis Farbstoff F_9 (1,4-Diaminoanthrachinon) 40–50% der Chromatogrammlänge zurückgelegt hat (R_f 0,4–0,5).

Literatur

AYERS, C. R., J. O. DAVIS, F. LIEBERMAN, CH. C. J. CARPENTER, M. BERGMAN and A. CASPER: J. clin. Invest. **41**, 884 (1962).

AYRES, P. J., O. GARROD, S. A. SIMPSON and J. F. TAIT: Biochem. J. **65**, 639 (1957).

— J. EICHHORN, O. HECHTER, N. SABA, J. F. TAIT and S. A. S. TAIT: Acta endocr. (Kbh.) **23**, 27 (1960).

BARTTER, F. C., J. H. MILLS and D. S. GANN: J. clin. Invest. **39**, 1330 (1960).

BAULIEU, E. E., M. DE VIGON et M. F. JAYLE: Ann. Endocr. (Paris) **17**, 88 (1956).

— et M. DE VIGON: Rev. franç. Étud. clin. biol. **3**, 71 (1958).

BOJESEN, E., and H. DEGN: Acta endocr. (Kbh.) **37**, 541 (1961).

BROMBACHER, P. J., and M. C. HARTING: Clin. chim. Acta **6**, 886 (1961).

BROOKS, R. V.: Mem. Soc. Endocr. **8**, 9 (1960).

BUSH, I. E.: Biochem. J. **50**, 370 (1952).

—, and A. A. SANDBERG: J. biol. Chem. **205**, 783 (1953).

COPE, C. L., G. NICOLS and B. FRASER: Clin. Sci. **21**, 367 (1961).

COPPAGE, W. S., D. ISLAND, M. SMITH and G. W. LIDDLE: J. clin. Invest. **39**, 2101 (1959); s. Details bei TAIT und TAIT (1962).

— — A. E. COONER and G. W. LIDDLE: J. clin. Invest. **41**, 1672 (1962).

DAVIS, J. O., B. KLIMAN, N. A. YANKOPOULOS and R. E. PETERSON: J. clin. Invest. **37**, 1783 (1958).

DYRENFURTH, I., and E. H. VENNING: Endocrinology **64**, 648 (1959).

FLOOD, C., D. LAYNE, S. RAMCHARAN, E. ROSSIPAL, J. F. TAIT and S. A. S. TAIT: Acta endocr. (Kbh.) **36**, 237 (1961).

GARST, J. B., N. P. SHUMWAY, H. SCHWARZ and G. L. FARRELL: J. clin. Endocr. **20**, 1351 (1960).

GOWENLOCK, A. H.: Mem. Soc. Endocr. **8**, 77 (1960).

GURPIDE, E., J. MANN, R. L. VAN DE WIELE and S. LIEBERMAN: Acta endocr. (Kbh.) **39**, 213 (1962).

HEDNER, P.: Acta pharmacol. (Kbh.) **18**, 407 (1961).

HERNANDO, L., J. CRABBÉ, E. J. ROSS, W. J. REDDY, A. E. RENOLD, D. H. NELSON and G. W. THORN: Metabolism **6**, 518 (1957).

HOLZBAUER, M., and M. VOGT: J. Physiol. (Lond.) **157**, 137 (1961).

JONES, K. M., R. LLOYD-JONES, A. RIONDEL, J. F. TAIT, S. A. S. TAIT, R. D. BULBROOK and F. C. GREENWOOD: Acta endocr. (Kbh.) **30**, 321 (1959).

KELLY, W. G., L. BANDI, J. N. SHOOLERY and S. LIEBERMAN: Biochem. (USA) **1**, 172 (1962).

— L. BANDI and S. LIEBERMAN: Biochem. (USA) **1**, 792 (1962).

KLIMAN, B., and R. E. PETERSON: J. biol. Chem. **235**, 1639 (1960).

—, and D. W. FOSTER: Anal. Biochem. **3**, 403 (1962).

KÖDDING, R., W. LAMPRECHT, H. P. WOLFF, J. KARL and KH. R. KOCZOREK: Z. analyt. Chem. **181**, 574 (1961).

LARAGH, J. H., S. ULICK, V. JANUSZEWITZ, Q. R. DEMING, W. G. KELLY and S. LIEBERMAN: J. clin. Invest. **39**, 1091 (1960).

LAUMAS, K. R., J. F. TAIT and S. A. S. TAIT: Acta endocr. (Kbh.) **36**, 469 (1961); **38**, 265 (1961).

LAYNE, D. S., C. J. MEYER, P. S. VAISHWANAR and G. PINCUS: J. clin. Endocr. **22**, 107 (1962).

LEWBART, M. L., and V. R. MATTOX: Anal. Chem. **33**, 559 (1961).

LUETSCHER, J. A., A. J. DOWDY, A. M. CALLAGHAN and A. P. COHN: Trans. Ass. Amer. Phycns. **75**, 293 (1962).

MATTOX, V. R., and M. L. LEWBART: J. clin. Endocr. **19**, 1151 (1959).

MELBY, J. C.: persönliche Mitteilung (1961).

MIRAS, C., and C. KONTAXIS: Chim. Chroniku **26**, 124 (1961).

MOOLENAAR, A. J.: Acta endocr. (Kbh.) **25**, 161 (1957).

NEHER, R.: In Internat. Symposium on Aldosterone (A. F. MULLER and C. M. O'CONNOR, eds.), p. 11. London: Churchill (1958).

NEHER, R.: unveröffentlicht (1961).
—, and A. WETTSTEIN: Acta endocr. (Kbh.) **18**, 386 (1955).
— — J. clin. Invest. **35**, 800 (1956).
— — Helv. chim. Acta **43**, 623 (1960a).
— — Helv. chim. Acta **43**, 1171 (1960b).
NISHIKAZE, O., and HJ. STAUDINGER: Klin. Wschr. **40**, 1014 (1962).
NOWACZYNSKI, W., E. KOIW and J. GENEST: Canad. J. Biochem. **35**, 425 (1957).
PASQUALINI, J. R.: C. R. Acad. Sci. (Paris) **246**, 2945; **247**, 1051 (1958); ibid. **250**, 3892 (1960).
—, and M. F. JAYLE: Biochem. J. **81**, 147 (1961).
— J. R. LEGRAND and M. F. JAYLE: Acta endocr. (Kbh.) **43**, 67 (1963).
PETERSON. R. E.: Recent Progr. Hormone Res. **15**, 231 (1959).
— persönliche Mitteilung (1960).
REICH, M.: Austr. J. exp. Biol. med. Sci. **36**, 555 (1958).
ROMANI, J.-D.: Presse méd. **66**, 837 (1958).
SANDOR, T., W. J. NOWACZYNSKI and J. GENEST: Canad. J. Biochem. **38**, 739 (1960).
—, and A. LANTHIER: Acta endocr. (Kbh.) **39**, 87 (1962).
SIEGENTHALER, W. E., A. DOWDY and J. A. LUETSCHER: J. clin. Endocr. **22**, 172 (1962).
SINGER, B.: J. Endocr. **19**, 310 (1960).
SOBEL, C., R. J. HENRY, J. GOLUB and M. RUDY: J. Clin. Endocr. **19**, 1302 (1959).
STACHENKO, J., and C. J. P. GIROUD: Endocrinology **64**, 730 (1959).
STAUB, M. C., J. F. DINGMAN and K. W. FESLER: J. clin. Endocr. **21**, 148 (1961).
TAIT, J. F., S. A. S. TAIT, B. LIDDLE and K. LAUMAS: J. clin. Invest. **40**, 72 (1961).
TAIT, S. A. S., and J. F. TAIT: Assay of aldosterone and metabolites. In: R. I. DORFMAN, Methods in Hormone Research Vol. I, Chemical Determinations, Academic Press, 1962, p. 265.
TAIT, J. F., B. LITTLE, S. A. S. TAIT and C. FLOOD: J. clin. Invest. **41**, 2093 (1962).
ULICK, S.: J. biol. Chem. **236**, 680 (1961).
—, and S. LIEBERMAN: J. Amer. chem. Soc. **79**, 6567 (1957).
— J. H. LARAGH and S. LIEBERMAN: Trans. Ass. Amer. Phycns. **71**, 225 (1958).
— K. KUSCH and T. AUGUST: J. Amer. chem. Soc. **83**, 4482 (1961); S. ULICK and K. KUSCHVETTER: J. biol. Chem. **237**, 3364 (1962).
UNDERWOOD, R., C. FLOOD, S. A. S. TAIT and J. F. TAIT: J. clin. Endocr. **21**, 1092 (1961).
WETTSTEIN, A.: Experientia (Basel) **17**, 329 (1961).
YANKOPOULOS, N. A., J. O. DAVIS, B. KLIMAN and R. E. PETERSON: J. clin. Invest. **38**, 1278 (1959).

Diskussion

L. ZICHA (Erlangen):

Aldosteron läßt sich dünnschichtchromatographisch mit Kieselgel G und einer Steigflüssigkeit von Methanol/CCl_4 wie 2/8 von Doca und Cortisol sowie Cortison gut abtrennen. Die Farbreaktion wird mit Phosphorsäure und Phosphormolybdänsäure vorgenommen. Die Farbentwicklung wird in beiden Fällen bei Tageslicht und im UV-Licht ausgewertet. Die untere Bestimmungsgrenze liegt bei 0,02 γ. Bei Extrakten mit vielen störenden Chromogenen, etwa der Galle, kann auch zweidimensional gearbeitet werden.

Aus der Frauenklinik der Universitätskliniken Mainz
(Direktor: Prof. Dr. K. THOMSEN)

Aldosteron und Schwangerschaft

Vortrag auf dem Deutschen Endokrinologen-Kongreß in Mainz 1962

Von

G. STARK

Mit 7 Abbildungen

Der besondere Leistungsanspruch in der Schwangerschaft an den Organismus hat eine hormonale Umstellung zur Folge, die in mannigfacher Weise den Stoffwechsel beeinflußt. Hierbei kommt dem adrenalen System eine besondere Bedeutung zu, da eine Vielzahl von Stoffwechselfunktionen von den Hormonen der Nebennierenrinde (NNR) gesteuert wird.

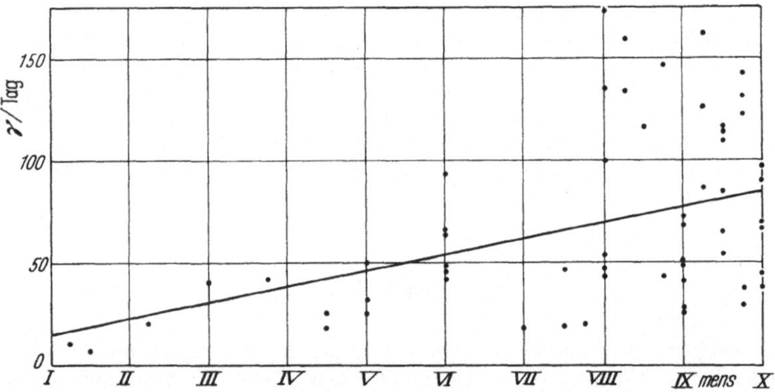

Abb. 1. Die Ausscheidung von Aldosteron während der normalen Schwangerschaft

Wir haben uns in Mainz an der Universitäts-Frauenklinik in den letzten vier Jahren mit dem Problem des Aldosteron- und Elektrolytstoffwechsels in der Schwangerschaft befaßt, wobei wir zum Nachweis des Hormons die Methode von NEHER und WETTSTEIN angewandt haben.

Die Abb. 1 gibt das Verhalten der Aldosteronausscheidung während der Schwangerschaft wieder. Mit zunehmender Dauer der Gravidität kommt es zu einem kontinuierlichen Anstieg der Werte, um am Ende der Schwangerschaft die höchsten Werte zu erreichen. Bereits in den frühen Stadien der Gravidität läßt sich eine vermehrte Ausscheidung nachweisen. Zwischen der Dauer der Schwangerschaft und der Höhe der Ausscheidung besteht eine positive Korrelation.

Die Abb. 2 zeigt das Verhalten des Hormons im nichtschwangeren Zustand, bei der normalen und pathologischen Schwangerschaft sowie post partum. In allen Fällen ist die Ausscheidung der Hormone am Ende der Gravidität signifikant höher, als im nichtschwangeren Zustand, bei dem wir Werte zwischen 1—10 γ/Tag feststellten. Die Einzelwerte der normalen Schwangerschaft, die außerordentlich schwanken, liegen zwischen 30—160 γ/Tag, der Mittelwert mit 80 γ/Tag ist etwa zwanzigmal höher als der der Nichtschwangeren mit 4 γ/Tag. Die Ergebnisse entsprechen im wesentlichen denen, wie sie auch von anderen Untersuchern gewonnen wurden. Neben der normalen Schwangerschaft interessieren uns vor allem die Verhältnisse bei der pathologischen Gravidität, den sog. Gestosen oder der Präeklampsie. Die Ätiologie und die Pathophysiologie der Gestosen des letzten Schwangerschaftsdrittels ist noch nicht eindeutig geklärt. Die charakteristische Symptomen-Trias dieses Krankheitsbildes zeigt neben einer Hypertonie sowie einer Proteinurie eine ganz erhebliche Wasserretention, so daß es zur Ausbildung von Ödemen kommt.

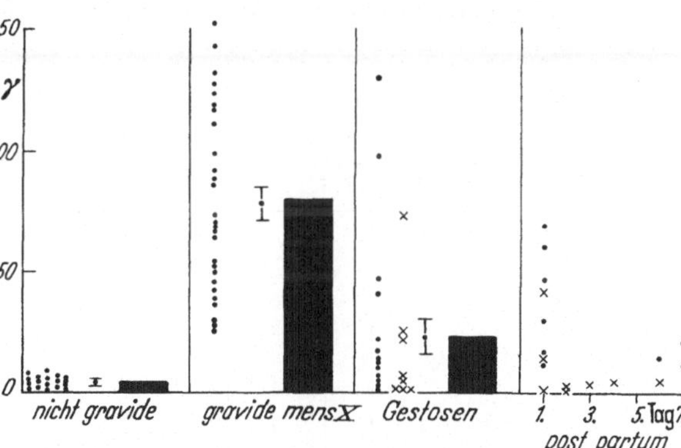

Abb. 2. Die Ausscheidung von Aldosteron pro Tag bei der normalen und pathologischen Schwangerschaft

■ = Mittelwert ⊥ = Streuung des Mittelwertes
• = Einzelwerte x = Eklampsie

Es ist heute bekannt, daß an der Entstehung hydropischer Zustandsbilder eine tubuläre Retention von Natrium entscheidend beteiligt ist, die ihrerseits auf eine hier nicht näher zu diskutierende Weise eine Retention von Wasser nach sich zieht. Als eine Ursache für die Natriumretention ist heute die gesteigerte Sekretion von Aldosteron durch die Nebennierenrinde anzusehen.

Die Untersuchung dieser Gestosefälle zeigt nun, daß der Mittelwert der Aldosteronausscheidung mit 24 γ/Tag signifikant kleiner ist als der Mittelwert der normalen Schwangerschaft. Auch die Einzelwerte sind im allgemeinen niedriger, als sie bei der normalen Schwangerschaft gefunden werden. Am eindrucksvollsten waren unsere Befunde bei der schwersten Form der Gestose, der sog. Eklampsie, die mit typischen Krampfanfällen einhergeht. Bei dieser Form der Gestose fanden wir teilweise Werte, die sich im Bereich nichtschwangerer Frauen bewegten, und zwar zwischen 5 und 20 γ/Tag.

Die Ursache dieser außerordentlich niedrigen Aldosteron-Ausscheidung bei der Eklampsie ist noch nicht klar. Bartolomei und Onnis, die die NNR an Eklampsie verstorbener Patienten histochemisch untersuchten und eine deutlich verminderte Aktivität feststellten, nehmen deshalb eine Unterfunktion der NNR bei diesem Krankheitsbild an.

Post partum fallen die erhöhten Aldosteron-Werte etwa innerhalb einer Woche wieder auf die von nichtschwangeren Frauen zurück, und zwar sowohl bei der normalen als auch bei der pathologischen Gravidität.

Bekanntermaßen besteht die Hauptwirkung des Aldosterons in einer deutlichen Retention von Natrium bei einer vermehrten Ausscheidung von Kalium.

Die gleichzeitig bei allen drei Versuchsgruppen — Nichtschwangere, gesunde Schwangere mens X, Gestosen — mitbestimmte Natrium- und Kaliumausscheidung zeigt die erstaunliche Tatsache, daß in allen drei Versuchsgruppen die Ausscheidungen der beiden Elektrolyte praktisch gleich sind (s. Abb. 3). Bei den Gestosen scheinen die Werte etwas niedriger zu liegen, ließen sich aber in unserem Falle statistisch nicht sichern. Die von anderen Untersuchern mitgeteilten Serumkonzentrationen zeigen ein gleichsinniges Verhalten insofern, als beide Elektrolyte keine Veränderungen zwischen normaler und pathologischer Schwangerschaft aufweisen.

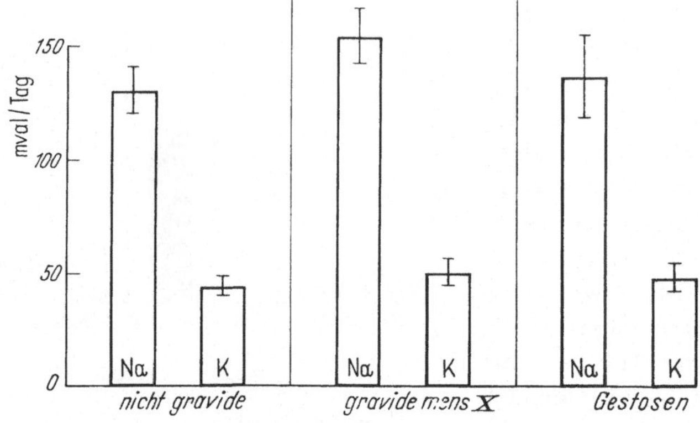

Abb. 3. Die Ausscheidung von Natrium und Kalium bei der normalen und pathologischen Schwangerschaft

Dies ist um so bemerkenswerter, als wir bei den hohen Aldosteronwerten in der normalen Schwangerschaft mit einer deutlich verminderten Natriumexkretion gerechnet haben. Dies ist jedoch nicht der Fall. Im Gegenteil, bei den Fällen, bei denen wir eine klinisch besonders eindrucksvolle Wasserretention in Form von Ödemen sehen, bei den Gestosen, sind die Aldosteronausscheidungswerte sogar niedriger als bei der normalen Schwangerschaft. Ja, bei der schwersten Form der Gestose, der Eklampsie, die mit ganz exzessiven Ödembildungen einhergeht, liegen die Werte zum Teil im Bereich der nichtschwangerer Frauen.

In diesem Zusammenhang ist es bemerkenswert darauf hinzuweisen, daß die intracelluläre Natrium-Konzentration nach den Untersuchungen von Kumar und Gornall und anderen Autoren — bestimmt in Muskelbiopsien des M. rectus — mit zunehmender Höhe der Aldosteronausscheidung in der Gravidität eine Tendenz zur Abnahme zeigt, und zwar bei Nichtschwangeren von 8 mval/l auf 1,5 mval/l bei den gesunden Schwangeren. Bei den Gestosen dagegen steigt der intracellulär Natrium-Gehalt auf etwa das Dreifache der normalen nichtschwangeren Frauen an, so daß hier Werte von 20—24 mval/l gefunden wurden. Eine befriedigende Erklärung für diese interessanten Befunde gibt es zur Zeit noch nicht. Es wird von den Autoren ein „Zell-Natrium-erniedrigender" Faktor in der Schwangerschaft angenommen, der sich im Mittelhirn befinden soll. Bei den Gestosen bzw. der Präeklampsie soll es zu einer Störung im Verhältnis dieses Faktors sowie der Aldosteronwirkung kommen.

Bei den in der Schwangerschaft erhöhten Aldosteronwerten erhebt sich die Frage: Ist an der Bildung dieses Hormons nicht nur die Nebennierenrinde der Mutter, sondern auch die des Feten bzw. die Placenta beteiligt?

Bis jetzt wurden nur von BERLINER u. Mitarb. Aldosteron in der Placenta gefunden, wenn auch in außerordentlich geringer Konzentration (4 γ/kg Gewebe). Zur Klärung dieser Frage, ob die Placenta Aldosteron bildet, haben wir zunächst in 6 Einzelversuchen je 1 kg Placentagewebe extrahiert und versucht, in diesem Extrakt Aldosteron nachzuweisen. Wir fanden zwar in allen Placenten in mäßiger Konzentration Cortison und Cortisol, doch Corticosteron und Aldosteron konnten wir nie nachweisen.

Da möglicherweise die Ausgangsmenge zur Erfassung des Aldosterons zu gering war, haben wir in einem zweiten Versuch insgesamt 30 kg Placentagewebe von 55 normalen Placenten am Ende der Schwangerschaft aufgearbeitet und den erhaltenen Extrakt auf seinen Gehalt an Aldosteron bestimmt. Diese Untersuchungen wurden gemeinsam mit Herrn Dr. NEHER aus Basel durchgeführt. Auch in dem Extrakt aus 30 kg Placentagewebe konnte keine nennenswerte Menge von Aldosteron nachgewiesen werden. Es fand sich dagegen jedesmal im Bereich der Aldosteronbande im Chromatogramm eine UV fluorescierende Substanz, die bei der weiteren Analyse sich als ein 16 α-Hydroxytestosteron herausstellte. Inzwischen hat zur gleichen Zeit SYBULSKI u. Mitarb. gleichfalls den Nachweis erbracht, daß die menschliche Placenta zur Bildung von Aldosteron nicht in der Lage ist.

Alle diese Untersuchungen sprechen dafür, daß es sehr unwahrscheinlich ist, daß Aldosteron während der Schwangerschaft in der Placenta gebildet wird.

Die Möglichkeit, daß die erhöhten Aldosteronwerte in der Schwangerschaft durch eine Sekretion der fetalen NNR zustande kommen, ist nach den Untersuchungen von MULLER sehr fraglich, da sich im 48 Std-Urin des Neugeborenen nur ganz geringe Mengen von Aldosteron finden ließen. Als einzige Quelle der Aldosteronbildung in der Schwangerschaft ist demnach die Nebennierenrinde der Mutter anzunehmen. Für diese Annahme sprechen auch die Befunde einer schwangeren Frau mit einer Addisonschen Erkrankung, bei der die fortlaufenden Untersuchungen im Urin kein Aldosteron nachweisen konnten.

Die erhöhte Aldosteronausscheidung in der Schwangerschaft kann nun durch zwei Faktoren bedingt sein.

1. Durch eine vermehrte Aldosteronbildung oder
2. durch einen veränderten Abbau des Hormons.

In weiteren Untersuchungen haben wir deshalb zu klären versucht, ob Besonderheiten des Aldosteron-Stoffwechsels in der Gravidität gegenüber der Nichtschwangeren bestehen. Zur Untersuchung kamen 10 schwangere und 10 nichtschwangere Frauen, denen wir nach einer 2—3tägigen Vorperiode jeweils 500 bis 1000 γ Aldosteron injizierten, danach die Aldosteronausscheidung im Urin bestimmten und hierbei jeweils den Abbau des Aldosterons berechneten. Im nichtschwangeren Zustand wurden im Durchschnitt 2,5% des zugeführten Aldosterons wieder ausgeschieden mit einer Streuungsbreite von 1,3—3,9%. In der Schwangerschaft dagegen war der Abbau des Hormons wesentlich geringer, so daß wir hier Werte zwischen 3,2—11,4%, im Durchschnitt 6,3%, gefunden haben. Diese Befunde decken sich gut mit den Untersuchungen, die mit radioaktiv markiertem Aldosteron gewonnen wurden. Danach besteht also offenbar in der Schwangerschaft ein veränderter Stoffwechsel, da das Hormon zu einem geringeren Prozentsatz abgebaut wird als im nichtschwangeren Organismus. Ähnliche Befunde sind von der Lebercirrhose her bekannt. Wenn man die bei diesen Belastungsversuchen gefundenen Werte dazu benützt, um die vom Körper gebildete Aldosteronmenge ungefähr zu berechnen — die Möglichkeit in Deutschland mit radioaktiv markiertem Aldosteron bei schwangeren Frauen zu arbeiten ist bislang auf Grund des Strahlenschutzgesetzes noch nicht möglich —, so kommt man auf folgende Werte. Bei den Nichtschwangeren berechnet sich im Mittel eine Bildungsrate von 132 γ bei den Schwangeren von 729 γ/Tag.

Wenn wir diese Werte mit denen vergleichen, bei denen die Sekretionsrate direkt mit Hilfe von radioaktiv markiertem Aldosteron bestimmt wurde, so ergibt sich eine gute Übereinstimmung. Bei JONES u. Mitarb. schwanken die Werte im nichtschwangeren Zustand zwischen 70—350 γ/Tag mit einem Mittelwert von 190 γ, bei den Schwangeren zwischen 320—1150 γ/Tag im Mittel von 600 γ. Die Ergebnisse wurden inzwischen von VAN DE WIELE u. Mitarb. bestätigt, der ebenfalls für die gesunden Schwangeren mit normaler Kochsalzzufuhr Werte von 1040, 1210 und 2250 γ Aldosteron/Tag gefunden hat, im Gegensatz zu den Nichtschwangeren bei Werten zwischen 100—400 γ Aldosteron/Tag.

Wir glauben deshalb, daß die im Urin erhöhte Ausscheidung von Aldosteron gegenüber den Nichtschwangeren um das 10—20fache wahrscheinlich durch zwei Faktoren erklärt werden kann:

1. Eine erhöhte Bildung des Aldosterons gegenüber den Nichtschwangeren um etwa das 3—6fache;

2. durch einen in der Schwangerschaft verminderten Abbau des Hormons, der bei den Schwangeren nur etwa 94%, bei den Nichtschwangeren dagegen etwa 97% beträgt.

Diese Tatsachen erklären jedoch nicht, warum in der Schwangerschaft die Aldosteronbildung und -ausscheidung erhöht ist und welche Reize hierfür verantwortlich zu machen sind.

Zur Zeit wird die von MARTIN und MILLS angegebene Hypothese, nach der das in der Schwangerschaft vermehrt gebildete Progesteron den Stimulus für die Aldosteronbildung darstellt, stark diskutiert. Sie beruht auf den Arbeiten von LANDAU u. Mitarb., die nachzuweisen versuchten, daß es nach hohen Gaben von Progesteron zu einer Natriurese kommen kann. Da während der Schwangerschaft in der Placenta Progesteron in hoher Konzentration gebildet und an den mütterlichen Organismus abgegeben wird, soll es zur Vermeidung eines Natriumverlustes kompensatorisch zu einer vermehrten Aldosteronbildung kommen.

Zur Klärung dieser Hypothese haben wir zunächst in einem kurzfristigen Versuch geprüft, ob eine einmalige hohe Progesterongabe einen Einfluß auf die Aldosteronausscheidung hat. In dieser Versuchsserie haben wir 9 Schwangeren und 10 Nichtschwangeren nach einer 3—4tägigen Vorperiode je 200 mg Progesteron in Form des Depot-Präparates Sistocyclin injiziert. Bei den Nichtschwangeren haben wir in einem Teil der Fälle die Frauen solange salzarm ernährt, bis ihre Natriumausscheidung unter 20 mval/Tag abgesunken war. Nur in diesen vier Fällen haben wir eine geringgradige Erhöhung der Aldosteronausscheidung feststellen können, die über die bei uns gefundene Normgrenze von 10 γ/Tag hinausging (s. Abb. 4). In allen anderen Fällen war die Ausscheidung unverändert. Desgleichen bei allen Schwangeren. Hier ist ohnehin die Bestimmung etwas erschwert, da die Werte von Tag zu Tag ziemlich schwankend sind. Die Mittelwerte bei den Nichtschwangeren und Schwangeren zeigen nach der Progesterongabe zwar eine leichte Erhöhung, die sich jedoch statistisch nicht sichern ließ. Die gleichzeitig mitbestimmte Natrium- und Kaliumausscheidung zeigte bei einem Teil der Fälle eine vermehrte Natriurese, in dem anderen Teil war sie jedoch nicht nachzuweisen. Die Kaliumausscheidungskurven waren uncharakteristisch. Die Durchschnittskurve der Elektrolyte zeigt eine kontinuierliche Ausscheidung beider Elektrolyte ohne signifikante Veränderungen zur Vorperiode. Die geringe Abnahme in der Vorperiode dürfte auf die Einstellung der Standardkost zurückzuführen sein.

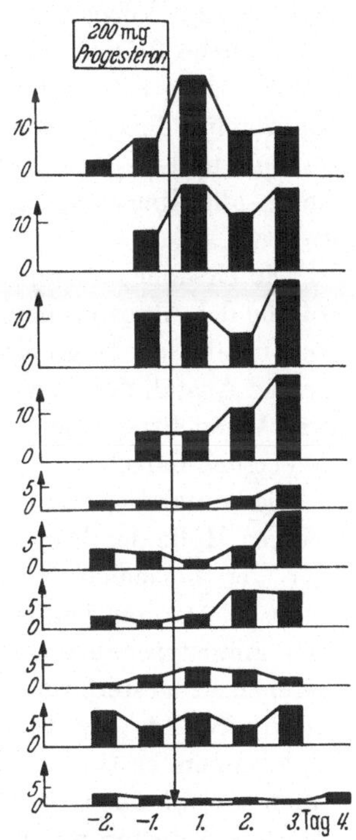

Abb. 4. Ausscheidung von Aldosteron bei Nichtschwangeren nach Progesteron (in γ/Tag)

Da nun LANDAU vorwiegend seine Untersuchungen in langfristigen Experimenten durchgeführt hat, haben wir in einer zweiten Versuchsserie bei 9 Frauen, die sich in der Menopause befanden bzw. bei denen eine Radium-Menolyse vorausgegangen war, über einen Zeitraum von 6—10 Tagen je 100 mg Progesteron, in einem Fall täglich 200 mg Progesteron appliziert und danach die Ausscheidung von Aldosteron, Natrium und Kalium bestimmt. Von den 9 Fällen war nur bei zwei Patientinnen die Aldosteronausscheidung etwas über die Norm erhöht, und zwar zwischen dem 3. und 4. Tag der Progesteron-Behandlung. Die anderen 7 Fälle weisen keine Veränderungen gegenüber der Vorperiode auf (s. Abb. 5). Ähnliche Verhältnisse sahen wir bei der Natrium- und Kaliumausscheidung. Während wir bei 3 Fällen eine

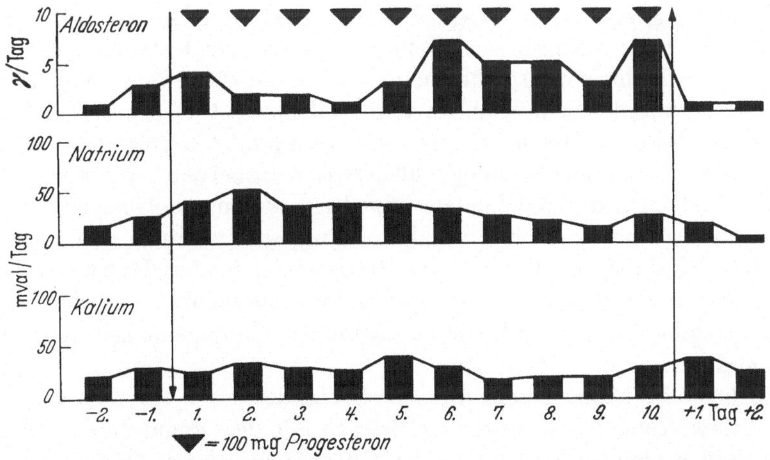

Abb. 5. Die Ausscheidung von Aldosteron, Natrium und Kalium nach Progesterongaben

deutliche Natriurese nach Progesteron nachweisen konnten, war die Natriumausscheidung in anderen Fällen unverändert.

Die Mittelwertskurve zeigt während der Versuchsperiode keine signifikante Differenz zur Vorperiode.

Ähnliche Befunde wurden in der neuesten Arbeit von Laidlaw u. Mitarb. mitgeteilt. Bei sechs von ihnen untersuchten Fällen zeigten zwei trotz täglicher Gaben von 200 mg Progesteron keine Änderung in der Ausscheidung von Aldosteron, Natrium und Kalium. Nur bei vier der Versuchspersonen fand man erhöhte Werte, die — allerdings nach 20 Tagen — beim Aldosteron bis auf 15—31 γ/Tag anstiegen.

Die Ursache, warum es bei der einen Versuchsperson zu einer deutlichen Erhöhung der Aldosteronausscheidung kommt und bei der anderen nicht, ist vorerst noch nicht klar. Möglicherweise spielt das jeweilige Alter der Patientin eine Rolle für den Ausfall der Reaktion, da die negativen Reaktionen bei Laidlaw bei zwei alten Versuchspersonen gefunden wurden und auch wir ja vorwiegend alte Frauen im Versuch hatten.

Die Annahme, daß die Aldosteronausscheidung in der Gravidität von der jeweiligen Höhe der Progesteronbildung abhängt, gründet sich auch auf die gegenüber der normalen Schwangerschaft erniedrigten Pregnandiol-Werte bei den Gestosen. Da man bei der pathologischen Schwangerschaft ebenfalls eine verminderte Aldosteronausscheidung gefunden hat, glaubte man hier eine Korrelation zwischen Progesteron und Aldosteron annehmen zu können. Untersuchungen von van de Wiele, der die Sekretionsrate von Aldosteron und Progesteron bei drei Patientinnen bestimmte, fand in zwei von drei Fällen bei den Gestose-Patientinnen sowohl einen verminderten Wert für Progesteron als auch für Aldosteron, wobei ein Aldosteronwert bei 320 γ/Tag lag, der aber nach den Bestimmungen von Jones u. Mitarb. auch bei der gesunden Schwangerschaft gefunden wurde. Bei den letzten Autoren lassen sich keine sicheren Korrelationen zwischen der Sekretionsrate von Aldosteron und der Pregnandiolausscheidung erkennen.

Inzwischen hat Simmer in einer sehr groß angelegten Untersuchungsserie bei der Gegenüberstellung von 30 gesunden und 30 Gestose-Patientinnen nachgewiesen, daß die Progesteronkonzentration im Blute außerordentlich schwankend ist und daß zwischen beiden Untersuchungsgruppen kein statistisch signifikanter Unterschied besteht. Nach seiner Meinung muß demnach die bei den Gestosepatientinnen von einem Teil der Autoren gefundene erniedrigte Pregnandiolausscheidung nicht unbedingt der Ausdruck einer verminderten Progesteronbildung sein.

So bestechend die von Martin und Mills angenommene Hypothese ist, daß das Progesteron letztlich die Ursache der Aldosteronerhöhung in der Schwangerschaft ist, so gibt es doch eine Reihe von Befunden, die sich zur Zeit in dieses Bild nicht einordnen lassen.

Möglicherweise käme für die Aldosteronveränderung in der Schwangerschaft auch die Einwirkung der Oestrogene in Betracht, da der Organismus in der Gravidität in großen Mengen von den in der Placenta gebildeten Oestrogenen überschwemmt wird. Wir haben deshalb versucht, die Wirkung von Oestrogenen auf die Aldosteronausscheidung zu untersuchen.

Nach einer zweitägigen Vorperiode gaben wir den Patientinnen jeweils zweimal 100 mg Progynon Depot im Abstand von 2 Tagen und bestimmten danach die

Ausscheidung von Aldosteron, Natrium und Kalium am 3., 8., 13. und 18. Tag. Ein sichtbarer Effekt der Oestrogenen-Behandlung läßt sich nicht nachweisen (s. Abb. 6). Diese Befunde entsprechen im wesentlichen denen, wie sie von PETERSON u. Mitarb. sowie LAIDLAW u. Mitarb. auch gefunden wurden.

Die Beantwortung der Frage, welche Faktoren für den veränderten Aldosteronstoffwechsel in der gesunden und pathologischen Schwangerschaft verantwortlich zu machen sind, ist bis heute nicht sicher geklärt und bedarf weiterer Untersuchungen. Das Progesteron stellt möglicherweise einen Faktor dar, sicher nicht den einzigen. Vielmehr dürfte es sich hier sicher um ein komplexes Geschehen handeln, an dem mehrere Faktoren beteiligt sind und die durch die Gesamtheit der schwangerschaftsbedingten Veränderungen gegeben sind.

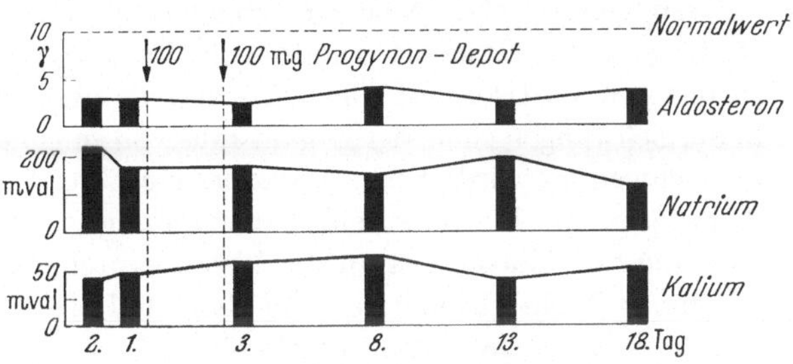

Abb. 6. Die Ausscheidung von Aldosteron, Natrium und Kalium nach Progynon-Depot-Gaben

Wir haben bereits zu Beginn unserer Ausführungen darauf hingewiesen, daß trotz der erheblichen Aldosteronausscheidung in der Schwangerschaft bzw. der vermehrten Aldosteronbildung die Natrium- und Kaliumausscheidung unbeeinflußt bleibt. Dieser Befund steht im Gegensatz zu den sonstigen Ergebnissen bei anderen internen Erkrankungen, bei denen es beim sekundären Aldosteronismus zu einer verminderten Natriumausscheidung kommt, so daß der Natrium-Kaliumquotient deutlich unter 1,0 absinkt. Die Ursachen für dieses Verhalten in der Schwangerschaft sind bislang noch nicht sicher geklärt. Daß aber hier offenbar ganz besondere Verhältnisse vorliegen müssen, läßt sich schon bei den Belastungsversuchen nach hohen Aldosterongaben erkennen. Während wir im allgemeinen nach hohen Aldosterongaben bei den Nichtschwangeren eine deutliche Natriumretention in allen Fällen registrierten, war das bei den Schwangeren nicht der Fall. Ein weiterer indirekter Hinweis für die besonderen Verhältnisse des Elektrolythaushalts und des Aldosterons in der Schwangerschaft geben uns unsere Versuche mit dem Aldosteron-Blocker „Aldactone". Während es sonst bei den verschiedensten Krankheitsformen des sekundären Aldosteronismus zu einer deutlichen Natriurese mit Ausschwemmung der Ödeme kommt, haben wir bei unseren gesunden Schwangeren als auch bei den Gestose-Patientinnen, bei denen wir Aldactone benutzt haben, keine Veränderung in der Natrium- und Wasserausscheidung feststellen

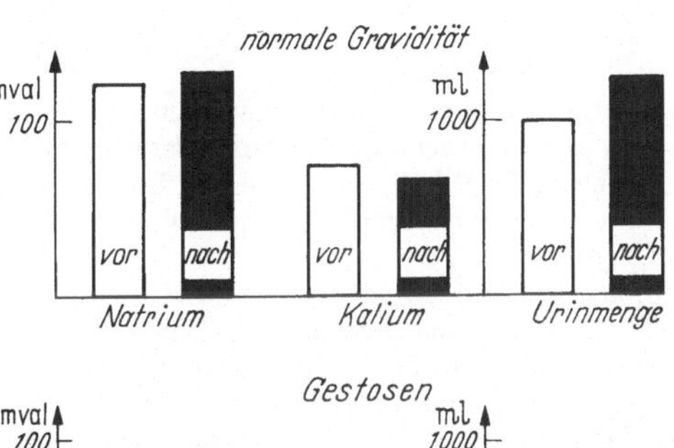

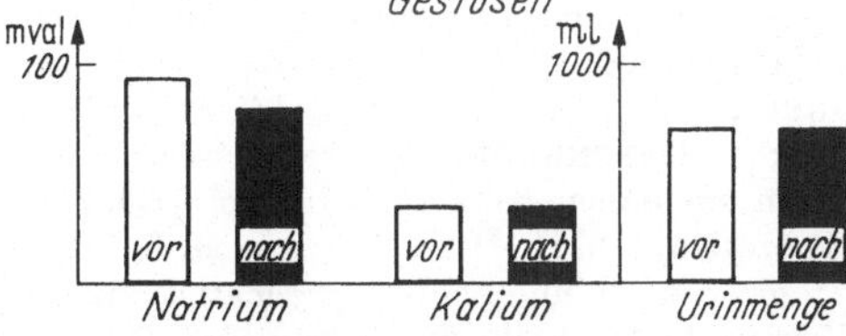

Abb. 7. Der Einfluß von Aldactone auf die Urinausscheidung von Natrium und Kalium bei Gestosen und gesunden Schwangeren

können (s. Abb. 7). Die mögliche Ursache dieser Elektrolytveränderung in der Schwangerschaft, d. h. die Immunität des Organismus gegen das vermehrt gebildete Aldosteron, könnte darin zu suchen sein, daß das Aldosteron in der Schwangerschaft zwar vermehrt gegenüber den Nichtschwangeren gebildet wird, aber gleichzeitig auch in größerem Maße an Eiweiß gebunden wird, so daß es biologisch inaktiv ist. Für diese Annahme sprächen die Befunde von Jones u. Mitarb., die keinen Unterschied in der Ausscheidung des freien Aldosterons als dem biologisch aktiven Teil zwischen Nichtschwangeren und Schwangeren gefunden haben. Daß Oestrogene eine vermehrte Bindung der Corticosteroide an Plasmaeiweiß bewirken, ist uns vom Cortisol und vom Corticosteron bekannt. Andererseits wissen wir, daß in der Schwangerschaft der Organismus von ungeheuren Mengen von Oestrogenen überschwemmt wird. Erste orientierende Untersuchungen über die Bindung von Aldosteron an Plasmaeiweiß haben gezeigt, daß in der Schwangerschaft die Bindung des Aldosterons an die Plasmaproteine erhöht ist und daß eine Vorbehandlung Nichtschwangerer mit hohen Dosen von Oestrogenen die relative Bindung ganz erheblich ansteigen läßt.

Zusammenfassend kann man sagen, daß der sekundäre Aldosteronismus in der Schwangerschaft gegenüber den sonst bekannten Formen des Aldosteronismus eine Sonderform darstellt und daß offenbar hier mehrere Faktoren eine Rolle spielen, die für die Veränderungen maßgeblich anzusprechen sind. Es wird weiteren Untersuchungen vorbehalten bleiben, diese Ursachen zu klären.

Literatur

Bartholomei, G., e. A. Onnis: Il corticosurrene nelle tossicosi gravidiche (Quadri istomorfologici ed istochimici). Attual. Ostet. Ginec. **1**, 63—102 (1955).

Baulieu, E. E., M. de Vigan, H. Bricaive and M. F. Jayle: Lack of plasma cortisol and urinary aldosterone in a pregnant woman with addison's disease. J. Endocr. **17**, 1478 (1957).

Berliner, D. L., J. E. Jones and H. A. Salhanick: The isolation of adrenallike steroids from the human placenta. J. biol. Chem. **223**, 1043 (1956).

Gornall, A. G., M. E. Robertson and J. C. Laidlaw: The influence of estrogen and progesterone urinary sodium and aldosterone excretion. Acta endocr. (Kbh.) **35**, Suppl. 51, 157 (1960).

Jones, K. M., R. Lloyd-Jones, A. Riondel, J. F. Tait, S. A. S. Tait, R. D. Bulbrook and F. C. Greenwood: Aldosterone secretion and metabolism in normal men and women and in pregnancy. Acta endocr. (Kbh.) **30**, 321—342 (1959).

Koczorek, Kh. R., H. P. Wolff u. M. L. Beer: Über die Aldosteronausscheidung bei Schwangerschaften und Schwangerschaftstoxikosen. Klin. Wschr. **1957**, 497—502.

Kumar, D. L., A. W. Feltham and A. G. Gornall: Aldosterone excretion and tissue electrolytes in normal pregnancy and pre-eclampsia. Lancet **1959 I**, 7072, 541.

Laidlaw, J. C., J. L. Ruse and A. G. Gornall: The influence of estrogen and progesterone on aldosterone excretion. J. clin. Endocr. **22**, 161—171 (1962).

Landau, R. L., and K. Lugibihl: The catabolic and natriuretic effects of progesterone in man. Recent Progr. Hormone Res. **17**, 249—292 (1961).

Layne, D. S., Cl. J. Meyer, P. S. Vaishwanar and G. Pincus: The secretion and metabolism of cortisol and aldosterone in normal and steroid-treated woman. J. clin. Endocr. **22**, 107—118 (1962).

Martin, J. D., and J. K. Mills: Aldosterone excretion in normal and toxaemic pregnancies. Brit. med. J. **1956 II**, 571—573.

Meyer, Cl. J., D. S. Layne, J. F. Tait and G. Pincus: The binding of aldosterone to plasma proteins in normal pregnant, and steroide treated women. J. clin. Invest. **40**, 1663—1671 (1961).

MULLER, A., et A. GAUTIER: Étude de l'émination de l'aldosterone et du sodium chez le nouveau-né. Helv. paediat. Acta **13**, 1—4 (1958).
NEHER, R., and A. WETTSTEIN: Physicochemical detection and measurement of aldosterone in body fluids and tissues. Acta endocr. (Kbh.) **18**, 386—395 (1955).
— — Physicochemical estimation of aldosterone in urine. J. clin. Invest. **35**, 800—805 (1956).
—, u. G. STARK: Nachweis von Corticosteroiden in menschlicher Placenta und Isolierung von 16α-Hydroxytestosteron. Experientia (Basel) **17**, 510 (1961).
PETERSON, R. E., G. NOKES, PH. S. CHEN JUN. and R. L. BLACK: Estrogens and adrenocortical function in man. J. clin. Endocr. **20**, 495—514 (1950).
SIMMER, H., u. J. SIMMER: Progesteron im peripheren Venenblut von Schwangeren und Spätgestosen. Klin. Wschr. **1959**, 971—975.
STARK, G.: Die Ausscheidung von Aldosteron, Cortison und Cortisol bei Nichtschwangeren und Schwangeren in der normalen und pathologischen Gravidität. Arch. Gynäk. **192**, 519—530 (1960).
— Unsere Erfahrungen mit dem Aldosteronblocker Aldactone in der Geburtshilfe. Geburtsh. u. Frauenheilk. **22**, 155—161 (1962).
— Die Ausscheidung von Aldosteron in der normalen und pathologischen Schwangerschaft und die Effekte von Spirolacton-Abkömmlingen. Klinische Anwendung der Aldosteron-Antagonisten. Stuttgart: Georg Thieme Verlag 1962.
— Die Ausscheidung von Aldosteron, Cortison und Cortisol sowie Natrium und Kalium nach hoher Progesterongabe. Arch. Gynäk. **197**, 28—35 (1962).
— Zum Abbau und der Bildung des Aldosterons bei Nichtschwangeren und Schwangeren. Arch. Gynäk. **197**, 484—493 (1962).
—, u. H. KOSSMANN: Die Ausscheidung von Aldosteron, Natrium und Kalium nach fortlaufender hoher Progesterongaben. Acta endocr. (Kbh.) **42**, 537 (1963).
—, u. U. PFEIFER: Die Ausscheidung von Aldosteron, Natrium und Kalium nach hohen Oestrogen-Gaben. Acta endocr. (Kbh.) 1963 (im Druck).
SYBULSKI, S., and E. H. VENNING: The possibility of corticosteroid production by human and rat placental tissue under in vitro conditions. Canad. J. Biochem. **39**, 203—214 (1961).
WIELE, VAN DE, R. L., E. GURPIDE, W. G. KELLY, H. LARAGH and S. LIEBERMAN: The secretory rate of progesterone and aldosterone in normal and abnormal late pregnancy. Acta endocr. (Kbh.) **35**, Suppl. 51, 159 (1960).

Diskussion

R. H. H. RICHTER (Bern/Schweiz):

Obschon ich bereits heute vormittag an der gemeinsamen Tagung mit der Deutschen Gesellschaft für innere Medizin in der Diskussion kurz von unseren Versuchen mit Aldactone® an normalen und toxämischen Schwangeren berichtet habe, so glaube ich trotzdem auch an dieser Stelle nochmals darauf zurückkommen zu dürfen, da wir in jeglicher Hinsicht ziemlich genau das Gegenteil von dem fanden, was Herr Kollege STARK soeben berichtet hat.

Bei den vorläufigen Untersuchungen, die wir gemeinsam mit Herrn Kollegen M. ARNOLD durchgeführt haben, verabreichten wir 9 normalen und 7 toxämischen Schwangeren mit Ödemen viermal täglich je 100 mg Aldactone® während 3 Tagen (insgesamt 1200 mg).

1 Tag *vor*, am 3. Tag *während* und am 2. Tag *nach* der Behandlung wurde den graviden Frauen Blut zur Bestimmung von Natrium, Kalium und Chloriden im Plasma entnommen; gleichzeitig wurden jeweils das 24 Std-Urinvolumen sowie die Natrium-, Kalium- und Chloridausscheidung gemessen.

Bei den normalen Schwangerschaften zeigte sich durch die Behandlung mit Aldactone® keine wesentliche Veränderung. In den toxämischen Fällen stellte sich bezüglich Albumen und Körpergewicht ein, wenn auch nicht massiver, so doch beachtlicher Effekt ein. Das Präparat wurde mit Ausnahme einer einzigen Patientin, die über Magenbrennen klagte, von allen sehr gut vertragen. Betreffend der Untersuchungen in Plasma zeigten lediglich der Kaliumspiegel bei den toxämisch Schwangeren unter der Behandlung mit Aldactone® eine deutliche Zunahme, die nur wegen eines einzigen Falles, der einen besonders hohen Ausgangswert von mehr als 5 mäq. aufgewiesen hatte, nicht statistisch gesichert war.

Das Urinvolumen veränderte sich bei den normalen Schwangeren unter der Behandlung nicht, wohl aber bei den toxämischen, und zwar um 37% in signifikanter Weise.

Bei der Betrachtung der *Elektrolytausscheidung* fanden wir sowohl beim Vergleich zwischen normalen und toxämischen Schwangeren signifikante Unterschiede, als auch charakteristische Veränderungen unter Aldactonbehandlung in den toxämischen Fällen. Bei den normalen Schwangeren beobachteten wir eine durchschnittliche *Natriumausscheidung von 4,7 g/24 Std (s = ±1,4) gegenüber 2,2 g* (±1,0) bei den toxämischen; unter Behandlung mit Aldactone® stieg diese letztere Ausscheidung signifikant auf *3,7 g* (±1,6), d. h. der durchschnittliche *Anstieg betrug 68%.*

Entsprechende Verhältnisse fanden wir bei der Ausscheidung des Kaliums und der Chloride. Unter Aldactone® wurden bei den Gestosen hinsichtlich der Natrium-, Kalium- und Chloridausscheidung stets Werte erreicht, die sich von denjenigen der normalen Schwangerschaft nicht mehr in signifikanter Weise unterschieden.

Unsere Resultate stehen somit in Einklang mit der bekannten Theorie, wonach der Blutspiegel an freiem, *aktivem* Aldosteron nur in der toxämischen Schwangerschaft gegenüber der Norm erhöht ist. Diese Theorie macht verständlich, warum in unseren Versuchen Aldactone® nur gerade bei den Gestosen eine signifikante Wirkung hatte.

G. Stark (Mainz):

Die Arbeiten von Herrn Richter zur Behandlung von Gestosen mit Aldactone sind mir bekannt. Ein Vergleich zweier Ergebnisse bei der Behandlung von Gestosen ist insofern schwierig, als wir wissen, daß bereits durch eine einfache Behandlung mit Hilfe von Bettruhe es zur Ausschwemmung von Ödemen und zur deutlichen klinischen Besserung kommen kann. Inwieweit Herr Richter Fälle ausgesucht hat, die sofort behandelt wurden, kann ich nicht beurteilen. Wir haben jedenfalls nur solche Fälle mit Aldactone behandelt, die bereits längere Zeit Bettruhe eingehalten haben. In diesen Fällen haben wir nie eine deutlich vermehrte Ausscheidung von Wasser, Natrium oder Kalium nach der Aldactone-Behandlung gesehen.

Wir sind uns bewußt, daß die Behandlung von Nichtschwangeren über einen Zeitraum von nur 10 Tagen mit 100 mg täglich Progesteron nicht unbedingt den Verhältnissen in der Gravidität entspricht, wo über einen Zeitraum von mehreren Monaten der Organismus von hohen Dosen Progesteron beeinflußt wird. Am zweckmäßigsten wäre es natürlich, über einen noch längeren Zeitraum hohe Dosen von Progesteron zu geben. Dies jedoch scheitert an der technischen Durchführung insofern, als man bei intramuskulärer Applikation bereits nach 2—3 Injektionen schmerzhafte Infiltrationen bekommt und auch nach der wasserlöslichen Applikation von Progesteron i.v., wie wir das getan haben, bereits nach kurzer Zeit eine Verödung der Venen erhält.

L. Zicha (Erlangen):

Die nach einer Oestrogenapplikation auftretende Zunahme des Transcortins benötigt eine gewisse Zeit. Andererseits ist der sekundäre Anstieg von gebundenem 17-OHCS im Plasma im Vergleich zu applizierten Glucocorticoidmengen relativ gering. Es wäre somit zu erwarten, daß ein sekundärer Einfluß auf das Aldosteron erst nach einem gewissen Intervall auftritt. Es wird daher angeregt, die Beobachtungsphase nach und während einer Oestrogenapplikation zu verlängern.

Aus der Medizinischen Univ.-Klinik und Poliklinik Tübingen
(Direktor: Prof. Dr. H. Bennhold)

Über eine Methode zur papierchromatographischen Trennung und quantitativ-colorimetrischen Bestimmung der Cortine und Corticoide im Urin mit besonderer Berücksichtigung des Aldosterons

Von

P. Göbel

Mit 3 Abbildungen

Nachdem wir seit längerer Zeit eine Methode zur papierchromatographischen Trennung und quantitativ-colorimetrischen Bestimmung der C_{19}-Corticoide, wie sie als 17-Ketosteroide mit der charakteristischen Gruppenreaktion leicht erfaßbar sind, in der endokrinologischen Diagnostik routinemäßig verwenden (*1*, *2*), erschien für besondere Fragestellungen zusätzlich die Ausarbeitung einer ähnlichen Arbeitsvorschrift für die papierchromatographische Trennung der C_{21}-Steroidfraktion im Urin wünschenswert. Im folgenden sei kurz ein Abriß unserer Arbeitsvorschrift gegeben.

Entsprechend der gewünschten Ausbeute an C_{21}-Steroiden geht man von einer 48 Std-Menge Urin aus (bei adrenaler Unterfunktion 72 Std-Menge). Eine Spaltung der konjugiert vorliegenden Steroide erfolgt mit 300 Einheiten β-Glucuronidase/ml Urin bei p_H 5 und dreitägiger Bebrütung bei 37° C unter Zusatz von Acetatpuffer p_H 5. Anschließend wird der Ansatz mit verdünnter Salzsäure auf p_H 1 eingestellt und 48 Std bei Zimmertemperatur mit Methylenchlorid in einer Apparatur nach Soxhlet kontinuierlich extrahiert. Abgesehen von Aldosteron (*3*) ist insbesondere auch für die konjugierten Tetrahydro-Derivate anderer Cortine eine größere freigesetzte Menge als nach alleiniger Hydrolyse bei p_H 1 zu erwarten.

Im Hinblick auf das Ziel einer analytischen Chromatographie in einem Arbeitsgang, insbesondere bei bekannten Überlagerungen (*4*) und relativ geringer Substanzmenge, muß ein besonderes Gewicht auf die Vorreinigung gelegt werden. Wir schütteln deshalb zunächst den Extrakt nicht wie üblich mit $n/10$, sondern mit $n/2$ Natronlauge (0,1 Vol.). Hierdurch werden die Extrakte bereits wesentlich klarer, allerdings muß man bis zur Neutralität zweimal mit 0,1 Vol. Wasser nachwaschen.

Nach Einengung des Extraktes zur Trockne bei 50° C erfolgt als erster präparativer Schritt eine Abtrennung der Ketone von den Nichtketonen in üblicher Weise mit Girard-Reagens T. Dabei ist allerdings zu beachten, daß zum Zwecke der Hydrazonbildung nicht erhitzt wird, sondern der Ansatz lediglich 24 Std bei Zimmertemperatur verbleibt, und daß die Hydrolyse nach Entfernung der Nichtketone ebenfalls 24 Std benötigt. Die Extraktion sowohl des Ketoanteils als auch des Nichtketoanteils gelingt am besten mit Chloroform.

Nach Einengung der Chloroform-Extrakte wird die Substanz jeweils in 0,8 ml reinem Aceton aufgenommen, dann 1,2 ml Phosphatpuffer p_H 7,35 (0,15 molar) hinzugegeben und das

Gemisch auf eine Dextran-Gel-Säule (Sephadex G 25, ⌀ 2,5 cm, Länge 36 cm, Ausfluß etwa 6 Tr./min) gebracht. Die Elution erfolgt mit 500 ml Phosphatpuffer, die Extraktion der Ketone bzw. Nichtketone aus dem Eluat anschließend mit Chloroform (1:1, Magnetrührer).

Nach Vereinigung und Einengung der Extrakte sowie Bestimmung des C_{21}-Steroid-α-Ketol-Anteils mit der Blautetrazol-Reaktion in $^1/_{40}$ Vol. (trocken) des Aceton-gelösten Extraktes, modifiziert nach MADER und BUCK (*5*), kann die analytische Papierchromatographie mit dem wieder eingeengten Aceton-Rest im System Benzol-Chloroform (1:1)/Formamid-Aceton (3:7) absteigend in Glaskästen 21,5 × 24,5 × 76 cm (Fa. Höhnl, Tübingen) erfolgen. Dazu werden 10 cm unterhalb des Streifenbeginns (Filterpapierstreifen Schleicher & Schüll 2043 b mgl, 3,9 × 72 cm) 0,2 ml Chloroform-gelöster Harnextrakt mit der Agla-Mikrometer-spritze aufgetragen. Außerdem ist es ratsam, auf gleichbreiten Streifen, die mit dem analytischen Chromatogramm des Harnextraktes in der Weise, wie von ZAFFARONI (*6*) beschrieben, verbunden sind, Standards von Cortisol, Aldosteron, Cortison, H_4-Corticosteron,

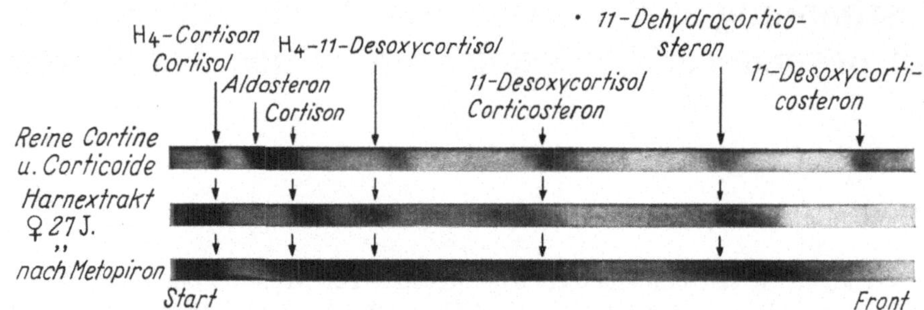

Abb. 1. Papierchromatographische Trennung der C_{21}-Steroidfraktion (Lösungsmittelsystem: Formamid-Aceton/Benzol-Chloroform)

H_4-11-Desoxy-Cortisol, 11-Desoxy-Cortisol und Desoxycorticosteron aufzutragen (wenn möglich auch 11-Dehydrocorticosteron und entsprechende Dihydro- oder Tetrahydroderivate), damit die Identifizierung der Banden erleichtert wird.

Da die Ausbeute an Blautetrazol-positivem Material wesentlich geringer ist als die 17-Ketosteroidmenge in 24 Std, kommt ein Durchlaufchromatogramm wie dort nicht in Frage. Die Fraktionierung des Steroidgemisches gelingt im Benzol-Chloroform/Formamidsystem bei der Entwicklung auf einem Streifen bis unten befriedigend. Ein besonderer Vorteil ist eine einwandfreie Trennung von Aldosteron und Cortison. Die Reinheit dieser Komponenten wie auch die der übrigen Banden konnte mittels R_f-Wert, Porter-Silber-Reaktion (*7*), gemischter Identifizierung mit Standards nach Elution und Vergleich von Schwefelsäure- und UV-Spektren mit denen der Standards gesichert werden. Eine zusätzliche Chromatographie ist deshalb nach der hier beschriebenen Vorreinigung nicht erforderlich. Die Wiederauffindung von vor der Extraktion zugesetztem Aldosteron und Tritium-markiertem Cortisol liegt zwischen 70 und 80%. Für eine genaue Mengenbestimmung ist eine Korrektur der Blautetrazolwerte an Hand einzelner Porter-Silber-Werte eluierter Banden (nach Anrechnung des Elutionsverlustes) erforderlich.

Die erste Abbildung zeigt in der obersten Reproduktion eines Original-Chromatogramms die Sequenz der Standards, darunter das Chromatogramm der C_{21}-Steroidfraktion eines Harnextraktes nach Anfärbung mit Blautetrazol-Piperonyl (0,2%) in 10% Natronlauge (1 : 1, Erwärmung 10′ im Trockenofen auf 25° C, Auswaschen des Farbstoffüberschusses in Wasser 10′, Trocknung bei Zimmertemperatur). Die unterste Reproduktion dieser Abbildung zeigt den gleichen Harnextrakt nach Gabe von Metopiron mit einer erheblichen Vermehrung der H_4-11-Desoxycortisolfraktion.

Abb. 2 gibt einen Überblick über die einzelnen im Urin zu erwartenden Cortine und Corticoide der C_{21}-Steroidfraktion (Patientin mit dekompensierter

Hypertonie). Sie zeigt das mit dem Spinco-Analytrol (B2-Cam, Filter 600) geschriebene Extinktionsdiagramm eines Chromatogramms nach Färbung mit Blautetrazol, die Sequenz der einzelnen Banden, ihren R_f-Wert und als Auswertungsbeispiel den prozentualen Anteil der einzelnen Banden an Blautetrazol-positivem Material, welcher der Integrierung ihres Diagrammes proportional ist.

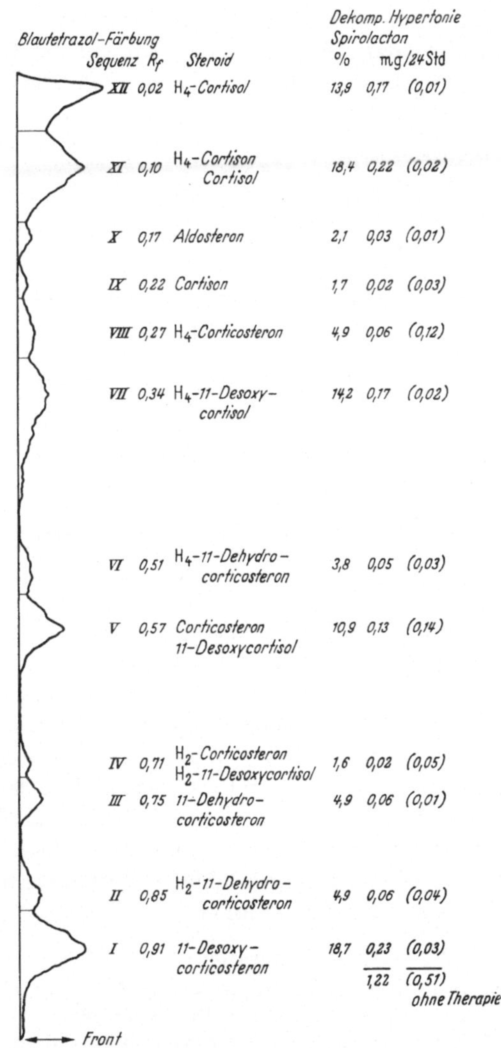

Abb. 2. Papierchromatographische Trennung der C_{21}-Steroide (Extinktionsdiagramm und Auswertung)

(Mit Vorteil kann zur quantitativ-kolorimetrischen Auswertung auch der Extinktionsschreiber Zeiss II in der bei der Auswertung von Papierelektrophorese-Streifen üblichen Weise verwandt werden. Außer einem längeren Spezialträger ist allerdings hierbei eine Zusammenfügung einzelner Kurvenabschnitte notwendig, da die Länge des Transportes nicht ausreicht.)

Bei einem Vergleich der Aldosteronausscheidung unter Spirolacton und ohne Therapie ergibt sich kein wesentlicher Unterschied, ein Befund, wie wir ihn auch bei weiteren Patienten mit chronischer Herzinsuffizienz und Lebercirrhose in Übereinstimmung mit bereits vorliegenden diesbezüglichen Ergebnissen (*8*, *9*) erheben konnten.

Als Anwendungsbeispiel zeigt Abb. 3 drei Extinktionsdiagramme, deren oberstes die Ausgangswerte der Cortin- und Corticoidausscheidung darstellt (Patient mit Herzinsuffizienz). Da auf allen 3 Streifen der Gesamtextrakt aufgetragen wurde, kommt im zweiten Diagramm eine verminderte Ausscheidung der

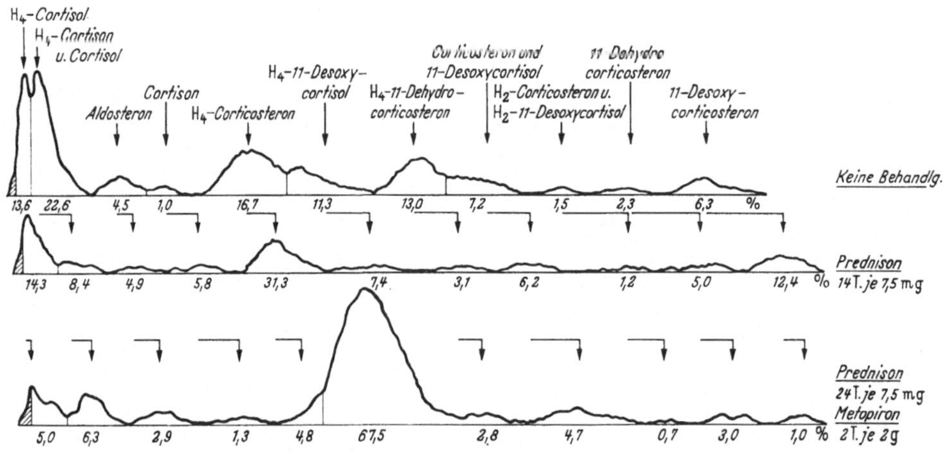

Abb. 3. Extinktionsdiagramme der C_{21}-Steroidfraktion (68 J. ♂, Herzinsuffizienz)

meisten Komponenten infolge ACTH-Bremsung und verminderter NNR-Sekretion nach Prednison gut zum Ausdruck. Die ACTH-Bremsung reicht aber in diesem Falle noch nicht aus, um den bekannten Metopironeffekt mit Anstieg der H_4-11-Desoxycortisolausscheidung infolge Blockierung der 11-Hydroxylierung zu unterbinden, wie das unterste Extinktionsdiagramm beweist. Durch die Bestimmung des Ausscheidungsmusters der Cortine und Corticoide im Urin läßt sich also leichter und genauer als mit den bisherigen Methoden zur Erfassung der C_{21}-Steroide im Urin ein Überblick über Hypophysen- und Nebennierenrindenleistung gewinnen, so daß wir hoffen dürfen, daß das hier geschilderte Verfahren neue Möglichkeiten der Untersuchung in dieser Richtung eröffnet.

Literatur

1. Göbel, P., F. Heni u. A. d'Addabbo: Hoppe-Seylers Z. physiol. Chem. **311**, 201 (1958).
2. Heni, F., u. P. Göbel: Verh. dtsch. Ges. inn. Med. **1959**, 166.
3. Venning, E. H., C. J. P. Giroud, I. Dyrenfurth and J. C. Beck: Canad. J. Biochem. Physiol. **33**, 605 (1955).
4. Nowaczynski, W. J., P. R. Steyermark, E. Koiw, J. Genest and R. N. Jones: Canad. J. Biochem. **34**, 1023 (1956).
5. Mader, W. J., u. R. R. Buck: Analyt. Chem. **24**, 666 (1952).
6. Zaffaroni, A., R. B. Burton and E. H. Keutmann: Science **111**, 6 (1950).
7. Porter, C. G., u. R. H. Silber: J. biol. Chem. **185**, 201 (1950).
8. Mills, J. N., S. Thomas and K. S. Williamson: J. Endocr. **23**, 357 (1962).
9. Davidson, E. T., W. S. Coppage, D. Island and W. Liddle: J. Lab. clin. Med. **58**, 505 (1961).

Diskussion

J. Tamm (Hamburg):

Die zahlreichen Substanzen, die Sie auf Ihrem Endchromatogramm liegen haben, führen bei einer stärkeren Verschiebung der Mengenrelationen offensichtlich zu stärkeren Displacement-Effekten. Auch scheint mir die Trennung von Cortison und Aldosteron nicht ganz ausreichend zu sein. Ich würde daher gern wissen, welche Ergebnisse Sie erzielen, wenn Sie größere Mengen Cortison zugeführt haben.

P. Göbel (Tübingen):

Die Trennung von Aldosteron und Cortison ist entsprechend den Mengenverhältnissen bei Betrachtung der Banden zwar optisch komplett, das Extinktionsdiagramm zeigt aber Auswertungen etwa in folgender Form:

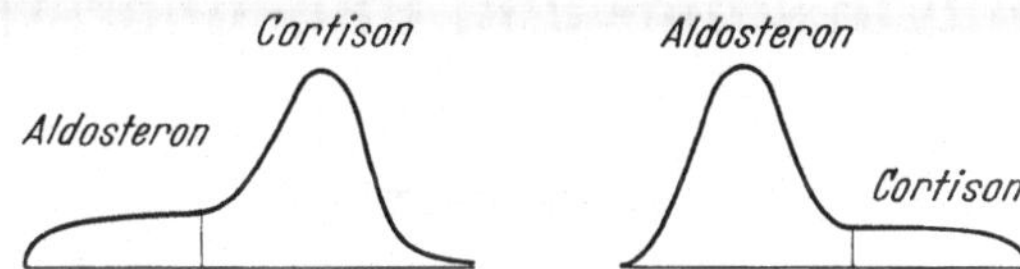

Die Feststellung der Flächengrößen der beiden Komponenten erfolgt dann durch Fällung des Lotes auf die Grundlinie vom Knick der Schreibung aus, ähnlich wie bei der Auswertung der Elektrophoresediagramme.

Aus der I. Med. Univ.-Klinik Hamburg-Eppendorf
(Direktor: Prof. Dr. H. BARTELHEIMER)

Der Einfluß von Aldosteron auf den Calcium-, Magnesium- und Phosphorstoffwechsel

Von

D. GLAUBITT[1]

Mit 1 Abbildung

Über den Einfluß des Aldosterons auf den Stoffwechsel und besonders die renale Ausscheidung von Calcium, Magnesium und Phosphor beim Menschen liegen unseres Wissens keine größeren Untersuchungen vor. Wir untersuchten daher diese Frage mit der Bilanzmethode bei einer gesunden Versuchsperson, acht Patienten und einer Patientin ohne deutliche Störungen des Elektrolytstoffwechsels.

Auf eine 5—10 Tage lange Vorperiode unter einer bei den einzelnen Versuchspersonen konstanten Diät folgte eine 5—12 Tage dauernde Versuchsperiode mit Aldosteron. Morgens um 6 Uhr erhielten die gesunde Versuchsperson und sieben Patienten mehrmals in Abständen von einem oder zwei Tagen 1,0 mg D-Aldosteron-trimethylacetat intramuskulär, ein weiterer Patient und die Patientin je zweimal in Abständen von einem oder mehreren Tagen 5,0 mg D-Aldosteronacetat oral. Im Urin (4 Std-Portionen), Stuhl (Tagesportionen) sowie mehrfach im Serum und in Diätproben wurden Calcium flammenphotometrisch bestimmt, Magnesium modifiziert nach SIMONSEN et al. (1947), anorganischer Phosphor modifiziert nach FISKE und SUBBAROW (1925). Eine sichere Aldosteronwirkung ergibt sich bei Meßwerten außerhalb der Fehlergrenzen des Mittelwertes für die aldosteronfreien Tage. Die Veränderungen des Natrium- und Kaliumstoffwechsels unter den gleichen Versuchsbedingungen werden durch Herrn Dr. RAUSCH-STROOMANN mitgeteilt.

Bei unseren Untersuchungen ändert sich die *Harnmenge* unter Aldosteron nicht signifikant, so daß die im folgenden besprochenen Veränderungen der renalen Elektrolytausscheidung nicht indirekt über Änderungen der Harnmenge zustande gekommen sein können.

Der obere Teil der Abbildung stellt die signifikanten Veränderungen der *renalen Calciumausscheidung* bei je einem Patienten mit Adipositas und Ulcus duodeni dar. Die Calcium-Tagesmenge im Urin bleibt unverändert, während die maximale 4 Std-Menge bei dem einen Patienten nach der ersten intramuskulären Aldosterongabe zunimmt, bei dem anderen Patienten nach der dritten. Der mittlere Teil der Abbildung gibt die signifikanten Veränderungen der *renalen Magnesiumausscheidung* bei einem Patienten mit Zustand nach Herzinfarkt wieder. Die maximale 4 Std-Ausscheidung wie auch die Tagesausscheidung steigen nach der ersten oralen Aldosterongabe an.

Der untere Teil der Abbildung zeigt die signifikanten Veränderungen der *renalen Phosphorausscheidung* unter Aldosteron. Bei dem Gesunden nimmt nach der dritten intramuskulären Aldosteronverabfolgung die maximale 4 Std-Menge zu. Bei je einem Patienten mit Magen-

---

[1] Damalige Anschrift des Verfassers: Physiologisch-chemisches Institut der Universität Hamburg, Hamburg 20, Martinistr. 52. Jetzige Anschrift: Med. Univ.-Klinik Mainz, Mainz, Langenbeckstr. 1.

carcinom und Adipositas sind die maximale 4 Std-Menge und auch die Tagesmenge nach der zweiten bzw. dritten intramuskulären Aldosteronapplikation erhöht.

Unsere Versuchsanordnung erlaubt keine Schlüsse auf den Wirkungsmechanismus des Aldosterons auf die renale Calcium-, Magnesium- und Phosphorausscheidung. Über diesen Mechanismus sind vorerst nur Vermutungen möglich. So ist an topographische Zusammenhänge zu denken: Die Magnesium- und Calciumrückresorption erfolgen am Anfang des distalen Nephrons, wo auch die distale Natriumrückresorption am größten ist (ULLRICH 1959). Dieser Anteil der Natriumrückresorption wird aber unter anderem durch Aldosteron beeinflußt. Die Frage einer indirekten Aldosteronwirkung auf die Calciumrückresorption auf dem Wege über die Natriumrückresorption muß offenbleiben, ebenso die eines tubulären Austausches von Magnesiumionen gegen Natrium-, Kalium- und Wasserstoffionen (HELLER et al. 1953; JABIR et al. 1957). BARKER u. Mitarb. (1959) fanden eine gewisse Relation der renalen Ausscheidung von Magnesium zu der von Calcium und Kalium, nicht aber zu der von Natrium, Chlor und Phosphor.

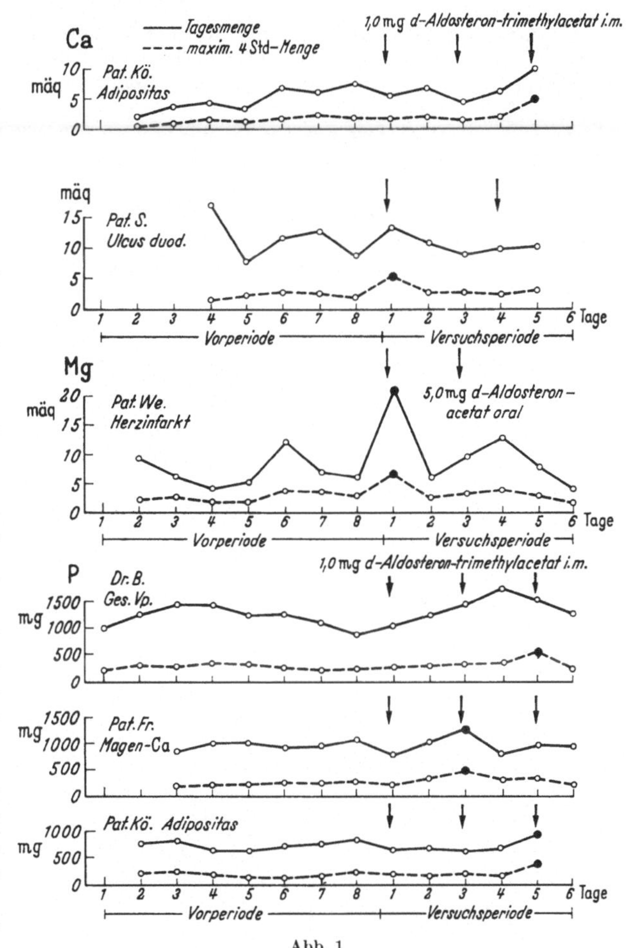

Abb. 1

Die intramuskulären Injektionen und die Tabletten sind im Zeitraum von 4—12 Std nach der Verabreichung wirksam, jedoch ohne Beziehung zum Krankheitsbild oder Alter. Eine regelmäßige Änderung der Ansprechbarkeit auf Aldosteron bei mehrmaliger Gabe haben wir bei Calcium, Magnesium und Phosphor nicht beobachtet.

Die signifikanten Erhöhungen der Elektrolytausscheidung finden sich zweimal nach der ersten, einmal nach der zweiten und dreimal nach der dritten Aldosteronapplikation, gleichfalls ohne Unterschied zwischen intramuskulärer und oraler Verabreichung.

Die starken Schwankungen der Stuhlmengen sowie der im Vergleich zu den Harnwerten erheblichen Calcium-, Magnesium- und Phosphorausscheidung im *Stuhl* werden durch Aldosteron nicht beeinflußt. Dementsprechend ändern sich die *Elektrolytbilanzen* nicht signifikant. Auch die Elektrolytkonzentrationen im *Serum* bleiben unverändert.

Bei früheren eigenen Untersuchungen an einem Ulcuskranken war eine achttägige intramuskuläre Verabfolgung von täglich 1,0 mg D,L-Aldosteron-monoacetat (kein Depotpräparat) ohne Einfluß auf die renale Calcium- und Phosphorausscheidung (RAUSCH-STROOMANN und GLAUBITT 1959; GLAUBITT und RAUSCH-STROOMANN 1960).

Bei unseren neuen Untersuchungen zeigen sich unter Aldosteron eine statistisch gesicherte Steigerung der renalen Ausscheidung von Calcium bei zwei Patienten, von Magnesium bei einem Patienten und von Phosphor bei dem Gesunden und zwei Patienten. Ob diese Wirkung durch die höhere Dosierung oder die Anwendung der Depotform des Aldosterons bedingt ist, muß offenbleiben.

Literatur

Barker, E. S., J. R. Elkinton and J. K. Clark: J. clin. Invest. **38**, 1733 (1959).
Fiske, C. H., and Y. Subbarow: J. biol. Chem. **66**, 375 (1925).
Glaubitt, D., u. J.-G. Rausch-Stroomann: Endokrinologie **39**, 296 (1960).
Heller, B. I., J. F. Hammarsten and F. L. Stutzman: J. clin. Invest. **32**, 858 (1953).
Jabir, F. K., S. D. Roberts and R. A. Womersley: Clin. Sci. **16**, 119 (1957).
Rausch-Stroomann, J.-G., u. D. Glaubitt: 6. Symposium der Dtsch. Ges. für Endokrinologie, Kiel. Berlin, Göttingen, Heidelberg: Springer 1959.
— Tagung der Deutschen Gesellschaft für Endokrinologie, Mainz, 1962.
Simonsen, D. G., L. M. Westover and M. Wertman: J. biol. Chem. **169**, 39 (1947).
Ullrich, K. J.: Nierensymposium, S. 76. Göttingen 1959. Stuttgart: Thieme 1960.

Aus der I. Medizinischen Univ.-Klinik Hamburg-Eppendorf
(Direktor: Prof. Dr. H. Bartelheimer)

Mineralbilanzuntersuchungen bei exogener Aldosteronzufuhr

Von

J.-G. Rausch-Stroomann

Mit 3 Abbildungen

In früheren Untersuchungen wurde die Wirkung einer einmaligen Gabe von 1,0 mg D,L-Aldosteronmonoacetat bei einer Anzahl von Versuchspersonen und die mehrmalige Verabreichung bei derselben Versuchsperson geprüft (*1*, *2*, *3*, *5*).

Die neuen Untersuchungen wurden teils mit wiederholter Gabe eines öligen Depotpräparates (Aldosteron-trimethyl-acetat i.m. 1,0 mg), teils mit oraler Verabreichung von D-Aldosteron-acetat 5,0 mg vorgenommen[1].

Von Interesse waren Wirkungseintritt, Wirkungsdauer und der von uns wie auch von anderen Autoren 1959 beobachtete „Nachlaßeffekt" oder "escape" (*3*, *4*, *5*, *7*), den wir jetzt bei verschiedenen Krankheitsbildern sowie gesunden Versuchspersonen studierten. — Die Versuchsanordnung ist die gleiche wie in dem vorhergehenden Vortrag von Dr. Glaubitt.

In einer mindestens 5 Tage dauernden Vorperiode unter einer für jede Person konstanten Diät (43—207 mäq Ca, 16—77 mäq Mg, 603—3379 mg P, 20 bis 137 mäq Na, 26—118 mäq K und 16—266 mäq Cl) hatte sich die Elektrolytbilanz auf ein Gleichgewicht eingestellt. Der Urin wurde in 4 Std-Portionen gesammelt, der Stuhl täglich, Serum und Diät mehrfach untersucht. Na und K wurden flammenphotometrisch (Flammenphotometer Eppendorf) bestimmt. Außerdem wurde die Gefrierpunkterniedrigung in den einzelnen Urinproben ermittelt.

Abb. 1 zeigt die ersten 5 Versuchspersonen. Die Wirkung der Aldosterongabe wird am Na/K-Quotienten verdeutlicht. Von der Vorperiode ist jeweils nur der letzte Tag aufgeführt.

Bei der Betrachtung der einzelnen Versuchspersonen fällt auf, daß trotz gleicher Bedingungen die Reaktion auf die Aldosterongabe sehr unterschiedlich ist. Bei der ersten Person handelt es sich um einen Gesunden, der offenbar auf die ersten beiden Injektionen nicht reagiert und erst bei der 3. Injektion eine Senkung des Na/K-Quotienten zeigt, die etwa 48 Std anhält.

Die nächste Versuchsperson (27jähriger Patient mit Gastroduodenitis) zeigt bei der 1. Spritze, viel deutlicher aber bei der 2. Injektion eine Reaktion, die ebenfalls 48 Std anhält. Hier kommt es aber bei der 3. Injektion zu einer ganz aus-

[1] Wir danken der CIBA A.G., Basel, für die Bereitstellung von D-Aldosteron-trimethylacetat Charge Nr. 33/881/2 und D-Aldosteron-acetat Charge Nr. 33/839/1.

geprägten gegensinnigen Reaktion mit Rückgang des Quotienten erst am nächsten Tag. Unter der 4. Spritze erfolgt ebenfalls keine wesentliche Beeinflussung, am folgenden Tag jedoch wieder ein erhebliches Ansteigen des Na/K-Quotienten. Man hat den Eindruck, als wenn hier ein besonderes Bestreben des Organismus vorläge, sich gegen die exogene Aldosteronzufuhr zu wehren.

Dagegen zeigt der nächste Patient (69jähriger Mann mit Oesophagusdivertikel und Leberschaden) durchweg eine Aldosteronwirkung, wenn auch ein geringer Nachlaßeffekt zu beobachten ist.

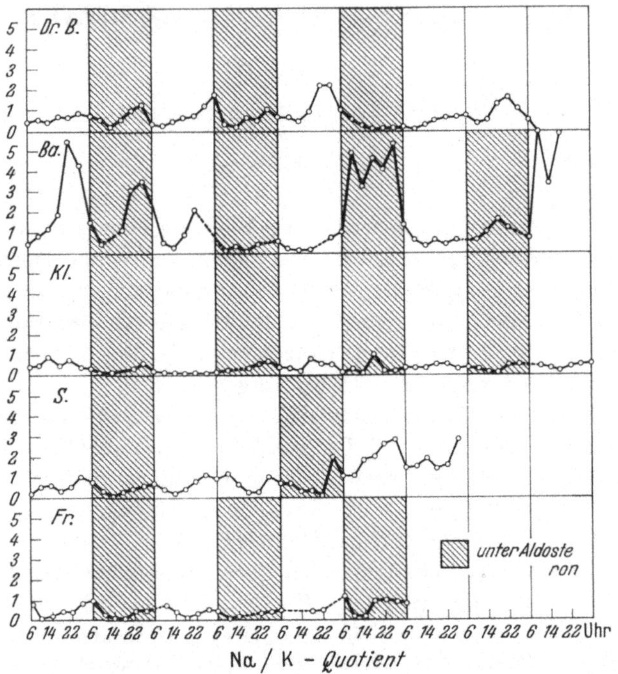

Abb. 1. Na/K-Quotient im Urin (Versuchsperson 1—5)

Patient S. (50jähriger mit Ulcus duodeni) zeigt bereits nach der 2. Injektion eine deutliche Umkehr der Wirkung des Aldosteron-Depotpräparates, dessen Wirkung im allgemeinen 48 Std anhält. Patient Fr. (54jähriger mit Magen-Ca.) spricht auf Aldosteron an mit einem gewissen Nachlassen bei der 3. Injektion.

Auf Abb. 2 sind die nächsten 5 Patienten aufgeführt. Patient Kö. und Patient Ha. sind beides Patienten mit einer erheblichen Adipositas exogener Ursache. Es ist interessant, bei beiden ein kurzfristiges Ansprechen auf Aldosteron zu beobachten, als Folge der 2. Injektion jedoch jeweils einen erheblichen Nachlaßeffekt bzw. ein starkes Ansteigen des Na/K-Quotienten.

Die beiden nächsten Patienten leiden an einer Herzinsuffizienz; der erste wegen eines kombinierten Mitralvitiums und der 2. wegen eines Zustandes nach Herzinfarkt. Ein Nachlaßeffekt der Aldosteronwirkung ist nicht zu beobachten.

Bei dem letzten Patienten wie auch bei der Patientin Sch. wurde Aldosteron peroral gegeben.

Auch bei dieser Patientin ist kein Nachlaßeffekt zu beobachten. Es ist zu bemerken, daß während der Versuchsperiode die Menstruation eintrat und daß die damit gegebene hormonelle Umstellung vielleicht für diese Beobachtung verantwortlich gemacht werden kann.

Auf Abb. 3 sind die Natrium- und Kaliumbilanzen von allen Versuchspersonen aufgetragen. Manche Beobachtungen werden hier noch deutlicher: z. B. das Negativwerden der Na-Bilanz nach der 2. Aldosteroninjektion, aber wieder Positivwerden nach der 3. Injektion bei der gesunden Person. Die erheblichen Schwankungen bei der 2. Versuchsperson drücken sich auch in der Na-Bilanz aus. Ein Einpendeln der Na-Bilanz auf ein höheres Niveau unter mehreren Aldosterongaben zeigt sich bei Patient Kl. Der Effekt der Aldosterongabe wird jedoch zunehmend geringer. Eine negative Reaktion auf die 2. Injektion erfolgt bei Patient S. Eine Einstellung auf ein höheres Niveau ist auch bei Patient Fr. zu beobachten. Dagegen zeigt sich das erhebliche Negativwerden der Na-Bilanz bei den beiden Adipösen nach der 2. bzw. bereits nach der 1. Injektion von Aldosteron. Die beiden Patienten mit Herzinsuffizienz sowie die Patientin weisen eine kumulierende Na-Bilanz unter Aldosteron auf.

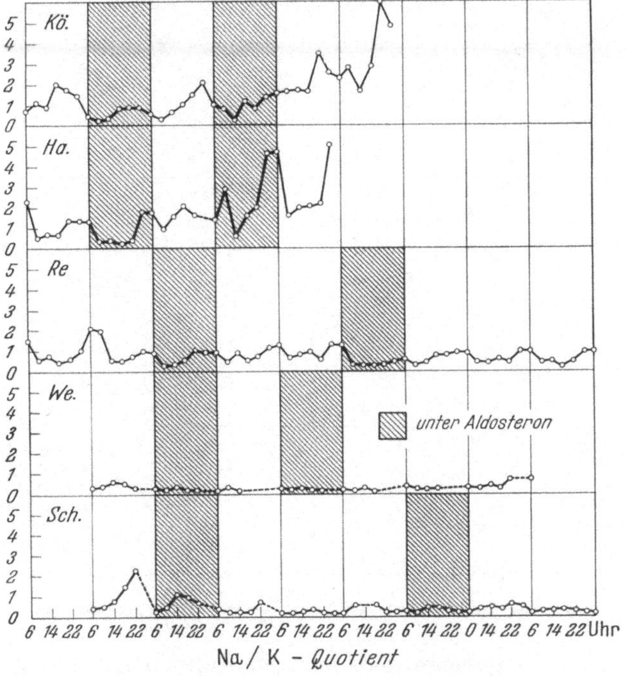

Abb. 2. Na/K-Quotient im Urin (Versuchsperson 6—10)

Der Einfluß auf die *Kalium*bilanz ist ebenfalls unterschiedlich. In den meisten Fällen bewirkt das Aldosteron ein Negativwerden der Bilanz, aber auch hier tritt der Nachlaßeffekt in Erscheinung.

Eine signifikante Veränderung der Gefrierpunktserniedrigung unter Aldosteron haben wir nicht beobachten können. Diese Beobachtung erscheint von Bedeutung, da Laragh (*6*), allerdings mit ganz anderer Versuchsanordnung, eine Abnahme der Osmolarität feststellte und annimmt, daß das Hormon eine Rolle spielt bei der Bildung eines hypotonen Urines.

Der Nachlaßeffekt ist zunächst auf das Vorkommen von vermehrtem Na-eliminierendem Material der NNR zurückgeführt worden, dagegen spricht jedoch, daß er von August und Nelson (*4*) auch beim Addison beobachtet wurde.

Unsere Ergebnisse stützen weiterhin die Beobachtung, daß die Fähigkeit der einzelnen Organismen, ihre Ansprechbarkeit auf Aldosteron, sei es endogen oder

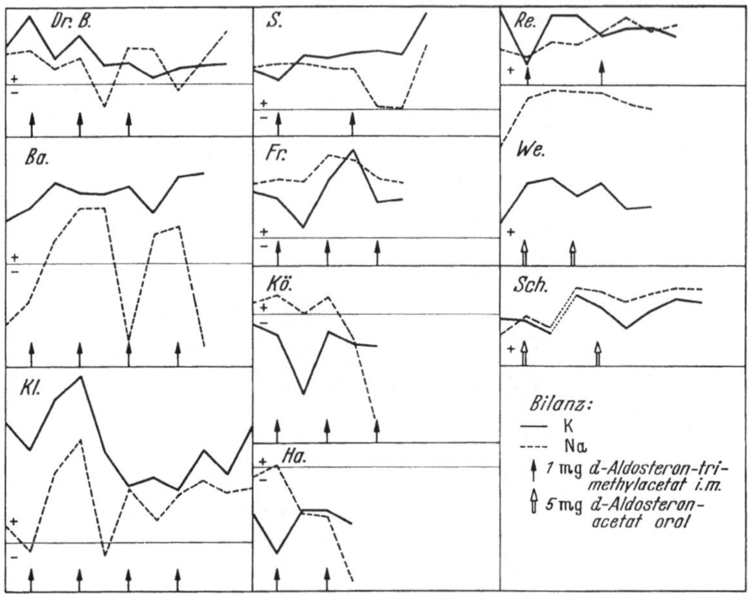

Abb. 3. Na- und K-Bilanzen (Urin und Stuhl) (Versuchsperson 1—10)

exogen zugeführt, zu regulieren, sehr unterschiedlich ist. Vielleicht könnte man in diesem Zusammenhang von einer Art Gegenregulation sprechen, wobei es offen bleiben muß, ob diese hormoneller Art ist oder durch eine veränderte Ansprechbarkeit des Tubulusepithels zustande kommt.

Literatur

1. Rausch-Stroomann, J.-G., u. F. Kapischke: Verh. dtsch. Ges. inn. Med. Wiesbaden 1958.
2. — D. Glaubitt u. F. Kapischke: Endokrinologie **37**, 4, 217 (1959).
3. — — 6. Symposium der Dtsch. Ges. für Endokrinologie, Kiel. Berlin-Göttingen-Heidelberg: Springer 1959.
4. August, J. T., D. H. Nelson and G. W. Thorn: J. clin. Invest. **37**, No. 11, 1549 (1958).
5. Glaubitt, D., u. J.-G. Rausch-Stroomann: Endokrinologie **39**, 5—6, 296 (1960).
6. Sonnenblick, E. H., P. J. Cannon and J. H. Laragh: J. clin. Invest. **40**, 903 (1961).
7. Loizeau, E., R. Veyrat et A. F. Müller: Helv. med. Acta **28**, 4, 527 (1961).

Aus der Medizinischen Universitätsklinik der Justus Liebig-Universität Gießen
(Direktor: Prof. H. BOHN)

Die Aldosteron-Wirkung auf die Schweißdrüsenfunktion*

Von

E. KOCH, M. ELSTER, M. HEINDORF, P. CRUSIUS, H. C. CRÖSSMANN, P. ANGERSBACH und W. RICK

Diagnostische Schweißelektrolytbestimmungen sind erstmals 1949 von CONN u. Mitarb. vorgenommen worden: bei Cushing-Kranken stellten sie niedrige, bei unbehandelten Addison-Kranken erhöhte, bei behandelten Addison-Kranken normale Werte wie bei Gesunden fest. Die Beobachtungen gerieten in Vergessenheit, da methodische Schwierigkeiten eine mehrfache Schweißgewinnung verhinderten. Erst mit der von GIBSON entwickelten Methode der Gewinnung von Unterarmschweiß mittels Pilocarpin-Iontophorese (Methode bei F. KOCH u. Mitarb.) sind fortlaufende und genaue Untersuchungen möglich geworden. Schweißelektrolytstörungen sind inzwischen auch bei nicht-endokrinologischen Leiden gefunden worden, und für unsere Gießener Arbeitsgruppe lag es nahe, die von CONN gewonnenen Erfahrungen auch bei der u. a. durch Schweißdrüsenfunktionsstörungen charakterisierten Mucoviscidosis = cystische Pankreasfibrose zu verwenden.

Dem Internisten ist das leichtere, gewöhnlich im Erwachsenenalter manifest werdende Krankheitsbild der Mucoviscidosis erst seit annähernd 4 Jahren bekannt (BOHN, KOCH, RICK, v. KÜGELGEN u. a.). Das bei nicht weniger als 3—6% der weißen Bevölkerung vorhandene pathologische dominante Gen disponiert zu einigen Erkrankungen, wie der chronischen Bronchitis, dem Ulcus pepticum, auch der chronischen Kreislaufhypotonie mit Kollapssymptomen nach Hitzeeinwirkung als Folge eines vermehrten Kochsalzverlustes über den Schweiß. Treffen zwei Erbanlagen von beiden Eltern (Heterozygote) her beim dann homozygoten Kind zusammen, so entsteht das schon vor 20 Jahren von FANCONI sowie ANDERSEN entdeckte schwere und oft tödlich ausgehende Krankheitsbild der cystischen Pankreasfibrose bzw. Mucoviscidosis im Säuglings- und Kindesalter.

Als Grundlage des Leidens darf eine generalisierte Mucopolysaccharidstörung angesehen werden. Mucopolysaccharide werden in vielen exokrinen Drüsen, nicht nur in den mucösen Drüsen, sondern z. B. auch in den Schweißdrüsen, ausgeschieden. Sie sind bei der Erbkrankheit pathologisch zusammengesetzt und abnorm viscös, daher der Name Mucoviscidosis.

* Mit Mitteln der Deutschen Forschungsgemeinschaft.

Bei den Mucoviscidosis-Kranken ist die Schweiß-Natrium- und Chlorid-Konzentration häufig erhöht, wie CONN das auch bei Addison-Kranken festgestellt hatte. Im Unterschied zu den Addison-Kranken sind aber bei Mucoviscidosis-Kranken die Natrium-Konzentrationen im Urin normal; sie fallen bei kochsalzarmer Kost prompt ab, was darauf hinweist, daß die Nebennierenrindenfunktion, insbesondere die Aldosteron-Produktion, bei Mucoviscidosis-Kranken ungestört vonstatten geht.

Zur näheren Analyse der Schweißelektrolytstörungen wandte unser Gießener Arbeitskreis Aldosteron an. Zwischen Gesunden einerseits und heterozygoten Mucoviscidosis-Merkmalsträgern andererseits enthüllten sich bei der Untersuchung des fortlaufend über 3 Tage hin gewonnenen Unterarmschweißes prinzipielle Unterschiede: bei 8 Gesunden bewirkte Aldosteron in einer Dosis von 2 mg intravenös gegeben nach einer Latenzzeit von einigen Stunden regelmäßig einen Abfall der Natrium- und Chlorid-Konzentrationen um durchschnittlich 30% der Ausgangswerte; bei 8 Mucoviscidosis-Merkmalsträgern blieb der Abfall vollkommen aus.

Mit Hilfe der Methoden von SCHWARZ und THAYSSEN maßen wir die Zahl aktiver Schweißdrüsen/cm³ Haut, die Größe der Schweißdrüsenhöfe sowie die Schweißmenge pro Schweißdrüse/min fortlaufend nach Pilocarpin-Iontophorese. Aldosterongabe veränderte diese Größen weder bei 10 Gesunden noch bei 10 heterozygoten Mucoviscidosis-Merkmalsträgern. — Der bei Gesunden nach Aldosterongabe beobachtete Abfall der Natrium-Konzentration im Schweiß dürfte in Analogie zu den an den Nierentubuli anzunehmenden Aldosteronwirkungen durch Stimulierung der Natrium-Rückresorption in den Schweißdrüsentubulizellen bewirkt sein.

Die Schweißdrüsen von Mucoviscidosis-Merkmalsträgern sprechen dagegen auf die Zufuhr von Aldosteron nicht an, sogar dann nicht, wenn Aldosteron in hoher Konzentration (10 γ pro cm³ Haut) subcutan an der Volarseite des Unterarmes gegeben und von der gleichen Hautstelle anschließend Schweiß gesammelt wurde (bei Gesunden kommt es dagegen auch mittels örtlicher Aldosteron-Injektion prompt zu einem Abfall der Natrium- und Chlorid-Konzentration im Schweiß). Die Ursache des Fehlens des Aldosteron-Effektes bei Mucoviscidosis ist unbekannt. Man kann aber daran denken, daß die bei Mucoviscidosis abnorm zusammengesetzten Mucopolysaccharide im Schweißdrüsensekret abnorm hygroskopisch sind oder auch abnorme Komplexsalze bilden, und so Natrium und Chlorid dem Angriff des Aldosteron entzogen werden.

Die Schweißdrüsen Gesunder sprechen auf die exogene Aldosteronzufuhr an, und es ist zu erwarten, daß sie dies auch gegenüber dem endogenen Aldosteron tun. Da die Aldosteronsekretion im Tagesgang erhebliche Unterschiede zeigt und abhängt u. a. von der Körperlage, ist auch ein Tagesrhythmus in der Höhe der Schweiß-Natrium-Konzentration bei Gesunden zu erwarten. Die Zusammenstellung der Befunde an 610 wahllos entweder in den Vormittags- oder in den Nachmittagsstunden untersuchten Schülern im Alter von 13—18 Jahren zeigte hohe Werte in den Vormittags- und tiefe in den Mittags- und Nachmittagsstunden. Der Abfall in den Mittagsstunden ist vermutlich auf die nach der Nachtruhe ansteigende Aldosteron-Sekretion in den Vormittagsstunden zurückzuführen.

Die Natrium-Konzentration fällt dann nach einer Latenzzeit von mehreren Stunden ab, einer Zeitspanne, wie wir sie auch nach exogener Aldosteron-Zufuhr beobachtet haben. Der Zusammenhang mit der Zeit des Aufstehens bzw. der Beendigung der Nachtruhe wird auch deutlich beim Vergleich der Befunde bei den Schülern mit jenen bei Rekonvaleszenten in der Klinik, die 2 Std vor den Schülern, also um 5 Uhr, geweckt wurden. Bei den Rekonvaleszenten sind die Werte gegen 8 Uhr am höchsten, sie fallen bereits gegen 10 Uhr langsam ab und erreichen den Tiefpunkt in den Nachmittagsstunden. Bei Mucoviscidosis-Merkmalsträgern, bei denen die exogene Aldosteron-Zufuhr keinen Effekt auf die Natrium-Konzentration im Schweiß gezeigt hatte, bleibt dagegen der Tagesgang der Höhe der Natrium-Schweiß-Konzentration vollkommen und erwartungsgemäß aus: Die Werte liegen in den Vormittagsstunden so hoch wie jene in den Nachmittagsstunden.

Mucoviscidosis-Kranke dürften gegenüber Gesunden nicht unerheblich benachteiligt sein, da ihre Natrium- und Chlorid-Ausscheidung im Schweiß in den heißen Mittags- und Nachmittagsstunden nicht mit Hilfe des endogenen Aldosteron eingespart werden kann. Das wird sich bei Hitzearbeiten sowie Aufenthalt in den Tropen ungünstig bemerkbar machen. Es wird kein Zufall sein, daß das Erbleiden bisher nur bei der weißen Rasse, nicht bei Negern beobachtet wurde.

Die Schweißdrüsenfunktion bietet sich nicht nur für Mucoviscidosis-Untersuchungen, sondern auch für die Analayse extrarenaler Aldosteron-Wirkungen als wichtiges und leicht erreichbares Substrat für weitere Forschungen an.

Literatur

ANDERSEN, D. H.: J. chron. Dis. **7**, 58 (1958).

BOHN, H.: Symposium über kongenitale Störungen des Wasserhaushaltes. Berlin-Göttingen-Heidelberg: Springer 1962.

— E. KOCH, W. RICK, B. v. KÜGELGEN, A. GRÜTZNER, W. GUMBEL u. W. JESCH: Dtsch. med. Wschr. **86**, 1384 (1961).

CONN, J. W., L. H. LOUIS, M. W. JOHNSTON and B. J. JOHNSTON: J. clin. Invest. **27**, 529 (1948).

FANCONI, G., E. UEHLINGER u. C. KNAUER: Wien. med. Wschr. **86**, 173 (1936).

GIBSON, L. E., and R. E. COOBE: Pediatrics **23**, 545 (1959).

KOCH, E.: Symposium über kongenitale Störungen des Wasserhaushaltes. Berlin-Göttingen-Heidelberg: Springer 1962.

— W. TOLCKMITT, R. ZELLMER, A. MEIMBERG u. E. KOCH: Klin. Wschr. **39**, 97 (1961).

SCHWARTZ, I. J., and J. H. THAYSEN: J. clin. Invest. **35**, 114 (1956).

THAYSEN, J. H.: Sekretionsstudier. Copenhagen, Diss. 1955.

Aus der 2. Med. Klinik und Poliklinik der Med. Akademie Düsseldorf
(Direktor: Prof. Dr. K. OBERDISSE)

Aldosteron und Cortisol im Urin und in den Nebennieren beim Cushingsyndrom

Von

F. H. FRANKEN und H. ZIMMERMANN

Gewöhnlich wird die erhöhte C_{21}-Steroidsekretion beim Cushingsyndrom an Hand der Steroidausscheidung im Urin durch die Bestimmung der 17-OHCS nach SILBER-PORTER, der 17-Ketogenen Steroide nach NORYMBERSKY oder der 17-OHCS nach APPLEBY nachgewiesen. Dagegen existieren nur wenige Untersuchungen über die Cortisolausscheidung beim Cushingsyndrom, und Paralleluntersuchungen zwischen Cortisol- und Aldosteronausscheidung wurden bisher kaum durchgeführt.

Wir untersuchten deswegen bei 8 Patienten mit dem Vollbild eines Cushingsyndroms und NNR Hyperplasie (7 Frauen, 1 Mann) die Aldosteron- und Cortisolausscheidung im Urin nach der Methode von NEHER und WETTSTEIN. Die Bestimmung des Aldosterons, des Cortisols und des Cortisons ist dabei in einem Arbeitsgang möglich, wobei allerdings der Nachteil der Säurehydrolyse bei p_H 1 in Kauf genommen werden muß. Bei sechs der Patienten wurde ferner im Anschluß an eine operative Entfernung der hyperplastischen NN deren Gehalt an Cortisol, Cortison, Corticosteron und Aldosteron bestimmt.

Die Cortisolausscheidung fand sich bei unseren Untersuchungen überwiegend stark erhöht. Sie war viel eindrucksvoller als der Anstieg der 17-OHCS, die von uns nach der Methode von APPLEBY bestimmt wurden (Tab. 1). Zweimal wurden Normalwerte festgestellt. Die Schwankungen von Tag zu Tag waren ganz erheblich. Ein ähnliches Bild bot die von uns mitverfolgte Cortisonausscheidung. Die ausgeschiedenen Cortisonmengen waren jedoch insgesamt kleiner, auch fand sich keine regelmäßige Parallelität zwischen der Höhe der Cortisol- und der Cortisonausscheidung.

Die Aldosteronausscheidung war sehr unterschiedlich. Bei fünf der Patienten war sie normal, bei einer Patientin erhöht und bei zwei Patienten, bei denen wiederholte Bestimmungen durchgeführt wurden, schwankte sie von normalen bis zu stark erhöhten Werten.

Bei fünf Patienten wurde die Cortisol- und Aldosteronausscheidung unter einer ACTH-Belastung verfolgt. Vier Patienten erhielten je 25 IE Acethropan Hoechst über 8 Std infundiert, eine Patientin in 8stündigem Abstand je 40 E Cortrophine Z-Organon. Die Ergebnisse dieser ACTH-Belastung können deswegen mit den übrigen Belastungen nicht verglichen werden. Die Cortisolausscheidung stieg bei den mit Acethropan belasteten Patienten jeweils ganz erheblich an. Einmal erreichte sie mit 7900 μg fast das 200fache des obersten Normalwertes. Der Anstieg der Cortisonausscheidung war weniger eindrucksvoll. Die 17-OHCS fanden sich jeweils beträchtlich erhöht, ohne sichere Parallelität zur Höhe der Cortisolexkretion. Die Aldosteronausscheidung stieg einmal auf 34 μg an, bei den beiden Patienten,

Tabelle 1

	Cortisol	Cortison	Aldosteron	17-OH CS
Normal	4—40 μg/24 Std	4—30 μg/24 Std	1—11 μg/24 Std	6—20 ♀ 6—25 ♂ mg/24 Std
1. Kl. ♀ . . .	330 390 212	155 130 87	3,3 4,4 9,4	8 Bestimmungen 17,3—53,0
2. Li. ♀ . . .	280	110	16,5	24,9
3. Go. ♀ . . .	95 1019	45 106	4,6 4,9	8 Bestimmungen 19,0—24,1
4. Ve. ♂ . . .	405 1650 776	73 92 78	5,0 7,3 31,4	49,5 18,0 —
5. We. ♀ . . .	160 28	110 27	6,2 2,3	5 Bestimmungen 11,0—22,5
6. Ha. ♀ . . .	32	25	7,1	27,5
7. Uh. ♀ . . .	74	39	4,4	23,4
8. Mo. ♀ . . .	117 302 269	68 323 160	4,5 73,0 28,3	7,8 23,8 28,6

bei denen vorher teilweise erhöhte Werte gefunden worden waren, kam es zu einem weiteren Ansteigen derselben bis etwa zum 10fachen des obersten Normalwertes.

Zwei der Patienten erhielten über mehrere Tage SU 4885 (Metopiron) in einer Dosierung von 3000 mg/die, womit ein optimaler Effekt auf die Blockierung der 11 β-Hydroxylierung erreicht wird. Unter SU 4885 wurde die Cortisol- und Cortisonausscheidung sehr niedrig, war aber stets noch meßbar, während die Aldosteronausscheidung auf nicht mehr meßbare Werte abfiel. Die 17-OHCS stiegen erheblich an, da darin die Metaboliten der unter SU 4885 vermehrt gebildeten Vorstufen des Cortisols und Aldosterons erfaßt werden. Nach Absetzen des SU 4885 setzte ein sofortiger Anstieg der Cortisol-Cortison- und Aldosteronausscheidung ein, während die 17-OHCS abfielen. Bei einem der Patienten wurde anschließend Dexamethason verabreicht, worunter eine starke Hemmung der Cortisol-Cortison- und 17-OHCS-Ausscheidung eintrat, während die Aldosteronexkretion unbeeinflußt blieb.

In Tab. 2 sind die Mittelwerte der Untersuchungen des Cortisol-Cortison-Corticosteron- und Aldosterongehaltes in 11 hyperplastischen NN von sechs Patienten mit Cushingsyndrom zusammengestellt, und in Vergleich zu den von Neher an den NN von zwei Normalpersonen und zwei Patienten mit Cushingsyndrom gefundenen Werten gesetzt. Die von uns verwandte Aufarbeitungsmethode war dieselbe wie bei Neher, so daß ein Vergleich gut möglich ist. Es ist ersichtlich, daß der Gehalt an Cortisol in den NN bei den Cushing-Kranken durchschnittlich erheblich höher als bei den zwei Normalpersonen liegt.

Unsere Untersuchungen zeigen, daß die Cortisolausscheidung im Harn beim Cushingsyndrom meist ganz erheblich erhöht und eindrucksvoller ist, als der Anstieg der 17-OHCS oder der 17-Ketogenen Steroide. Sie bestätigen die Untersuchungen von ROSS und von COPE und BLACK.

Tabelle 2

	Normale NN NEHER 2 Norm.-Pers. (4 NN)	Cushing-Syndrom bei NN Hyperplasie NEHER 2 Pat. (4 NN)	Cushing-Syndrom bei NN Hyperplasie eigene Untersuchungen 6 Pat. (11 NN)
Cortisol	1,5 — 3,9 µg/g	2,03— 5,3 µg/g	1,06— 7,24 µg/g
%	13,6 —69,5	56,2 —81,2	59,6 —95,9
Cortison	0,04— 0,39 µg/g	0,06— 0,35 µg/g	0,04— 0,48 µg/g
%	0,4 — 6,6	2,4 — 3,7	1,6 —11,1
Corticosteron	1,0 —10,6 µg/g	0,32— 3,5 µg/g	0,08— 1,0 µg/g
%	27,5 —86,3	12,8 —37,5	1,5 —34,3
Aldosteron	0,06— 0,39 µg/g	0,09— 0,25 µg/g	0,03— 0,29 µg/g
%	0 — 6,6	2,6 — 3,6	0,9 —15,9

Die Aldosteronausscheidung kann beim Cushingsyndrom ähnlichen Schwankungen unterworfen sein wie die Ausscheidung des Cortisols oder seiner Metaboliten wobei wahrscheinlich eine ACTH-Stimulierung der Aldosteronsekretion eine Rolle spielt. Eine Korrelation zwischen der Höhe der Aldosteron- und Höhe der Cortisolausscheidung konnte von uns nicht beobachtet werden.

Die Bestimmung des Hormongehaltes in den operativ entfernten hyperplastischen NN läßt naturgemäß keine größeren Rückschlüsse zu, da einmal nur eine Augenblickssituation eines funktionellen Geschehens erfaßt wird und es andererseits nicht bekannt ist, inwieweit der operative Eingriff den Hormongehalt beeinflußt. Ein höherer prozentualer Cortisolgehalt in den NN Cushing-Kranker gegenüber normalen NN scheint aber vorhanden zu sein.

Für die Überlassung von Harnen und von operativ entfernten Nebennieren eines Teils der aufgeführten Patienten danken wir Herrn Prof. Dr. BAYER von der chirurgischen Univ.-Klinik in Bonn sehr herzlich. Ferner danken wir Herrn Priv.-Doz. Dr. BREUER für die Durchführung einiger der 17-OHCS-Bestimmungen.

Diskussion

J. TAMM (Hamburg):

Ich möchte den Vortragenden gern fragen, ob die Bestimmung der Cortisol-Ausscheidung im Urin unter einer standardisierten ACTH-Infusion die Differentialdiagnose einer Nebennierenrinden-Hyperplasie und eines Nebennierenrindentumors erlaubt. Der von Ihnen in einem Ihrer Fälle beobachtete Anstieg der Cortisol-Ausscheidung im Urin trotz der laufenden Metopirongabe läßt sich m. E. nicht durch einen zusätzlichen endogenen ACTH-Stimulus erklären, da bei der zugeführten Metopirondosis eine gleichmäßige Blockade der 11-β-Hydroxylase bestanden haben muß.

L. ZICHA (Erlangen):

Wir haben zur Zeit eine 18jährige Patientin mit einem Tumorrezidiv eines vor $1^1/_2$ Jahren operierten Nebennierenrindentumors in Behandlung. Die erneute Operation wurde von den

Chirurgen abgelehnt. Inwieweit besteht nach Ihrer Ansicht eine Erfolgsmöglichkeit der Tumorbehandlung mit Metopiron allein oder mit einer kombinierten Dexamethason-Metopiron-Therapie?

F. H. FRANKEN (Düsseldorf):

1. Antwort auf die Frage, warum unter Metopiron am 4. Tag der Verabreichung bei einem Cushingpatienten schon wieder eine stark erhöhte Cortisolausscheidung auftritt: Metopiron vermag im Gegensatz zum Aldosteron die Cortisolausscheidung nicht vollständig zu blockieren. Bei dem vorliegenden Fall nehme ich an, daß die Blockierung der NNR zu einem solch starken Anstieg der ACTH-Sekretion geführt hat, daß der Blockierungseffekt durchbrochen wurde und sich wieder ein neues Gleichgewicht einstellte.

2. Zur Frage ob man Metopiron therapeutisch anwenden könne beim Cushing, wenn z. B. eine Operation nicht in Frage käme: Eine therapeutische Anwendung ist schon wegen der kurzen Wirkungsdauer von Metopiron nicht möglich. Es muß alle 4 Std gegeben werden. Therapeutisch wird das op'DDD verwandt, über das Herr GEYER noch berichten wird.

Aus der Frauenklinik der Universitätskliniken Mainz
(Direktor: Prof. Dr. K. Thomsen)
und der Medizinischen Abt. des Stadtkrankenhauses Kassel
(Direktor: Prof. Dr. H. Kalk)

Die Aldosteronausscheidung nach Porto-Cavaler-Shunt-Operation

Von

G. Stark und E. Wildhirt

Mit 1 Abbildung

Zur Vermeidung des Verblutungstodes aus Oesophagus-Varicen wegen portaler Hypertonie wird bei der Lebercirrhose heute in einem Teil der Fälle operativ eine Anastomose zwischen der Vena portae und der Vena cava caudalis angelegt mit Hilfe der sog. Porto-Cavalen-Shunt-Operation. Von den bisher operierten Patienten zeigte ein verschieden großer Prozentsatz stuporöse Zustände, die von der leichten Verwirrung bis zum Koma reichten. Diese cerebralen Komplikationen werden auf stickstoffhaltige Abbauprodukte, vorwiegend Ammoniak, die auf Grund der Ausschaltung der Leber unentgiftet zum Gehirn gelangen, zurückgeführt. Bemerkenswerterweise zeigten diese Patienten neben den cerebralen Erscheinungen auch Veränderungen des Wasserstoffwechsels in Form von Ödemen, die durch die üblichen Diuretica nicht zu beeinflussen waren. Versuche mit dem Aldosteronblocker ,,Aldactone" dagegen führten schlagartig zu einer erheblichen Besserung des Allgemeinbefundes, wobei der Rückgang der cerebralen Erscheinungen besonders auffällig war. Herr Wildhirt hat über seine Erfahrungen mit Aldactone bei solchen Stupor-Zuständen ausführlich in Hamburg auf dem letzten Internisten-Kongreß referiert. Der günstige therapeutische Effekt mit dem Aldosteron-Blocker Aldactone legte die Vermutung nahe, daß sich möglicherweise nach der Porto-Cavalen-Shunt-Operation ein sekundärer Aldosteronismus, der vorher klinisch nicht evident war, ausgebildet hätte. Der in einem Teil der Fälle erniedrigte Natrium-Kalium-Quotient unter 1,0 sprach für diese Annahme. Zur Klärung dieser Frage haben wir deshalb bei 10 solchen Porto-Cavalen-Shunt operierten Patienten nach vorheriger Auslassung aller Medikamente über mehrere Tage die Aldosteronausscheidung im Urin bestimmt. Wir verwandten hierbei die von Neher und Wettstein angegebene Methode. Zur Untersuchung kam der 24 Std-Urin, der sofort eingefroren und zur weiteren Aufarbeitung im eingefrorenen Zustand nach Mainz transportiert wurde.

Bei den von uns untersuchten Fällen lag die Porto-Cavalen-Shunt-Operation 2 Monate bis 5 Jahre zurück. Von den 10 Fällen zeigten 7 weder klinische Zeichen einer Wasserretention noch psychische Ausfallserscheinungen, so daß hier eine

Aldactone-Behandlung nicht durchgeführt wurde. Die Aldosteronausscheidung war bei diesen Patienten normal, wofür auch die normalen Natrium- und Kaliumwerte mit einem Natrium-Kalium-Quotienten über 1,0 sprachen.

3 Patienten hatten dagegen nach der Operation, die hier 2—3 Jahre zurücklag, starke Ödeme, cerebrale Erscheinungen in Form von Stuporzuständen bis zum Koma. Mit den üblichen Diuretica war keine klinische Besserung zu erzielen. Die Aldosteron-Bestimmung zeigte nun bei diesen Fällen eine deutlich über die bei uns gefundene Norm von 10 γ/Tag hinausgehende Aldosteron-Ausscheidung von 15, 32 bzw. 42 γ/Tag, Werte, wie sie sonst bei der schweren dekompensierten Lebercirrhose gefunden werden. Die Elektrolytwerte im Urin waren entsprechend verändert (s. Abb. 1). An der vermehrten Aldosteronbildung bei diesen Fällen ist also nicht zu zweifeln. Dafür sprechen weiter nicht nur der niedrige Natrium-Kalium-Quotient unter 1,0, sondern auch der positive Auslaßversuch nach Aldactone, bei dem es zu einer deutlichen Verschlechterung des Krankheitsbildes kam.

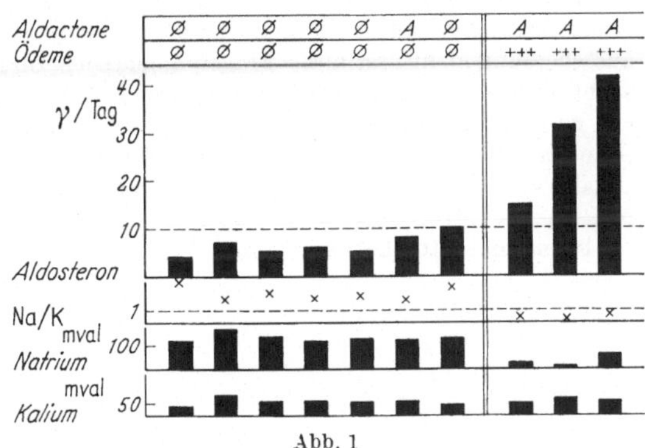

Abb. 1

Warum es in dem einen Fall nach Porto-Cavaler-Shunt-Operation zu einer vermehrten Aldosteronbildung — wahrscheinlich auf Grund postoperativer hämodynamischer Veränderungen — kommt und in dem anderen Fall nicht, ist zur Zeit noch Gegenstand weiterer Untersuchungen.

Sicher aber stehen die bei diesen Patienten beobachteten cerebralen Veränderungen hiermit in Zusammenhang, wobei nicht klar ist, ob eine mögliche Ammoniakintoxikation des Cerebrums oder die Veränderung des Wasserstoffwechsels die letzte Ursache darstellen. Die guten Erfolge mit dem Aldosteronblocker Aldactone sprechen für die letztere Annahme. Über die extrarenale Wirkung von Aldactone liegen bisher noch nicht viel Befunde vor. Wenn die Zusammenhänge hier bisher auch noch nicht geklärt sind, so kann man doch jetzt schon auf Grund der wenigen Fälle sagen, daß bei einem Teil der Fälle bei Sturporzuständen nach Porto-Cavaler-Shunt-Operation offenbar ein sekundärer Hyperaldosteronismus vorliegt und daß hier zur Zeit die Gabe des Aldosteronblockes Aldactone die Behandlungsmethode der Wahl darstellt.

Diskussion

F. H. Franken (Düsseldorf):

Bemerkung zu Herrn Stark: Glauben Sie nicht, daß sich Ihre Befunde dadurch erklären, daß nach den porto-cavalen Shunt-Operationen ähnliche Verhältnisse aufgetreten sind wie bei Konstriktion der Vena cava inferior, die ja auch zu einem Hyperaldosteronismus führt, wie Davis gezeigt hat?

G. Stark (Mainz):

Bei den von uns untersuchten Patientinnen wurde kein Venendruck zum Zeitpunkt der Aldosteronbestimmung durchgeführt. Wir können also keine Aussage machen, wie hoch der

Venendruck zur Zeit der Aldosteronbestimmung gewesen ist. Zumindestens wäre es durchaus zu diskutieren, ob nicht nach der porto-cavalen Shunt-Operation ein erhöhter Venendruck im Bereich der Vena cava caudalis entsteht, der dann den Stimulus für die vermehrte Aldosteron-Sekretion abgibt entsprechend den Anschauungen der Arbeiten von Bartter. Sollte wirklich nach einer längeren Zeit sich ein erhöhter Venendruck ausbilden, ist damit zum mindesten jedoch nicht erklärt, warum in den 7 Fällen die Aldosteronausscheidung normal war, während sie in den anderen restlichen 3 Fällen deutlich erhöht gefunden wurde.

R. Schröder (Göttingen):

Wir haben in einzelnen Fällen eine Lebervenenkatheterisierung nach porto-cavaler Shunt-Operation durchgeführt. Während der Lebervenenverschlußdruck erwartungsgemäß noch erhöht war, war aber der Druck in der Vena cava inferior nicht wesentlich verändert. Allerdings hatten die Fälle auch nicht die beschriebene Stuporform, und wir haben die Aldosteronausscheidung nicht bestimmt. Fragen möchte ich, ob NH_3 im Blut bei den Stuporfällen untersucht worden ist. Eine Aldosteronerhöhung allein ist ja kaum für diese Zustände verantwortlich zu machen. Möglicherweise ist aber eine metabolische Alkalose als Folge einer erhöhten Aldosteronsekretion Ursache dieser Stuporzustände. Es ist ja bekannt, daß dabei das p_H-Gefälle vom extracellulären in den intracellulären Raum und damit auch der Abstrom von NH_3 in den Intracellulärraum vergrößert ist und das intracelluläre NH_3 ist ja doch wohl für die Ammoniakintoxikation in erster Linie verantwortlich.

Aus der Chirurgischen Univ.-Klinik und Poliklinik Bonn
(Direktor: Prof. GÜTGEMANN)
und aus der Medizinischen Univ.-Klinik Bonn
(Direktor: Prof. Dr. A. HEYMER)

Primärer Aldosteronismus

2 operierte Fälle

Von

K. W. FRITZ, J. M. BAYER und P. BÖHM

Mit 3 Abbildungen

Wir hatten Gelegenheit, 2 Fälle von primärem Aldosteronismus zu beobachten; in beiden Fällen wurde bei der Operation (J. M. B.) ein Nebennierenrindenadenom vorgefunden. Der erste Fall wurde bereits von uns (*4*) veröffentlicht und dürfte weitgehend bekannt sein. Es handelte sich um einen klassischen Fall, bei dem die klinischen Erscheinungen und biochemischen Befunde mit Ausnahme der metabolischen Alkalose voll ausgeprägt waren. Ergänzend kann hinzugefügt werden, daß die Patientin 2 Jahre nach der Operation noch einmal nachuntersucht und in jeder Hinsicht auch in bezug auf den Blutdruck normale Verhältnisse vorgefunden wurden.

Gestatten Sie mir zu diesem Fall einige Bemerkungen über die Transformationsvorgänge in der Nebennierenrinde außerhalb des Adenoms. Wie aus Hormonanalysen des Tumorgewebes (*13*, *14*, *17*) und besonders aus Inkubationsversuchen an Tumorschnitten (*1*, *2*, *7*, *10*, *12*) geschlossen werden darf, sezernieren diese Tumoren außer Aldosteron in wechselnden Mengen gleichzeitig Corticosteron und Cortisol. Maßgebend für die Prägung des Krankheitsbildes ist offenbar die Relation Aldosteron/Cortisol zugunsten von Aldosteron im Gegensatz zum Cushing-Syndrom. Im allgemeinen werden beim primären Aldosteronismus in der übrigen Nebennierenrinde keine strukturellen Veränderungen gefunden. Gegen Erwarten wurde eine Verschmächtigung der Zona glomerulosa nur in vereinzelten Fällen (*9*, *15*, *16*) angegeben. Eine Atrophie der Zona fasciculata ist uns aus dem Schrifttum in 4 Fällen (*5*, *6*, *7*, *18*) bekannt. Ihre Bedeutung ist bisher nicht recht geklärt. Auch bei unserer ersten Patientin fand sich eine ausgesprochene Atrophie der Zona fasciculata bzw. das klassische Bild der regressiven Transformation, wie TONUTTI, der die histologischen Untersuchungen durchgeführt hatte, feststellen konnte.

Diapositiv 1: Operationssitus, Vorder- und Rückfläche der linken Nebenniere, der Rückfläche anhaftend ein von der Bindegewebskapsel ausgehendes 2,3 × 2,2 × 1,2 cm messendes Rindenadenom.

Diapositiv 2: Histologischer Ausschnitt aus dem Tumor, der überwiegend eine Fasciculatastruktur aufweist, stellenweise jedoch auch eine Anordnung der Zellen zu Ballen oder zu netzartigen Strukturen nach Art der Glomerulosa bzw. Reticularis. Die Zellen entsprachen jedoch, wie durch Serienschnitte festgestellt wurde, praktisch ausschließlich Spongiocyten, d. h. fasciculataartig differenzierten Zellen.

Diapositiv 3: Regressive Transformation der Nebennierenrinde der Tumorseite (Gefrierschnitt, Scharlachrotfärbung), die auf der kontralateralen Seite (Probeexcision) in gleicher Weise ausgeprägt war. Schmale Fasciculata, unverhältnismäßig breiter, lipoidfreier peripherer Rindenabschnitt, bestehend aus Glomerulosa und rückgebildetem Teil der Zona fasciculata, breite Reticularis.

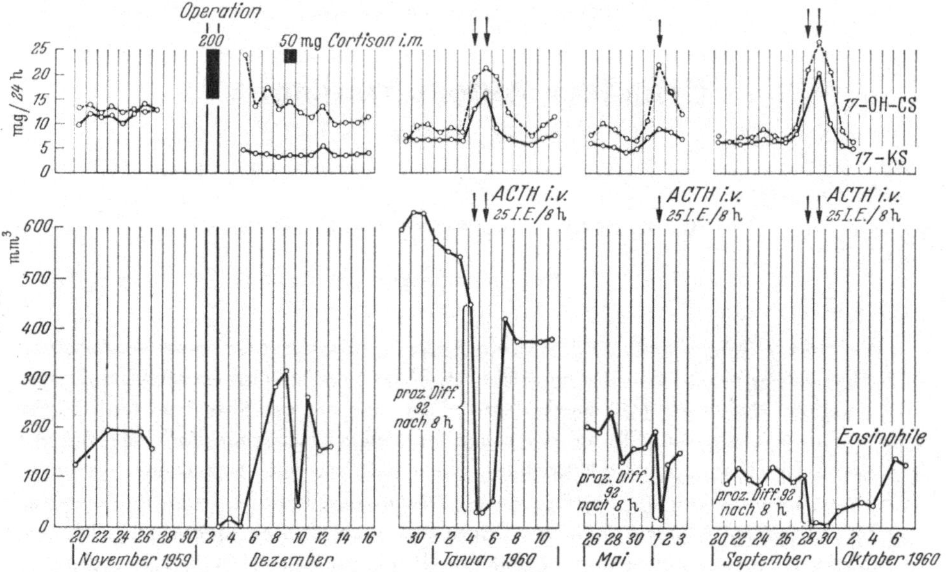

Abb. 1. Fall 1. Ausscheidung der 17-KS und der totalen 17-OHCS im Urin sowie Zahl der Eosinophilen bei einer 18jährigen Patientin mit primärem Aldosteronismus vor und unmittelbar nach der Operation sowie bei späteren Kontrollen

Diapositiv 4 (Abb. 1) orientiert über die Ausscheidung der 17-KS und der totalen 17-OHCS im Urin vor, unmittelbar nach sowie 4 Wochen, 6 Monate und 10 Monate nach der Operation zusammen mit dem Verhalten der Eosinophilenzahl/mm³. Unmittelbar nach der Entfernung der linken Nebenniere mit dem Tumor sinkt die Ausscheidung der 17-KS auf ein Drittel der Ausgangswerte ab. Die Werte der 17-OHCS fallen unter dem Einfluß von i.m. verabreichtem Cortison nur langsam unter das präoperative Niveau. Klinische Insuffizienzerscheinungen (hochgradige Inappetenz, Übelkeit, Brechreiz) veranlassen am 7. Tag p.op. eine nochmalige Injektion von Cortison. Mit Abklingen der Cortisonwirkung steigt die Zahl der Eosinophilen an und erreicht bei Fortdauer der Inappetenz knapp 4 Wochen nach der Operation ihre maximale Höhe (628/mm³). Die Spontanausscheidung der 17-KS ist um diese Zeit um die Hälfte, die der 17-OHCS um ein Drittel gegenüber den präoperativen Werten reduziert. Bei den späteren Kontrollen werden praktisch die gleichen Werte bestimmt, jedoch hat sich ihre Ansprechbarkeit auf ACTH zunehmend gebessert. Eine normale Eosinophilenzahl wurde erst bei der Kontrolle 6 Monate nach der Operation gefunden.

Das geschilderte Verhalten der Ausscheidung der 17-KS und der 17-OHCS sowie der Eosinophilenzahl in der postoperativen Phase sowie klinisch manifeste Insuffizienzerscheinungen deuten auf einen Cortisolmangel in der verbliebenen rechten Niere hin. Die funktionellen Hinweise decken sich mit dem morphologischen Befund der regressiven Transformation, der in der Rinde beider Nebennieren erhoben worden war. Diese ist als Ausdruck einer ACTH-Hemmung durch eine stärkere Cortisolproduktion durch das Rindenadenom aufzufassen, die neben der Aldosteronsekretion bestanden haben muß. Es ist ferner anzunehmen, daß die vor der Operation im oberen Normbereich liegenden Ausscheidungswerte der 17-OHCS zu einem großen Teil auf die Cortisolproduktion durch den Tumor zu beziehen ist, eine Feststellung, die für die Operationsvorbereitung solcher Fälle von entscheidender Bedeutung sein kann (*3*).

Bei dem 2. Fall, der erst vor 5 Wochen operiert wurde, war die Diagnose wesentlich schwieriger als bei dem ersten Fall. Aus 2 Gründen: Einmal handelte es sich um einen sog. asymptomatischen Fall, d. h. im klinischen Erscheinungsbild waren keine Hinweise auf ein Connsches Syndrom gegeben; so fehlten die anfallsweise Muskelschwäche, Tetanien und Parästhesien. Nur auf ausdrückliches Befragen wurde eine vorübergehende Polydipsie und Polyurie angegeben. Die Patientin war 35 Jahre alt, hatte seit 9 Jahren einen Hochdruck und vor etwa einem halben Jahr einen apoplektischen Insult mit einer Halbseitenparese, die sich wieder zurückgebildet hatte. Hinsichtlich der Diagnose waren wir ganz auf die biochemischen Veränderungen angewiesen; sie gründete sich auf eine hochgradige Hypokaliämie mit dem niedrigsten Wert von 2,2 mäq/l (Abb. 3), einer zeitweise bestehenden Alkalose, dem Nachweis des Kaliumverlustes durch die Nieren sowie dem fehlenden Nachweis einer primären Nierenerkrankung. Vereinzelte Aldosteronbestimmungen im Urin (Dr. F. H. Franken, II. Medizinische Klinik, Düsseldorf) ergaben obere Norm- bzw. gering erhöhte Werte. Erschwerend für die Diagnose war ferner die Tatsache, daß bei der femoralen Aortographie (Prof. Dr. Thurn, Röntgenabteilung der Medizinischen Klinik Bonn) auf beiden Seiten eine Stenose der Nierenarterie am Abgang von der Aorta festgestellt worden war, die rechts stärker ausgeprägt war als links. Es ergab sich nun die Frage, primärer Aldosteronismus mit sekundärer Einengung der Nierenarterien als Folge des Hochdrucks oder „sekundärer" primärer Aldosteronismus, wie dies Stanbury (*19*) einmal ausgedrückt hatte, als Folge der Nierenarterienstenosen. Daß einseitiger Verschluß einer Nierenarterie gelegentlich sekundär zu dem Bild des Connschen Syndroms führen kann, wurde besonders durch die Fälle von Dollery u. Mitarb. (*8*) sowie von Laidlaw u. Mitarb. (*11*) bekannt; bei diesen Fällen, von denen zwei durch Nephrektomie geheilt werden konnten, bestanden jedoch eine maligne Hypertonie

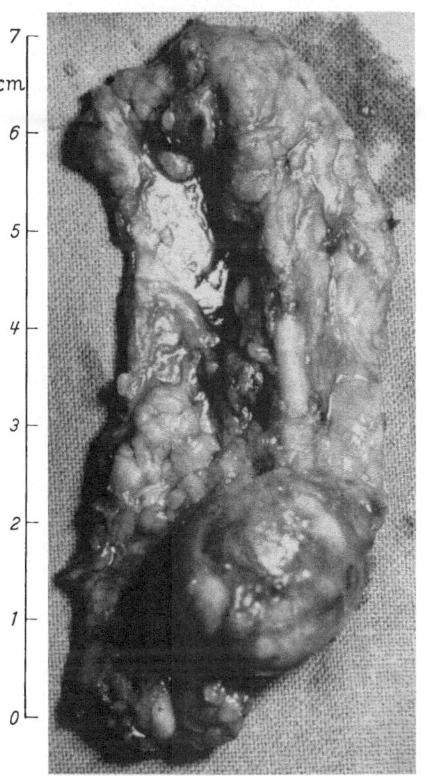

Abb. 2. Fall 2. Rückseite der entfernten linken Nebenniere mit dem Adenom bei einer 35jährigen Patientin mit primärem Aldosteronismus

und niedrige Serum-Natrium-Werte. Ein ähnlicher Fall wurde uns gestern von G. SCHRÖDER, Göttingen, vorgetragen. Bei der benignen, wenn auch schweren Natur des Hochdruckes sowie den hohen Serum-Natrium-Werten unseres eigenen Falles neigten wir eher zu der Diagnose eines primären Aldosteronismus mit Nierenarterienstenosen als Folge des Hochdruckes und entschlossen uns daher zunächst

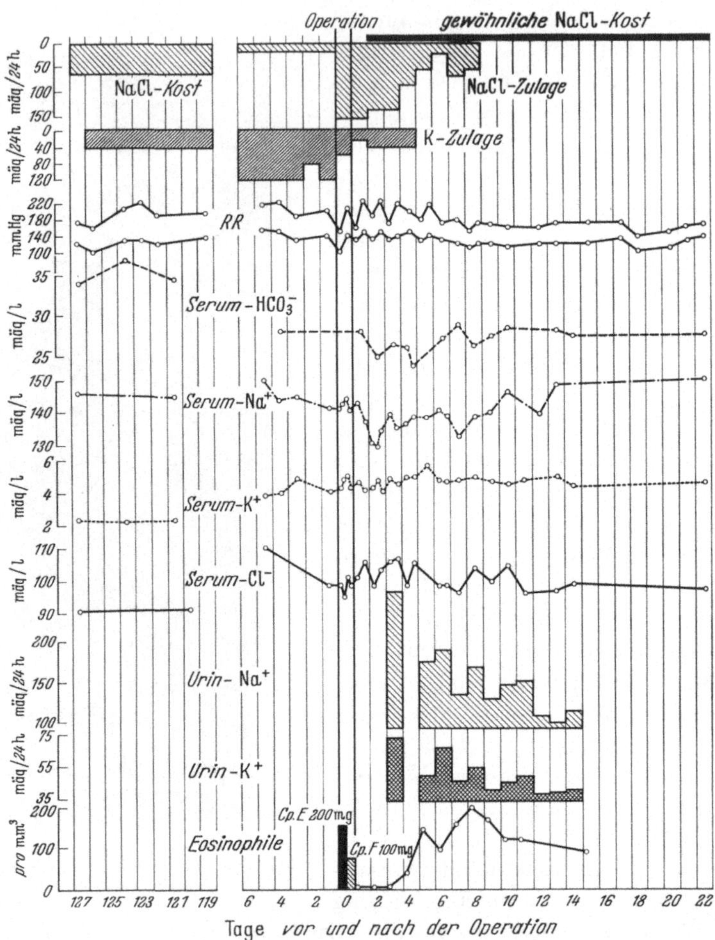

Abb. 3. Fall 2. NaCl- und Kaliumzufuhr, Blutdruck, Serum-Bicarbonat, Serum-Natrium, -Kalium und -Chlorid, Natrium- und Kaliumausscheidung im Urin vor und bzw. nach der Operation bei der gleichen Patientin wie in Abb. 2

zu einer Exploration der Nebennieren, obwohl bei der Aortographie kein Tumor zu erkennen war. Unsere Annahme sollte sich als richtig erweisen. Bei der Operation fanden wir auf der linken Seite wiederum an der Rückfläche der Nebenniere ein kleines Rindenadenom, das mit der gesamten Nebenniere entfernt wurde (Abb. 2). Die wichtigsten Daten über das Verhalten der Serum-Elektrolyte, des Bicarbonat-Spiegels und des Blutdruckes ergeben sich aus Abb. 3. Bei streng kochsalzarmer Kost ($<$ 17 mäq/24 Std) und einer täglichen Kaliumzulage von 120 mäq wurde das Kaliumdefizit offenbar weitgehend aufgefüllt. Die Operation konnte wie bei unserem ersten Fall bei normalen Serum-Elektrolyten und normalem Bicarbonatspiegel durchgeführt werden. Nach dem Eingriff wurden anfänglich Natrium sowie auch Kalium vermehrt im Urin ausgeschieden. Die Serum-Natrium-Werte waren am 2. und 7. Tag p. op. abnorm niedrig. Vom 9. Tag nach der Operation an blieben die Serum-Elektrolyte und der Bicarbonatspiegel bei alleiniger üblicher Kochsalzkost im Bereich der Norm. Der Blutdruck zeigte postoperativ eine Tendenz zu einem systolischen Abfall, während die diastolischen Werte praktisch unverändert geblieben sind. Da die Nierenbiopsie bereits eine hochgradige Arterio- und Arteriolosklerose ergeben hatte (Doz. Dr. HAFERKAMP, Pathologisches Institut der Univ. Bonn), wird man mit einem wesentlichen Abfall des Blutdruckes nicht rechnen dürfen. Die Histologie des Rindenadenoms und der übrigen Nebenniere steht noch aus. Wir werden über diesen Fall an anderer Stelle noch eingehend berichten.

Danksagung

Herrn Doz. Dr. H. BREUER (Leiter der Chemischen Abt. der Chirurgischen Klinik Bonn) danken wir für die Bestimmungen der 17 KS und der totalen 17-OHCS im Urin bei dem ersten Fall.

Literatur

1. AYRES, P. J., O. GARROD, S. A. S. TAIT and J. F. TAIT: In: An International Symposium on Aldosterone, p. 143, edit. by A. F. MULLER and C. M. O'CONNOR. London: J. & A. Churchill 1958.
2. BAILEY, R. E., C. T. SLADE, A. H. LIEBERMAN and J. A. LUETSCHER: J. clin. Endocr. **20**, 457 (1960).
3. BAYER, J. M.: Chirurg **32**, 519 (1961).
4. BÖHM, P., K. W. FRITZ, J. M. BAYER, F. H. FRANKEN u. A. SCHAEDE: Dtsch. med. Wschr. **85**, 1161—1165, 1173—1174 (1960).
5. CONN, J. W., and L. H. LOUIS: Trans. Ass. Amer. Phycns. **68**, 215 (1955).
6. CHALMERS, T. M., M. G. FITZGERALD, A. H. JAMES and A. SCARBOROUGH: Lancet **1956 I**, 127.
7. DAVIGNON, J., F. TREMBLAY, W. NOWACZYNSKI, E. KOIW and J. GENEST: Acta endocr. (Kbh.) **38**, 207 (1961).
8. DOLLERY, C. T., R. SHACKMANN and J. SHILLINGFORD: Brit. med. J. **1959 II**, 1367.
9. FORD, H. C., L. W. BLUEMLE JR., W. S. BLAKEMORE and W. A. JEFFERS: Arch. intern. Med. **109**, 55 (1962).
10. GALE, I., H. I. JORY, L. MULLIGAN and J. W. WOOLEN: Amer. J. Med. **28**, 311 (1960).
11. LAIDLAW, J. C., E. R. YENDT and A. G. GORNALL: Metabolism. **9**, 612 (1960).
12. LIEBERMAN, A. H., C. I. SLADE, F. KRÜCK and J. A. LUETSCHER JR: Clin. Res. Proc. **6**, 93 (1958).
13. LOUIS, L. H., and J. W. CONN: J. Lab. clin. Med. **52**, 923 (1958).
14. — — Recent Progr. Hormone Res. **17**, 415 (1961).
15. MIESCHER, P., O. GSELL, R. NISSEN, R. NEHER, F. GLOOR u. L. SUTER: Schweiz. med. Wschr. **90**, 181 (1960).
16. MILNE, M. D., R. C. MUEHRCKE and I. AIRD: Quart. J. Med. N. S. **26**, 317 (1957).
17. NEHER, R.: In: An International Symposium on Aldosterone, p. 11, edit.: by A. F. MULLER and C. M. O'CONNOR. London: J. & A. Churchill 1958.
18. SKANSE, B., F. MÖLLER, K. GYDELL, S. JOHANSEN and H. B. WULFF: Acta med. scand. **158**, 181 (1957).
19. STANBURY, S. W., A. H. GOWENLOCK and R. F. MAHLER: In: An International Symposium on Aldosterone, p. 155, edit.: by A. F. MULLER and C. M. O'CONNOR. London: J. & A. Churchill 1958.

Diskusison

P. BÖHM (Bonn-Venusberg):

Ergänzend zu dem Vortrag von Herrn Bayer möchte ich mitteilen, daß der Blutdruck bei normaler Kost systolisch nach der Operation gegenüber vorher jetzt doch deutlich niedriger ist; lediglich der diastolische Wert ist nicht sicher beeinflußt.

Sehr auffällig war bei unserer 2. Patientin auch die Feststellung, daß unter Gabe von 600 mg Aldactone die Hypokaliämie nur bei normaler kochsalzhaltiger Kost beseitigt werden konnte; bei kochsalzfreier Kost ließ sich die Hypokaliämie durch die gleiche Menge Aldactone nicht wesentlich beeinflussen.

P. GÖBEL (Tübingen):

Die Diskrepanz zwischen Conn-Syndrom mit Nebennierentumor und nicht vermehrter Aldosteronausscheidung läßt sich leicht dadurch erklären, daß bei der verwandten Bestimmungsmethode nur das 3-oxo-Konjugat erfaßt wurde, während gerade beim Conn-Syndrom eine vermehrte Ausscheidung von H_4-Aldosteron auftritt. Bei der Diagnose des Conn-Syndroms aus dem Urin muß neben der p_H^1-Hydrolyse eine fermentative Spaltung mit β-Glucuronidase durchgeführt werden.

W. SIEGENTHALER (Zürich):

Die Tatsache, daß nicht nur essentielle und maligne Hypertonien sondern auch Nierenarterienstenosen mit einem Hyperaldosteronismus einhergehen können, macht deren differentialdiagnostische Abgrenzung gegenüber dem Krankheitsbild des primären Hyperaldosteronismus besonders wichtig. Sonst wird es vorkommen, daß man infolge Annahme eines Connschen Syndroms eine Adrenalektomie ausführt und dabei an der Ursache des Hyperaldosteronismus vorbeigeht. Trotzdem diese Differentialdiagnose recht schwierig sein kann, dürfte es im allgemeinen gelingen, durch eine entsprechende Kaliumzufuhr das Kaliumdefizit bei den essentiellen und malignen Hypertonien sowie Nierenarterienstenosen zu normalisieren, während dieser Ausgleich beim primären Hyperaldosteronismus im allgemeinen nicht gelingt.

G. GEYER (Wien):

Anfrage, ob bei dem zweiten demonstrierten Falle die präoperativ im Aortogramm dargestellte Stenose der Nierenarterien in situ tatsächlich nachweisbar gewesen ist.

L. WEISSBECKER (Karlsruhe):

So interessant die von Herrn Kollegen BAYER beschriebenen Beobachtungen sind, so möchte ich doch vor Verallgemeinerungen warnen. Man ist zu leicht geneigt, heute irgendwie geartete Veränderungen auf eine Störung in der Aldosteronproduktion oder dem Aldosteronstoffwechsel zurückzuführen. Ich möchte in diesem Zusammenhang auf die Anfang der vierziger Jahre erschienene Monographie des Pathologen LIEBEGOTT erinnern, der bei Hypertonien signifikant häufiger mehr oder weniger kleine Adenome der Nebennierenrinde fand. Diese Adenome lassen sich unschwer als Ausdruck einer Anpassungshyperplasie oder -hypertrophie erklären. Wenn nun, besonders im zweiten eben beschriebenen Fall eine doppelseitige Nierenarterienstenose nachgewiesen wurde, so wäre es doch näherliegend, die gefundenen Adenome als Folge der offensichtlich schon länger bestehenden Hypertonie anzusehen, um so mehr, als Exstirpation der Adenome ja nicht die Hypertonie gebessert hat. Dann dürfte der eben geschilderte Fall allerdings nicht dem Connschen Syndrom entsprechen, sondern mehr in die Gruppe der sekundären Hyperaldosteronismen einzureihen sein.

J. M. BAYER (Bonn):

Antworten zu den Diskussionsbemerkungen zu meinem Vortrag.

Zur Bemerkung von SIEGENTHALER: Es ist richtig, daß die Mehrzahl der Patienten mit primärem Aldosteronismus bei gewöhnlicher Kochsalzkost gegenüber der Zufuhr von Kalium resistent ist. Jedoch gibt es Ausnahmen. Von wesentlicher Bedeutung ist jedoch die Kochsalzmenge in der Nahrung. BARTTER hat wohl zuerst gezeigt, daß eine streng kochsalzarme Kost unter Umständen schon allein die Serum-Kalium-Werte zu normalisieren vermag. Das war bei unseren beiden Patienten nicht der Fall, gelang jedoch wie auch bei anderen Autoren durch gleichzeitige hohe Zufuhr von Kalium.

Zu den Bemerkungen von GEYER *und* WEISSBECKER: Die Möglichkeit, daß die Nierenarterienstenosen bei unserem zweiten Fall durch Stimulierung der Aldosteronsekretion den Tumor etwa im Sinne einer Anpassungshyperplasie ausgelöst haben könnte, ist durchaus zu erwägen. Neben den im Vortrag erwähnten Gründen sprechen jedoch die prompte Normalisierung der Serum-Elektrolyte und der Alkalireserve nach Entfernung des Tumors sowie die bei der Biopsie festgestellte Arterio-Arteriolostenose der linken Niere, deren Arterie ebenfalls an der Abgangsstelle von der Aorta eine Einengung aufwies, gegen eine solche Annahme und für einen primären Aldosteronismus mit sekundärer Stenose der extrarenalen Arterien.

Aus der Medizinischen Universitätsklinik Göttingen
(Direktor: Prof. Dr. SCHOEN)

Untersuchungen über das Verhalten der Nebennierenrindenhormone bei unbehandelter hydropischer Herzinsuffizienz

Von

R. SCHRÖDER

Mit 2 Abbildungen

Bei insgesamt 39 Patienten mit in der Mehrzahl sehr schwerer hydropischer Herzinsuffizienz haben wir den 17 OHCS-Plasmaspiegel und die Urinausscheidung der freien und glucoronsäureveresterten 17,21-Dihydroxy-20-Ketosteroide modifiziert nach SILBER und PORTER, die Ausscheidung von Aldosteron, Cortisol und Cortison nach der Methode von NEHER und WETTSTEIN bestimmt. Die Untersuchungen wurden bei den nicht oder ungenügend behandelten Patienten am 1. Tag nach der stationären Aufnahme durchgeführt, Kochsalz war zu diesem Zeitpunkt noch nicht beschränkt. Dekompensierte Hypertonien wurden ausgeschlossen.

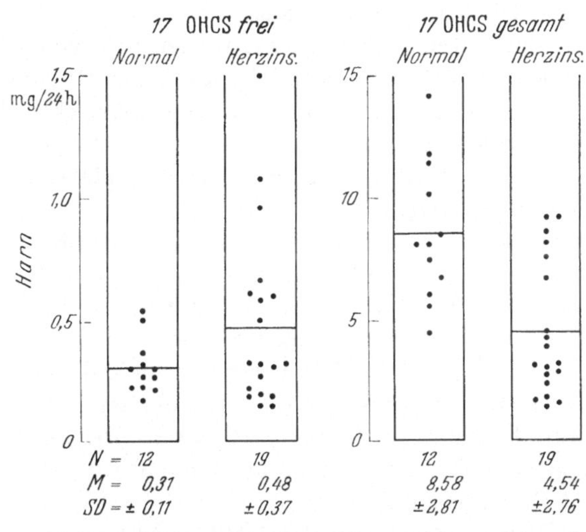

Abb. 1. Ausscheidung der freien und der gesamten — d. h. nach Hydrolyse mit β-Glucuronidase — methylenchloridlôslichen 17 OHCS (Silber-Porter-Chromogene) im Harn bei Gesunden und Patienten mit hydropischer Herzinsuffizienz

Der 17 OHCS-Plasmaspiegel ist bei den unbehandelten Patienten mit kombinierter Rechts-Links-Insuffizienz auf im Mittel 20,97 γ-% gegenüber 11,9 γ-% bei Gesunden erhöht. Wenn auch die Werte bei Herzinsuffizienz stärkere Schwankungen aufweisen, so ist der Unterschied doch statistisch hoch signifikant ($p < 0,001$).

Ein erhöhter Plasmaspiegel kann Folge einer verstärkten Sekretion oder einer normalen bzw. erniedrigten Sekretion bei verlangsamter Metabolisation und Ausscheidung sein.

Die Abb. 1 zeigt, daß die Urinausscheidung der gesamten mit Hilfe des Phenylhydrazin-Reagens zu bestimmenden Corticoide signifikant erniedrigt ist. Da

Herzinsuffiziente und Normale offenbar die gleiche Menge von infundiertem Cortisol als phenylhydrazin-reagierende Steroide ausscheiden — die Untersuchungen darüber sind noch nicht abgeschlossen —, ist die Cortisolsekretion offenbar erniedrigt, und zwar infolge einer Störung in der Metabolisation. Die verlangsamte Metabolisation von Cortisol dürfte — in Parallelität zu den Befunden bei Lebercirrhose und Hepatitis — in erster Linie auf eine gestörte Leberfunktion zurückzuführen sein. Alle unsere Patienten hatten einen stark pathologischen Bromthaleintest.

Die Ausscheidung der freien 17-Hydroxycorticosteroide im Urin ist bei Herzinsuffizienz etwas höher als bei Normalen. Der Quotient der freien zu den gesamten 17-Hydroxycorticosteroiden beträgt bei Gesunden 1 : 29 und bei Herzinsuffizienz 1 : 13. Der Unterschied ist statistisch hoch signifikant. Die erhöhte Ausscheidung der freien Corticoide dürfte einmal auf den gestörten Cortisolabbau und zum anderen direkt auf den erhöhten Plasmaspiegel zurückzuführen sein.

Die Ausscheidung des freien Cortisols im Urin weist bei Herzinsuffizienz große Unterschiede auf, ist aber trotz verminderter Sekretion im Mittel nicht erniedrigt. Die Normalwerte stimmen mit denen anderer Untersucher bei gleicher Methode gut überein. Die Ausscheidung von freiem Cortison ist gegenüber den Normalwerten signifikant erhöht, offenbar infolge einer — evtl. nur relativ — verstärkten Transformation von Cortisol in Cortison bei verminderter Reduktion in die jeweiligen Di- bzw. Tetra-Formen.

Zur Untersuchung des Zusammenspiels von Hypophyse und Nebennierenrinde haben wir 7 Patienten mit hydropischer Herzinsuffizienz 1 g Metopironditartrat in 2 Std i.v. infundiert. Metopiron hemmt selektiv die 11 β-Oxydation in der Nebennierenrinde. Es bewirkt damit einen Abfall des Cortisolplasmaspiegels und der Rückkoppelungsmechanismus zur Hypophyse mit Ausschüttung von ACTH wird in Gang gesetzt. Da die Blockierung der Hydroxylierung des Kohlenstoffatoms 11 weiterbesteht, kommt es jetzt zu vermehrter Bildung von 11-Desoxyverbindungen, in erster Linie von Substanz S und Cortixon. 11-Desoxycortisol, d. h. Substanz S hat aber die 17,21-Dihydroxy-20-Ketosteroid-Gruppe und wird somit mit dem Phenylhydrazinreagens nachgewiesen.

Bei 13 gesunden Versuchspersonen sinkt der Cortisolplasmaspiegel unter der Infusion von 1 g Metopironditartrat stark ab. Dann kommt es infolge ACTH-Ausschüttung zu einem sekundären Anstieg des 17-Hydroxycorticoidplasmaspiegels mit einem Maximum nach 6 Std. Es handelt sich jetzt in erster Linie um 11-Desoxycortisol.

Bei Patienten mit Herzinsuffizienz kommt es von einem erhöhten Ausgangswert zu einem relativ geringeren Abfall des Steroidplasmaspiegels während der Infusion, der nach 4 Std nur wenig höher ist und dann stärker ansteigt. Das Maximum nach 8 Std ist über den Ausgangswert erhöht. Diese zeitliche Verschiebung dürfte auf die geringere Metabolisation von Cortisol und auch 11-Desoxycortisol bei Herzinsuffizienz zurückzuführen sein. Es zeigt sich aber darüber hinaus, daß die Hypophyse auch bei Absinken des erhöhten Cortisolplasmaspiegels mit einer so starken ACTH-Ausschüttung reagiert, daß der Steroidplasmaspiegel — wenn auch zeitlich verschoben — den Ausgangswert sogar übersteigt. Das Rückkoppelungssystem Hypophase—Nebennierenrinde ist offenbar auf einen erhöhten Cortisolspiegel eingestellt. Diese Tatsache ergibt sich schon daraus, daß

— im Gegensatz zu den Befunden bei Lebercirrhose — der freie Cortisolplasmaspiegel bei hydropischer Herzinsuffizienz signifikant erhöht ist.

Zusammenfassend ist also festzustellen, daß bei der unbehandelten hydropischen Herzinsuffizienz in bezug auf das Plasmacortisol ein Hypercorticismus besteht, die Cortisolsynthese in der Nebennierenrinde aber bei stärkerer Störung der Cortisolmetabolisation in der Leber erniedrigt ist.

Das Verhalten der Aldosteronsekretion und -ausscheidung bei hydropischer Herzinsuffizienz ist Gegenstand zahlreicher Untersuchungen gewesen. Während es zunächst so schien, als ob eine erhöhte Aldosteronausscheidung regelmäßig zu beobachten sei, lassen neuere Untersuchungen Zweifel daran aufkommen.

Die Beurteilung ist deshalb so erschwert, weil eine Salzbeschränkung in der Kost auch bei Gesunden schon zu einer erhöhten Aldosteronausscheidung führen kann, die in der Größenordnung liegt, wie sie bei Herzinsuffizienz gefunden worden ist. Wir haben bei unseren Patienten mit schwerer progredienter Ödembildung die Aldosteronausscheidung sofort nach der stationären Aufnahme untersucht. Wenn auch die Salzaufnahme bei diesen Patienten, die zudem noch wenig essen, vermindert gewesen sein wird, so ist doch anzunehmen, daß sie 50 mval täglich nicht unterschritten und sich auch über längere Zeit nicht wesentlich geändert hat. Ein Einfluß auf die Aldosteronausscheidung durch schnell geänderte oder stark verringerte Natriumaufnahme ist in diesen sorgfältig ausgewählten Fällen somit nicht anzunehmen.

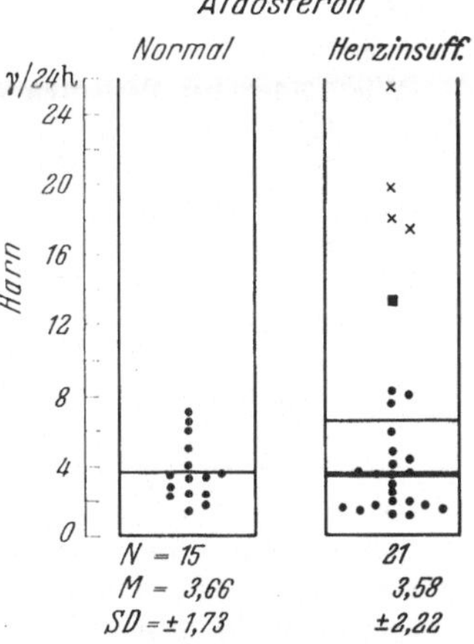

Abb. 2. Ausscheidung von freiem Aldosteron nach Hydrolyse bei ph 1 im Harn bei Gesunden und Patienten mit hydropischer Herzinsuffizienz. Die Symbole bedeuten: ■ dekompensierter Hypertonus, × hydropische Herzinsuffizienz bei Salzrestriktion und ● unbehandelt, d. h. auch ohne Salzrestriktion untersucht.
Die unter der Säule Herzinsuffizienz angegebenen Werte beziehen sich nur auf die unbehandelten Patienten. Die dickere waagerechte Linie entspricht dem Mittelwert dieses Kollektives, die oberhalb davon liegende dünnere Linie dem Mittel aller Meßwerte

Die Abb. 2 zeigt, daß bei 21 der 26 untersuchten Patienten die Aldosteronausscheidung im Normbereich liegt. Die Mittelwerte bei Normalen und Herzinsuffizienten entsprechen einander. 5 Patienten haben aber eine erhöhte Aldosteronausscheidung und alle fünf hatten einen Ascites. Obwohl auch bei Patienten mit normaler Ausscheidung zum Teil ein — allerdings geringer — Ascites bestand, haben wir zunächst angenommen, daß die erhöhte Aldosteronausscheidung mit der Ascitesbildung in Zusammenhang stehen müßte. Die genauere Exploration ergab aber, daß es sich in dem einen Fall um einen dekompensierten Hypertonus handelt (■) und dabei können besondere Verhältnisse vorliegen, so daß dieser ausgeschlossen werden muß. Bei den anderen 4 Patienten war seit 4—8 Tagen vor der Untersuchung eine strenge Salzrestriktion durchgeführt, und in 2 Fällen zudem noch Salzdiuretica eingenommen worden. Es ist also nicht auszuschließen und eher wahrscheinlich, daß auch bei diesen Patienten die erhöhte Aldosteronausscheidung nicht auf die hydropische Herzinsuffizienz, sondern auf eine verminderte Natriumaufnahme zurückgeführt werden muß. Wir möchten also annehmen, daß bei unkomplizierter hydropischer Herzinsuffizienz, auch im Stadium einer schweren Ödementwicklung, eine Erhöhung der freien Aldosteronausscheidung nicht vorliegt. Dieses Ergebnis steht in Übereinstimmung mit den Befunden von MULLER, LARAGH u. a., die nachweisen konnten, daß auch die Aldosteronsekretion bei Patienten mit Herzinsuffizienz in der Regel nicht erhöht ist. Es ist allerdings nicht auszuschließen, daß ähnlich wie wir es für Cortisol nachweisen konnten, die Sekretion und Ausscheidung des unveränderten freien Aldosterons noch im normalen Bereich liegt, der Aldosteronplasmaspiegel aber infolge Störung des Aldosteronmetabolismus doch erhöht ist.

Diskussion

H. J. KARL (München):

Wir fanden bei Patienten mit dekompensierter unbehandelter oder therapieresistenter Herzinsuffizienz im Vergleich zu Normalpersonen in den Morgenstunden eine verminderte Konzentration von 17-Hydroxycorticosteroiden (17-OHCS) sowohl in freier als auch in veresterter (mit Glucuronsäure) Form im Plasma. Gleichzeitig war auch die Ausscheidung dieser beiden Hormongruppen im Urin signifikant vermindert. Extraadrenocorticale Einflüsse, bedingt durch die Funktion der Niere und der Leber, ließen sich durch Verschiebungen zwischen veresterten und freien 17-OHCS feststellen. Die *Gesamt*verminderung des Hormongehalts an 17-OHCS in Plasma *und* Urin läßt sich jedoch nur dadurch erklären, daß die Produktion von Cortisol bei hydropischer Herzinsuffizienz herabgesetzt ist.

W. SIEGENTHALER (Zürich):

Die Untersuchungen von Herrn SCHRÖDER haben uns seit langer Zeit beschäftigt und deshalb auch sehr interessiert. Nach neueren Untersuchungen bei der hydropischen Herzinsuffizienz, die wir auf radioaktiver Basis sowohl für die Aldosteronexkretion als auch -sekretion durchführten, können wir diese Befunde bestätigen, wonach bestimmt im Gleichgewichtszustand und in der Ausscheidungsphase keine Erhöhung der Aldosteronproduktion und -ausscheidung vorliegt. In der Phase der Ödembildung sind die Verhältnisse komplizierter und möglicherweise nicht einheitlich. Jedenfalls stehen die von Herrn WOLFF mitgeteilten Werte im Widerspruch mit den hier gegebenen Befunden, so daß hier noch kein endgültiges Urteil möglich ist.

R. H. H. RICHTER (Bern):

Ich möchte bei dieser Gelegenheit einen Vorschlag zur Nomenklatur machen. Ich glaube, es wäre besser, wenn immer chemisch genau angegeben würde, welche Hormongruppen nun eigentlich bestimmt wurden. Demnach sollte man unter der Bezeichnung „17-Hydroxycorticosteroide“ immer diejenigen meinen, welche mit der Reaktion von APPLEBY und NORYMBERSKI erfaßt werden. Hat man aber die Reaktion nach PORTER und SILBER ausgeführt, so sollte man die damit erfaßte Gruppe als 17,21-Dihydroxy-20-ketosteroide bezeichnen.

G. GEYER (Wien):

Anfrage, ob im Rahmen dieser Untersuchungen auch die Halbwertszeit von Hydrocortison bestimmt worden ist. Eigenen Studien nach genügt das Bestehen einer Leberstauung, um den Abbau von injiziertem Hydrocortison deutlich zu verzögern.

R. SCHRÖDER (Göttingen):

Zu Herrn SIEGENTHALER, Zürich: Es ist natürlich schwierig zu beurteilen, ob in allen Fällen eine Progredienz der Ödembildung vorlag. Da es sich meistens um sehr schwere Dekompensationen handelte, ist das zumindest aber für einen Teil sehr wahrscheinlich. Wir haben selbstverständlich in allen Fällen sofort nach der Untersuchung eine intensive Therapie eingeleitet und dann kam es zur Ödemmobilisation. Die Patienten mit erhöhter Aldosteronausscheidung befanden sich aber gerade nicht im Stadium der Ödemprogredienz. Wir möchten also annehmen, daß bei der Herzinsuffizienz auch während der Ödembildung die Aldosteronausscheidung nicht erhöht ist.

Zu Herrn Karl, München: Ich glaube nicht, daß bei erniedrigter Sekretion der Cortisolplasmaspiegel nicht erhöht sein kann. Die Abnahme der Sekretion dürfte doch Folge der verlangsamten Metabolisation sein. Die Höhe des Cortisolplasmaspiegels wird aber bestimmt von dem Rückkoppelungssystem Nebennierenrinde bzw. Cortisolplasmaspiegel und Hypophyse. Die ACTH-Ausschüttung ist bei unbehandelter hydropischer Herzinsuffizienz aber offensichtlich auf einen erhöhten Cortisolplasmaspiegel einreguliert.

Zu Herrn Richter, Bern: Zu Beginn meines Vortrages habe ich gesagt, daß wir im Urin die 17,21-Dihydroxy-20-Ketosteroide neben Cortisol und Cortison bestimmt haben. Falls nicht, dann habe ich mich versprochen und bitte das zu entschuldigen. Wenn man aber im Laufe eines zeitlich befristeten Vortrages 15- oder gar 20mal 17,21-Dihydroxy-20-Ketosteroide sagen soll, so ist das recht schwierig. Das gleiche gilt für die Beschriftung der Diapositive, das lange Wort ist ja gar nicht unterzubringen. Daher die übliche Abkürzung 17 OHCS. Ich bin aber ganz Ihrer Ansicht, daß man klar definieren sollte. Bei dem mit Hilfe des Porter-Silber-Reagenz bestimmten Steroidplasmaspiegels darf man aber von Cortisol sprechen, da es sich bei über 90% tatsächlich nur um Cortisol handelt.

Zu Herrn Geyer, Wien: Die Halbwertszeit von infundiertem Cortisol ist bei Herzinsuffizienz erhöht. Daß Sie dies schon bei weniger ausgeprägter Herzinsuffizienz beobachten konnten, ist wohl darauf zurückzuführen, daß die Cortisolmetabolisation in der Leber schon bei geringerer Leberschädigung verlangsamt ist.

Aus der I. Medizinischen Klinik der Universität München
(Direktor: Prof. Dr. H. SCHWIEGK)

Untersuchungen über die Cortisolsekretion beim Menschen

Von

H. J. KARL, L. RAITH und W. DECKER

Mit 2 Abbildungen

Die Cortisolsekretion der Nebenniere kann bekanntlich beim Menschen mit Hilfe von radioaktivem Cortisol nach dem Verdünnungsprinzip indirekt bestimmt werden. Nach Verabreichung einer bekannten Menge von 4-^{14}C-Cortisol erfolgt die Berechnung der Sekretionsrate aus der spezifischen Aktivität eines oder mehrerer im Urin ausgeschiedenen Metaboliten von Cortisol. Die Voraussetzungen für diese Art einer Bestimmung der Cortisolsekretion beim Menschen wurden von LAUMAS (*1*, *2*) eingehend diskutiert. Unter anderem muß angenommen werden, daß sich das radioaktive Cortisol und seine Metaboliten mit dem endogenen Steroid und seinen Abbauprodukten mischt und in gleicher Weise verteilt, abgebaut und ausgeschieden wird. Ein Vorteil der Bestimmung der Sekretionsrate von Cortisol ist die Eliminierung extraadrenaler Faktoren, wie die Funktion der Niere, der Leber oder der Schilddrüse, die die Konzentration von Cortisol im Blut und die Ausscheidung beeinflussen können. Außerdem ist die Methode in gewissen Grenzen unabhängig von Verlusten, die bei den einzelnen Arbeitsgängen zur Isolierung der Cortisolmetaboliten auftreten; denn es wird ja nicht die absolute ausgeschiedene Menge, sondern die spezifische Aktivität des Cortisolmetaboliten bestimmt. Der Arbeitsgang der Methode ist im Prinzip nicht aufwendiger oder schwieriger als die Durchführung der Bestimmung einzelner Nebennierenrindenhormone. Ein Nachteil der Methode ist, daß sie die Anwendung einer radioaktiven Verbindung am Menschen erfordert.

Bei der von uns ausgearbeiteten Methode zur Bestimmung der Cortisolsekretionsrate wird im Gegensatz zu ähnlichen Verfahren, wie sie von COPE (*3*, *4*), ROMANOFF (*5*) und FLOOD (*6*) beschrieben wurden, nur 0,1 μC 4-^{14}C-Cortisol spezifische Aktivität 7,83 mC/mmol[1] verabreicht. Die Strahlenbelastung beträgt unter den gegebenen Voraussetzungen dabei nur etwa $^{1}/_{100\,000}$ der zulässigen dauernden Wochendosis [DIRNAGL (*7*)].

Ein Schema des Arbeitsgangs der von uns ausgearbeiteten Methode zur Bestimmung der Cortisolsekretionsrate beim Menschen zeigt die Abb. 1. Den Patien-

[1] Das radioaktive 4-^{14}C-Cortisol wurde uns entgegenkommenderweise von der Endocrinology Study Section, Division of Research Grants, National Institutes of Health zur Verfügung gestellt, Tetrahydrocortison und Tetrahydrocortisol von Prof. W. KLYNE, London.

ten werden morgens 0,1 μC 4-^{14}C-Cortisol in 10 ml physiologischer NaCl-Lösung i.v. injiziert. Anschließend sammelt der Patient zweimal 24 Std die Urinmenge. Die Bestimmung der Sekretionsrate erfolgt aus $^{1}/_{20}$ der Urintagesmenge der ersten 24 Std. Nach Fermenthydrolyse des Urins mit β-Glucuronidase wird mit Chloro-

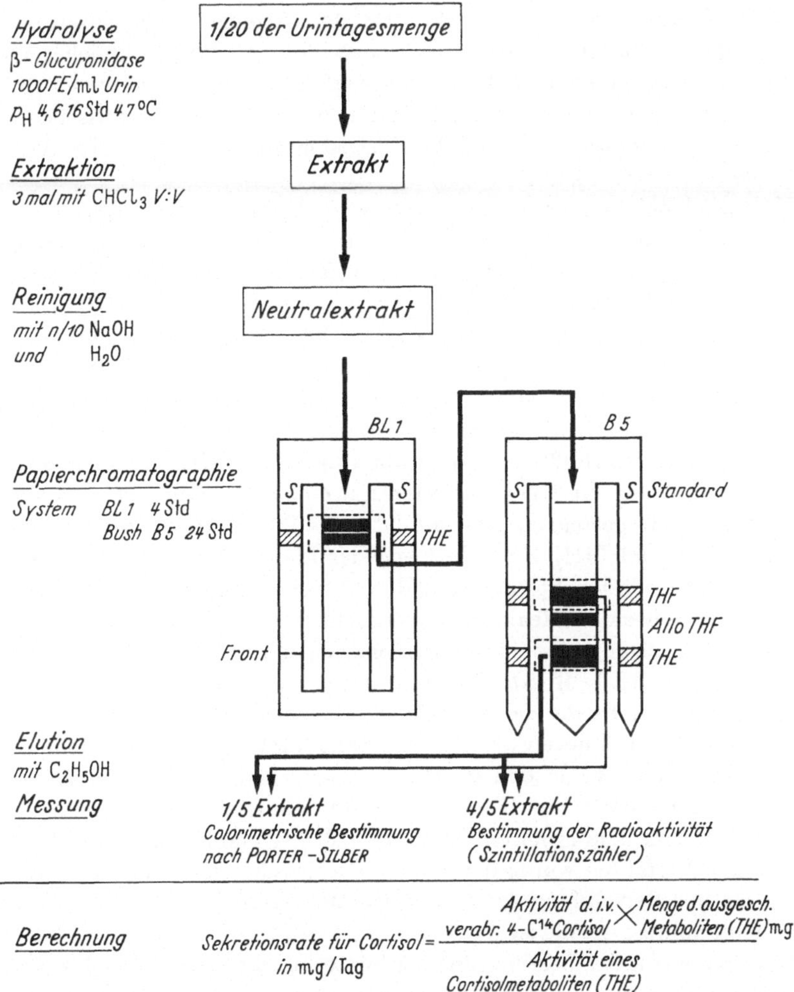

Abb. 1. Schema der Methode zur Bestimmung der Sekretionsrate von Cortisol nach i.v. Verabreichung von 0,1 μC 4-^{14}C-Cortisol beim Menschen

form extrahiert und der Extrakt mit $^{1}/_{10}$ n-NaOH und Wasser gewaschen. Die weitere Reinigung und Auftrennung des Neutralextrakts erfolgt papierchromatographisch in 2 Systemen. Im ersten Chromatogramm, System BL 1 (Petroläther : Benzol : Methanol : Wasser 3 : 7 : 5 : 5), werden die weniger polaren Steroide Tetrahydrocorticosteron (THB) und Tetrahydrocortexolon (THS) von Tetrahydrocortisol (THF) und Tetrahydrocortison (THE) abgetrennt. Außerdem erfolgt eine Reinigung von Begleitstoffen, die vorwiegend mit der Lösungsmittelfront laufen. Das Chromatogramm ist in 3—4 Std entwickelt und wird anschließend entsprechend den Referenzsubstanzen THE und THF eluiert. Im 2. Chromatogramm, System BUSH B 5 (Benzol:Methanol:Wasser 2 : 1 : 1) erfolgt die Trennung der Cortisolmetaboliten THF, AlloTHF und THE bei einer Laufzeit von 24 Std. Mit $^1/_5$ des Eluats der Steroide erfolgt getrennt für THF und THE die colorimetrische Bestimmung mit der Reaktion nach PORTER und SILBER (*8*). In $^4/_5$ des Eluats wird die Radioaktivität der einzelnen Metaboliten mit einem Flüssigkeitsscintillationsspektrometer (Pacard TRI-CARB) in üblicher Weise gemessen. Die Berechnung der Sekretionsrate erfolgt dann nach der in der Abbildung angegebenen Formel. Der Unterschied im Molekulargewicht zwischen Cortisol und seinen Metaboliten THE und THF ist so gering, daß er bei der Berechnung vernachlässigt werden kann.

Wesentlich bei der Bestimmung ist die reine Isolierung der Cortisolmetaboliten THE und THF, die bei unserer Methode durch relativ einfache papierchromatographische Verfahren erreicht wird. Dies wurde auch durch Radiopapierchromatographie eines in den beschriebenen Systemen aufgetrennten Neutralextrakts einer Urintagesmenge nachgewiesen. Obwohl das Chromatogramm wegen der geringen Empfindlichkeit des Radiopapierchromatographen für so kleine ^{14}C-Aktivitäten mit Extrakt überladen werden mußte, waren die einzelnen Steroide im System BUSH B 5 getrennt. Dicht unterhalb des Startpunktes war ein "peak" mit höher polaren radioaktiven Stoffwechselabbauprodukten als THF, die nicht mit alkalischer Blautetrazollösung (BT) reagierten mit einem R_f ähnlich dem von Cortolen und Cortolonen. In getrennten Zonen folgten die BT-positiven Cortisolmetaboliten THF, AlloTHF und THE. Zum Nachweis der Identität und Reinheit wurden die aus dem Urin isolierten Steroide mit den entsprechenden Reinsubstanzen THF und THE in folgenden Reaktionen verglichen: UV-Absorption, Reaktion mit alkalischer BT-Lösung, Natriumfluorescenz, R_f und R_s-Werte in den Chromatographiesystemen BL 1, BUSH B 5, B 3 und C. Außerdem wurden die Spektralkurven nach der Methode von AXELROD (*9*) in konzentrierter Schwefelsäure verglichen. Die Spektralkurven der Reinsubstanz THE und des aus dem Urin isolierten THE hatten beide den gleichen Verlauf und die gleichen Extinktionsmaxima bei 325 und 405 mμ. Ebenso stimmten die Extinktionsmaxima der Reinsubstanz THF mit dem isolierten THF bei 510, 420 und 330 mμ überein. Mit den aufgeführten Verfahren wurde der Nachweis erbracht, daß eine wichtige Voraussetzung bei der Berechnung der Sekretionsrate, nämlich die reine Isolierung der Cortisolmetaboliten, erfüllt ist.

Die Genauigkeit der Bestimmung der Sekretionsrate von Cortisol wurde durch 10 Paralleluntersuchungen aus der Urintagesmenge einer gesunden Versuchsperson nach Verabreichung von 0,1 μC 4-^{14}C-Cortisol getestet. Im Mittel betrug die Cortisolsekretion, berechnet mit dem Metaboliten THE 19,4 mg/Tag mit einer Standardabweichung von σ 0,7; berechnet mit dem Metaboliten THF 19,7 mg/Tag mit einer Standardabweichung von σ 1,2.

Bei 12 gesunden Personen beiderlei Geschlechts im Alter von 18 bis 58 Jahren betrug die Sekretionsrate von Cortisol von 9,4 mg bis 21,8 mg, im Mittel 15,1 mg je Tag (Abb. 2 Spalte A). Die Werte sind in der gleichen Größenordnung wie sie COPE (*3, 4*), ROMANOFF (*5*) und FLOOD (*6*) mit einer im Prinzip ähnlichen Methode erhielten. Bei 2 Normalpersonen führte die Infusion von 20 IE ACTH nach unseren Untersuchungen zu einer Steigerung der Cortisolsekretion im Mittel um 340% des Ausgangswertes. Eine Infusion von 1 g SU 4885 (Metopiron Ciba Basel) führte bei einer gesunden Versuchsperson zu einem Abfall der Cortisolsekretionsrate von 17,6 auf 11,6 mg/Tag, also um etwa 34% des Ausgangswertes.

In Spalte B der Abb. 2 sind die Werte der Cortisolsekretionsrate bei Patienten mit einem Cushing-Syndrom aufgeführt. Bei 2 Patienten mit Nebennierenrindenhyperplasie betrug die Cortisolsekretion 62 mg und 78 mg/Tag. Sie war im Vergleich zu Normalen etwa um das Vierfache erhöht. Bei einer Patientin mit Cushing-Syndrom infolge eines Nebennierenrindencarcinoms war dagegen die Cortisolsekretionsrate mit 28 mg/Tag nur leicht gesteigert. Bei einer weiteren Patientin, die wegen eines Cushing-Syndroms beidseitig adrenalektomiert worden war (die Operationen wurden jeweils in der Chirurgischen Klinik der Universität München, Direktor Prof. Dr. R. Zenker, durchgeführt), betrug die Cortisolsekretionsrate, während die Substitutionstherapie 2 Tage sistierte, weniger als 0,5 mg/Tag. Aberrierendes Nebennierenrindengewebe konnte damit bei der Patientin ausgeschlossen werden.

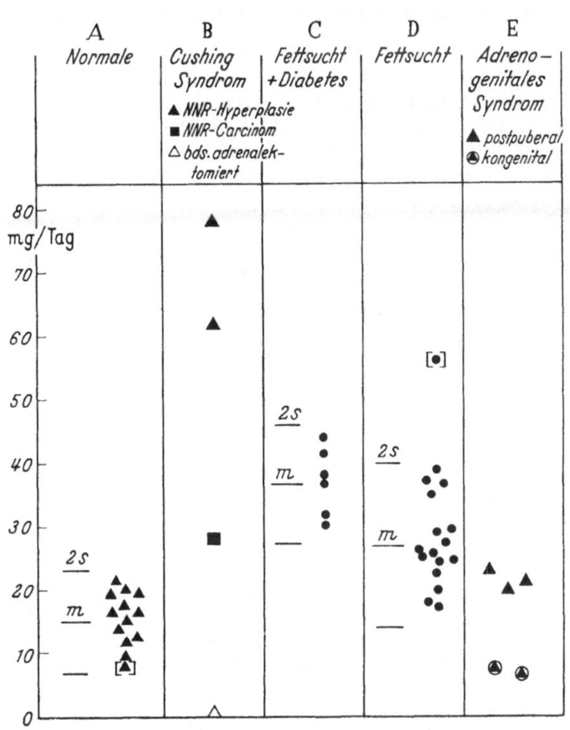

Abb. 2. Die Sekretionsrate von Cortisol bei Normalpersonen im Vergleich zu Patienten mit Cushing-Syndrom, mit Fettsucht und mit adrenogenitalem Syndrom. (Die Werte in Klammern wurden bei der Statistik nicht berücksichtigt)

Bei insgesamt 23 fettsüchtigen Patienten ohne Cushing-Syndrom mit einem Übergewicht von mindestens 30% war die Cortisolsekretion im Mittel im Vergleich zu Normalen etwa um das Doppelte gesteigert. 6 Patienten davon, bei denen neben der Fettsucht ein leichter mit Diät eingestellter Diabetes bestand, hatten eine Cortisolsekretionsrate im Mittel von 36,8 mg/Tag. Bei den übrigen 17 Fettsüchtigen ohne Diabetes und ohne Hypertonus betrug sie im Mittel 27,3 mg/Tag (Abb. 2 Spalte C und D).

Von 5 Patientinnen mit adrenogenitalem Syndrom (AGS) hatten drei eine sog. postpuberal erworbene Form des AGS mit Hirsutismus und sekundärer Amenorrhoe ohne Nebennierenrindentumor. Die Sekretionsrate betrug bei diesen Patienten 20—23 mg/Tag und war im oberen Bereich der 2 s-Grenze von Normalen. Im Gegensatz dazu war bei 2 Patientinnen mit einem kongenitalen AGS mit Nebennierenrindenhyperplasie im Alter von 21 und 26 Jahren die Cortisolsekretion mit 6 bzw. 7 mg/Tag vermindert (Abb. 2 Spalte E).

Der kurze Überblick über die von uns entwickelte Methode zur Bestimmung der Sekretionsrate von endogenem Cortisol nach i.v. Verabreichung von radioaktivem Cortisol und deren klinische Anwendung sollte zeigen, daß diese Methode auf Grund ihrer Spezifität und ihrer weitgehenden Unabhängigkeit von extraadrenalen Faktoren und von Verlusten während des Arbeitsgangs eine wesentliche Bereicherung zu sein scheint sowohl in diagnostischer Hinsicht als auch zur Beantwortung besonderer Fragestellungen, die die Cortisolproduktion oder den Cortisolumsatz beim Menschen betreffen.

Literatur

1. LAUMAS, K. R., J. F. TAIT and S. A. S. TAIT: Acta endocr. (Kbh.) **36**, 265 (1961).
2. — — — Acta endocr. (Kbh.) **38**, 469 (1961).
3. COPE, C. L., and E. G. BLACK: Clin. Sci. **17**, 147 (1958).
4. — — Brit. med. J. **1958**, 1020.
5. ROMANOFF, L. P., C. W. MORRIS, P. WELCH, R. M. RODRIGUEZ and G. PINCUS: J. clin. Endocr. **21**, 1413 (1961).
6. FLOOD, C., D. S. LAYNE, S. RAMCHARAN, E. ROSSIPAL, J. F. TAIT and S. A. S. TAIT: Acta endocr. (Kbh.) **36**, 237 (1961).
7. DIRNAGL, K.: persönliche Mitteilung.
8. PORTER, C. C., and R. H. SILBER: J. biol. Chem. **210**, 923 (1954).
9. AXELROD, L. R.: Amer. chem. Soc. **75**, 6301 (1953).

Diskussion

E. F. PFEIFFER (Frankfurt):

Macht auf Seltenheit der Beobachtung eines abnormen Steroidstoffwechsels bei Fettsucht und Diabetes aufmerksam. — Fragt an, ob Cortisolsekretion auf Körperoberfläche bezogen wurde.

J. M. BAYER (Bonn):

Daß Sie auch bei Fettsüchtigen eine erhöhte Cortisolsekretion gefunden haben, wundert mich nicht sehr. HENI hatte bereits 1955 bei der differentialdiagnostischen Abgrenzung jugendlicher Fettsüchtiger gegenüber echten Cushingfällen erwähnt, daß bei Adipösen die Ausscheidung der 17-KS im Urin gelegentlich erhöht sein kann und hatte dies als sekundär aufgefaßt. Wir haben das Problem nicht systematisch untersucht, fanden jedoch bei vereinzelten Fettsüchtigen, bei denen klinisch kein Anhalt für ein Cushing-Syndrom gegeben war, ebenfalls eine geringe Erhöhung der 17-KS und der 17-OHCS-Ausscheidung.

P. GÖBEL (Tübingen):

Beim M. Cushing wie bei Fettsüchtigen kann eine Vermehrung der 17-KS-Ausscheidung gefunden werden. Die Differentialdiagnose des M. Cushing und auch der „Übergangsformen" läßt sich eindeutig durch den Befund einer Vermehrung von 11-Hydroxy-Ätiocholanolon und 11-Keto-Ätiocholanolon bei der Fraktionierung der 17-KS im Urin stellen.

J. TAMM (Hamburg):

Aus früheren Untersuchungen von GRAY u. Mitarb. ging hervor, daß bei Fettsüchtigen vermehrt 20-hydroxylierte Verbindungen auftraten. Ich würde daher gern fragen, ob auch Sie solche Derivate, wie z. B. REICHSTEINs Substanz E, bei Ihren Untersuchungen vermehrt beobachtet haben.

H. J. KARL (München):

Die Werte der Cortisolsekretionsrate von Fettsüchtigen wurden von uns nicht zur Körperoberfläche der Patienten in Beziehung gesetzt. Es scheint auch unwahrscheinlich und ist leicht nachzuprüfen, daß zwischen diesen beiden Größen eine signifikante Korrelation besteht. Dafür spricht u. a., daß die Schwundrate von radioaktivem Cortisol in physiologischen Dosen aus dem Plasma von Fettsüchtigen innerhalb 90 min nach i.v. Verabreichung nach unseren Untersuchungen in der gleichen Größenordnung wie die von Normalpersonen ist ($\beta \triangleq 30°$). Ein beschleunigter Stoffwechsel und ein gesteigerter Abbau von Cortisol liegt demnach bei Fettsüchtigen offenbar nicht vor. Ist dagegen der Grundumsatz, der ja bekanntlich von der Körperoberfläche abhängt, gesteigert, wie z. B. bei der Hyperthyreose, dann ist auch die Schwundrate von Cortisol aus dem Plasma im Vergleich zu Normalen erhöht.

Aus der I. Medizinischen Universitätsklinik Wien
(Vorstand: Prof. Dr. E. LAUDA)
und der II. Universitäts-Frauenklinik Wien
(suppl. Leiter: Doz. Dr. H. BRAITENBERG)

Über den Einfluß von o,p-DDD [2,2-bis (2-chlorophenyl-4-chlorophenyl)-1,1-Dichloräthan] auf die Symptomatik und Steroidausscheidung bei Patienten mit abnormer adrenaler Steroidsekretion

Von

G. GEYER und E. SCHÜLLER

Die meisten endokrinen Organe können unter pathologischen Umständen abnorm viel von ihrem spezifischen Hormon (oder ihren Hormonen) produzieren; dies gibt Anlaß zu Störungen des Zellchemismus, die in ihrer weiteren Folge als Krankheitssymptome Ausdruck finden. Maßnahmen, die die Leistung hormonproduzierender Drüsen und Gewebe zu drosseln geeignet sind, finden daher begreiflicherweise — hinausgehend über das Interesse an thereotisch wesentlichen Einblicken — auch ein reales praktisch-klinisches Interesse. Es soll im folgenden über klinische Erfahrungen mit einer medikamentös anwendbaren Verbindung berichtet werden, die mit der sekretorischen Aktivität der Nebennierenrinde interferiert.

Bei der Toxicitätsprüfung von Insecticiden ist 1949 NELSON u. WOODARD (**1**) eine selektive Wirkung des DDD (2,2-bis-parachlorphenyl-1,1-Dichloräthan) auf die Nebenniere aufgefallen: das Mittel führte zu einer Atrophie der Rinde. In den folgenden Jahren sind eine Reihe tierexperimenteller Untersuchungen mit DDD ausgeführt worden, die nicht einhellig ausfielen [Lit. bei (**2**)] und auch Versuche beim Menschen (**3**—**6**) konnten vorerst keine Ergebnisse erbringen, die von einem Interferieren des DDD mit der adrenalen Steroidsekretion überzeugt hätten. Erst 1958 konnten CUETO u. BROWN (**7**, **8**) den Sachverhalt einer Klärung zuführen: diese Autoren haben aus dem bis dahin experimentell verwendeten (als Insecticid kommerziellen) p,p-DDD eine in ihrer Menge schwankende Beimischung von isomerem o,p-DDD [2,2-bis(2-chlorophenyl-4-chlorophenyl)-1,1-Dichloräthan] isoliert, das allein eine Nebennierenrindenatrophie hervorzurufen im Stande ist. Die Wirkung dieses o,p-DDD auf das Nebennierencarcinom des Menschen ist inzwischen von BERGENSTAL, HERTZ u. Mitarb. (**9**, **10**) eingehend untersucht worden.

Durch unsere Untersuchungen sollte exploriert werden, ob außer malignen auch benigne Formen adrenocorticaler Über- oder Dysfunktion des Menschen einer Drosselung — und damit einer therapeutischen Beherrschung — mittels o,p-DDD prinzipiell zugänglich sind. Als Indicatoren für eine Wirkung des o,p-DDD wurden Veränderungen der klinischen Symptomatik gewertet und das Verhalten der Ausscheidung der 17-Hydroxycorticoide und 17-Ketosteroide im Harn herangezogen.

Die erste von uns mit o,p-DDD behandelte Patientin war 29 Jahre alt und ein halbes Jahr vor der Medikation wegen eines großen linksseitigen Nebennierentumors operiert worden; bald nach der Operation hatte sich eine Metastase im linken Schambein entwickelt. Die Ausscheidung der 17-Ketosteroide war auf 80—137 mg, jene der 17-Hydroxycorticoide auf 15 mg gesteigert. Unter dem Einfluß der Gabe von o,p-DDD kam es zu einem eindrucksvollen Rückgang der vermehrten Ausscheidung beider Steroidgruppen, wobei die 17-Hydroxycorticoide rasch völlig normalisiert wurden, die 17-Ketosteroide langsamer und nicht tiefer als 25 mg abfielen. Die im Profil der Steroidausscheidung Ausdruck findende Wirkung des DDD hat zum Teil die klinische Symptomatologie, soweit diese durch die vom Tumor im Übermaß produzierten, hormonal aktiven Substanzen bedingt war, beeinflußt: so trat — nach fast einjähriger Amenorrhoe — wieder eine cyclische Menstruation auf; der bestehende Hirsutismus hat sich allerdings nicht erkennbar verändert. Eine Regression des malignen Tumorwachstums unter dem Einfluß des DDD war nicht feststellbar; die Patientin ist nach zweijähriger Krankheitsdauer mit multiplen Metastasen verstorben.

Bei einem weiteren Falle handelte es sich um eine 26jährige weibliche Patientin, bei der nach der Pubertät ein beträchtlicher Hirsutismus ohne andere Zeichen einer Virilisierung aufgetreten war. Die zugrunde liegende Störung in einer abnormen Nebennierenrindensekretion zu suchen, wurde durch eine bis 30 mg vermehrte Ketosteroidausscheidung nahegelegt. Unter dem Einfluß einer Gabe von o,p-DDD ist es auch in diesem Falle zu einem raschen Abfall der 17-Hydroxycorticoide und zu einem langsameren Rückgang der 17-Ketosteroide auf normale Werte gekommen. Die klinischen Kriterien für die Beurteilung des Erfolges der Korrektur einer hormonellen Störung waren in diesem Falle nicht günstig: der Hirsutismus hat sich kaum geändert, wie das bei erwachsenen Patientinnen mit kongenitalem Adrenogenitalsyndrom öfters auch dann beobachtet wird, wenn suffizient mit Cortison gebremst wurde.

Eine weitere Beobachtung betrifft eine 26jährige Patientin mit einem kongenitalen Adrenogenitalsyndrom, die in früheren Jahren fallweise mit Prednison behandelt worden war. Die Ausscheidung der 17-Ketosteroide lag bei ihr zwischen 15 und 20 mg, jene der 17-Hydroxycorticoide um 4 mg. Eine zwei Wochen lang durchgeführte Gabe von täglich 3 g o,p-DDD führte zu einer raschen Reduktion der 17-Hydroxycorticoide, die 17-Ketosteroide fielen auch hier langsamer und lagen dann um 10 mg. Das so erreichte Niveau beider Steroidgruppen ist nach dem Absetzen der Medikation noch für einen Monat beibehalten worden. Während dieser Beobachtungszeit ist es zweimal zu einer Menstruationsblutung gekommen, was vermutlich dahingehend interpretiert werden darf, daß durch die DDD-Gabe die Ursache der vorher bestehenden Amenorrhoe behoben werden konnte.

Es war in diesem Falle also offensichtlich möglich, das bestehende Adrenogenitalsyndrom mit o,p-DDD zu beeinflussen; für seine hormonelle Korrektur dürfte mithin nicht nur der bekannte mittelbare Einfluß (via Hypophysenvorderlappen) einer Cortisonmedikation geeignet sein, sondern auch der unmittelbare (die Nebennierenrinde direkt treffende) Eingriff durch o,p-DDD. Diese Feststellung ist als eine prinzipielle gedacht und wird daher nicht dadurch beeinträchtigt, daß die Cortisone als Medikation besser verträglich sind als o,p-DDD.

Unser vierter Fall betrifft eine 31jährige Patientin mit einem voll ausgebildeten Cushing-Syndrom, dessen anatomisches Substrat in einer Hyperplasie der Nebenniere anzunehmen war. Die ausgeschiedenen Mengen der 17-Hydroxycorticoide und 17-Ketosteroide waren beträchtlich vermehrt. Unter dem Einfluß der Gabe von o,p-DDD ist es zu einer raschen Normalisierung der 17-Hydroxycorticoide und auch zu einer deutlichen Abnahme der 17-Ketosteroide gekommen. Mit diesem Verlauf zeigte auch die klinische Symptomatik eine völlige Remission, über welche gesondert berichtet wurde (*11*). Die Patientin wird seit nunmehr $1^1/_2$ Jahren von uns intermittierend mit o,p-DDD behandelt und kann damit frei von Symptomen ihrer endokrinen Erkrankung gehalten werden. Es verdient erwähnt zu werden, daß wir bei diesem am längsten mit o,p-DDD behandelten Falle nie Zeichen einer adrenocorticalen Insuffizienz als Folge der Therapie beobachtet haben; auch bei den anderen derart behandelten Patienten war dies nicht der Fall.

Die subjektive Verträglichkeit des Präparates, das als Tabletten zu 0,5 g o,p-DDD vorliegt, ist individuell sehr verschieden; Tagesdosen bis 6 g können beschwerdefrei toleriert werden, können aber auch zu Nausea und ernster Inappetenz Anlaß geben. Die hohe Dosis von täglich 10 g o,p-DDD war bei unseren Patienten regelmäßig von Brechreiz und Inappetenz begleitet, wenn sie längere Zeit verabfolgt wurde. Wir haben bei einem einzigen Patienten eine besondere Schlafsucht als Folge einer täglichen Gabe von 5 g o,p-DDD beobachtet, die mit dem Absetzen des Medikamentes sofort sistierte. Neurologische Ausfälle und Störungen der Hämatopoese kamen bei unseren Patienten nie zur Beobachtung. Funktionsproben der Leber im Verlaufe der DDD-Gabe sind nie abnorm ausgefallen. Eine Leberbiopsie bei dem von uns behandelten Fall von Cushing-Syndrom hat jedoch eine beträchtliche Parenchymverfettung erkennen lassen, zu der (neben dem Hypercortizismus) sehr wahrscheinlich die Medikation beigetragen haben dürfte.

Wir glauben unsere bisherigen Erfahrungen mit o,p-DDD folgend *zusammenfassen* zu können:

1. o,p-DDD hat sich bei klinisch verschiedenen Formen quantitativ vermehrter und qualitativ veränderter Produktion von Nebennierenrinden-Steroiden als in allen Fällen sicher im Sinne einer Drosselung der Steroidsekretion wirksam erwiesen. Eine abnorm gesteigerte Steroidausscheidung wurde ebenso vermindert wie eine solche von normaler Höhe; dabei fallen die 17-Hydroxycorticoide im allgemeinen rasch und deutlich, die 17-Ketosteroide langsamer und weniger ausgiebig.

2. Soweit eine durch die gestörte Corticosteroidsekretion hervorgerufene Symptomatik rückbildungsfähig ist, kann mit o,p-DDD eine Remission des klinischen Bildes erreicht werden. Dies gilt auch für den malignen, hormonproduzierenden Tumor der Nebennierenrinde, bei dem mit o,p-DDD eine „endokrine Remission“ erzielt werden kann. Mit dieser Wirkung auf die Steroidsynthese war bei dem von uns beobachteten Falle keine objektivierbare Beeinflussung des malignen Wachstums verbunden.

3. Eine abnorme Verminderung der Corticosteroidausscheidung als Folge der DDD-Gabe ist bei unseren Fällen nicht verzeichnet worden, auch sind keine Symptome adrenocorticaler Insuffizienz aufgetreten. Die subjektive Toleranz für o,p-DDD läßt besonders dann zu wünschen übrig, wenn höhere Dosen über längere Zeit verabreicht werden. Zeichen ernster Toxicität sind jedoch von uns nicht beobachtet worden. Auf die Möglichkeit der Entwicklung einer Fettinfiltration der Leberzellen unter dem Einfluß von DDD wird hingewiesen.

Literatur

1. Nelson, A. A., and G. Woodard: Arch. Path. **48**, 387 (1949).
2. Brown, J. H. U.: Nature (Lond.) **187**, 985 (1960).
3. Törnblom, N.: Acta med. scand. **154**, 83 (1956).

4. Sheehan, H. L., V. K. Summers and J. Nichols: Lancet **1953 I**, 312.
5. Zimmermann, B., H. S. Bloch, W. L. Williams, C. R. Hitchcock and B. Hoelscher: Cancer **9**, 940 (1956).
6. Bucalossi, P., R. Grattarola e V. C. Catania: Tumori **44**, 65 (1958).
7. Cueto, C., and J. H. U. Brown: Endocrinology **62**, 326 (1958).
8. — — Endocrinology **62**, 334 (1958).
9. Bergenstal, D. M., M. B. Lipsett, R. H. Moy and R. Hertz: In Biological Activities of Steroids in Relation of Cancer, p. 463. New York: Academic Press Inc. 1960.
10. — R. Hertz, M. B. Lipsett and R. H. Moy: Ann. intern. Med. **53**, 672 (1960).
11. Geyer, G.: Acta endocr. (Kbh.) **40**, 332 (1962).

Diskussion

V. Lachnit (Wien):

Weist auf die nicht unerhebliche Toxicität des Mittels hin; fragt an, ob neben den bioptisch nachgewiesenen Leberveränderungen nicht noch andere Zeichen der Toxicität gesehen worden sind (blutbildende Gewebe, Haut). Weist darauf hin, daß Hertz wegen der Toxicität des Mittels dieses auf maligne Neoplasien der Nebennierenrinde beschränkt wissen will.

R. H. H. Richter (Bern):

Welche Leberfunktionsprüfungen wurden durchgeführt? Wurde der Bromsulfaleintest und die Bestimmung der Transaminase durchgeführt?

J. M. Bayer (Bonn):

Nicht immer sind die Ergebnisse der Behandlung mit o,p-DDD so günstig wie sie von Herrn Geyer geschildert wurden. Auch läßt sich die Behandlung wegen Nebenerscheinungen nicht immer durchführen. Bei einer von mir operierten Patientin mit einem Nebennierenrindencarcinom das zu einem adrenogenitalen Syndrom geführt hatte, hatten sich später ein Rezidiv und eine Tumormetastase in der linken Supraclaviculargrube entwickelt. Die Ausscheidung der 17-KS im Urin, die vor der Operation bis über 400 mg/die, nach der Operation 70 mg/die betrug, ließ sie selbst bei länger dauernder Zufuhr von täglich 10 g o,p-DDD nur auf etwa 40 mg/die senken. Die Metastase in der linken Halsgegend wurde kleiner. Ein Effekt war somit schon zu verzeichnen; er war jedoch ungenügend. Schließlich mußte die Therapie wegen eines unüberwindlichen Brechreizes vollkommen aufgegeben werden.

G. Geyer (Wien):

Zu V. Lachnit: Ich glaube, daß noch nicht die Rede von einer therapeutischen Empfehlung des o,p-DDD für Hypercortizismen sein kann. Die hier mitgeteilten Untersuchungen sind in unseren Augen erste tastende Versuche in dieser Richtung; ob sie sich als therapeutisch gangbar erweisen wird, kann nur die Erfahrung an einer größeren Fallzahl lehren, und es ist mit der Zweck meiner Mitteilung gewesen, zu solchen Versuchen zu ermutigen. Unsere Bedenken hinsichtlich der Toxicität sind, wie erwähnt, gering; eine Depression der Funktion der blutbildenden Gewebe ist nicht beobachtet worden. Die chronische Fettinfiltration der Leber in dem von uns beobachteten Fall ist sehr wahrscheinlich infolge der DDD-Gabe entstanden; die Repunktion nach dem Absetzen des Mittels für einige Wochen hat aber gezeigt, daß dann auch die Fettinfiltration fast verschwunden war. Wir behandeln diese Patientin seit etwa $1^1/_2$ Jahren mit DDD ohne manifeste toxische Komplikation.

Zu Bayer: Auch in unserer Erfahrung ist das ernsteste Handycap der DDD-Medikation die fallweise schlechte subjektive Toleranz gewesen; gerade wenn man — wie beim Carcinom der Nebenniere — hohe Dosen ununterbrochen über längere Zeit geben müßte, tritt meist schwere Anorexia und Nausea auf. Ich glaube aber, daß bei den malignen Geschwülsten der Nebenniere, auch wenn sie endokrin aktiv sind, überhaupt nur eine sehr bedingte Indikation für DDD vorliegt; dem Wachstum und der Metastasierung des Tumors dürfte DDD nur in Ausnahmefällen entgegenwirken; die erreichbare „endokrine Remission“ ist zwar theoretisch sehr interessant und erstmalig, vom ärztlich-menschlichen Gesichtspunkt aber längst nicht so bedeutungsvoll, daß es wert wäre, sie mit einer Medikation zu erkaufen, die durch Inappetenz und Nausea den Tumorpatienten schwer belastet.

Aus der Chir. Universitäts-Klinik München
(Direktor: Prof. Dr. R. Zenker)

Posttraumatische und postoperative Cortisolausscheidung

Von
W. Hartenbach

Mit 3 Abbildungen

Nach unseren Untersuchungen zeigten Unfallverletzte abhängig von der Schwere des Traumas, aber unabhängig von einem evtl. bestehenden Schocksyndrom, in den ersten 24 Std eine deutliche Erhöhung der 17-OHCS-Ausscheidung im Urin. Bei Frakturen mit Hirnschädigung war eine wesentlich stärkere Erhöhung der 17-OHCS-Ausscheidung im Urin festzustellen. Der Anstieg wurde offensichtlich beeinflußt von Hirndruckerscheinungen auf Grund epiduraler und subduraler Hämatome.

Bei schweren drittgradigen Verbrennungen fanden wir erwartungsgemäß bereits in den ersten 24 Std eine stark erhöhte 17-OHCS-Ausscheidung. Eine Abhängigkeit der Höhe des Anstieges der 17-OHCS-Werte im Urin von der Ausdehnung der Verbrennung war nur bei ausreichender Nierenfunktion ersichtlich. Tödlich verlaufende Verbrennungen hatten die höchsten Werte im Blut und, solange die Niere noch einigermaßen ausschied, auch die höchsten Ausscheidungsmengen im Urin.

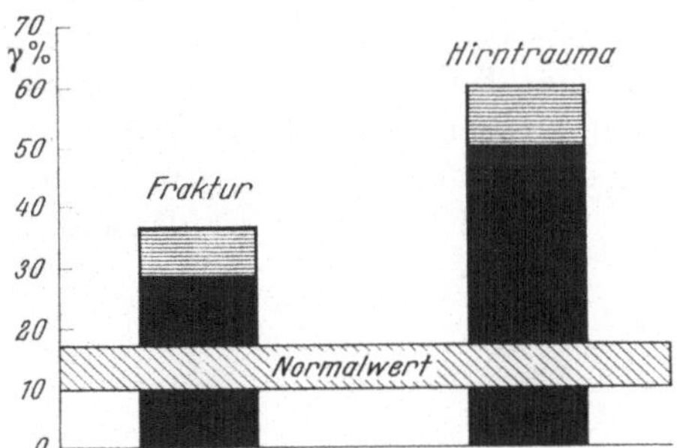

Abb. 1. 17-OHCS-Ausscheidung im Blut nach Unfallverletzungen mit und ohne Hirndruckerscheinungen

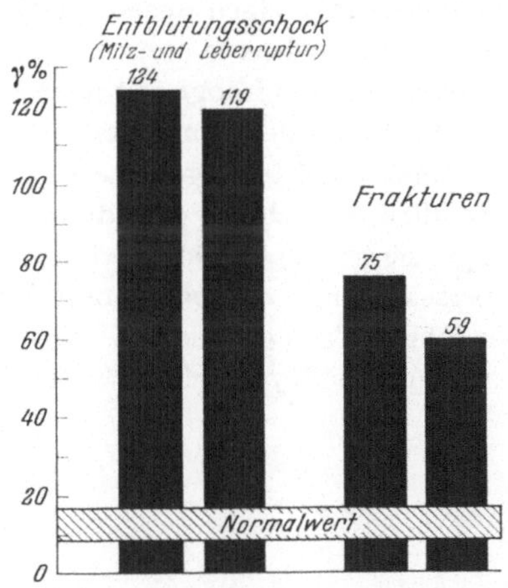

Abb. 2. 17-OHCS-Werte im Blut während eines klinisch-manifesten Schockzustandes

Die Überprüfung der 17-OHCS-Werte im Blut zeigte bei Frakturen und Schädeltraumen bereits eine halbe bis eine Stunde nach dem Unfall stets eine wesentliche Erhöhung, die bei Hirndruckerscheinungen besonders ausgeprägt war (Abb. 1).

Während der Schockbehandlung mit Volumenauffüllung und Dämpfung des Vegetativums kam es mit zunehmender Besserung der Kreislaufverhältnisse zu einem schnellen Absinken der Cortisolhypersekretion.

Im klinisch ausgeprägten Schockzustand fanden wir einen besonders hohen Anstieg des Cortisolspiegels im Blut (Abb. 2).

Ein operatives Trauma hat bekanntlich einen der Größe des Eingriffes entsprechenden Anstieg der 17-OHCS-Ausscheidung zur Folge. Nach unseren Untersuchungen ist bei chirurgischen, akuten und chronischen Erkrankungen gutartiger oder bösartiger Natur weder prä- noch postoperativ eine Nebennierenrindeninsuffizienz zu befürchten, sofern für eine ausreichende Substitution an Eiweiß und Elektrolyten gesorgt wird. Der durch die Operation ausgelöste Cortisolanstieg setzt, wie wir aus den Wertmessungen im Blut ersehen konnten, bereits in der ersten Stunde des Eingriffes ein und erreicht seinen Höhepunkt etwa 24 Std nach dem Eingriff (Abb. 3).

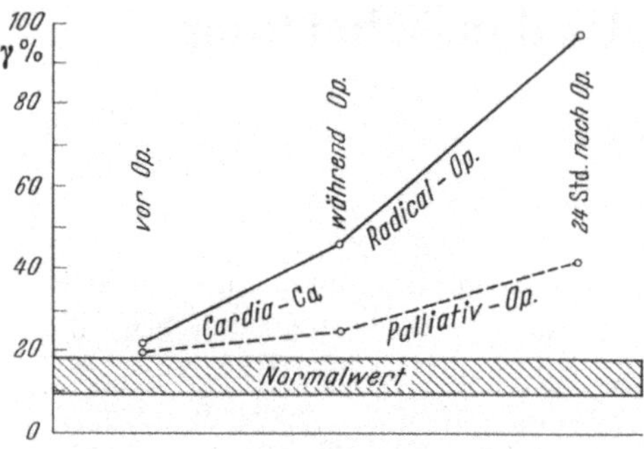

Abb. 3. 17-OHCS-Ausscheidungswerte im Blut im Verlauf und nach einer Operation

Die postoperativen Hypersekretionen an Cortisol werden gerne als Ausdruck einer Vermehrung der aktiven Funktionsreserve durch das zugrundeliegende Leiden gedeutet. Nach unseren Untersuchungen erwies sich ein übermäßiger Anstieg der Cortisolwerte stets als ein Zeichen einer beginnenden oder manifesten Komplikation und klingt erst nach Überwindung derselben ab. Im Falle eines tödlichen Verlaufes der Komplikation bleibt die Hypersekretion bestehen.

Die geschilderte vermehrte 17-OHCS-Ausschüttung der Nebennierenrinde auf Reize aller Art scheint eine derart fixierte Reaktion zu sein, daß es nur schwer gelingt, sie zu unterdrücken. Bei einer durch eine Tetanus-Infektion ausgelösten Hypersekretion der Nebennierenrinde konnten wir nachweisen, daß erst nach einer über 5 bis 6 Tage gehenden Unterkühlung und Dämpfung der vegetativen Funktionen auch die Hypersekretion der Nebennierenrinde herabgesetzt werden konnte.

Aus der I. Medizinischen Universitätsklinik Frankfurt am Main
(Direktor: Prof. Dr. F. Hoff)

Biologische Halbwertzeit von exogenem ACTH im menschlichen Blut

Von

K. Retiene, M. Fischer, H. Ditschuneit und E. F. Pfeiffer

Mit 4 Abbildungen

Das Fehlen geeigneter und genügend empfindlicher Verfahren zur direkten quantitativen Bestimmung von endogenem ACTH im nativen Plasma oder Serum läßt bis heute keine sichere Aussage über den physiologischen Spiegel und die Überlebenszeit von körpereigenem ACTH im Blut des Menschen zu. Berechnungen über die biologische Halbwertzeit von exogen zugeführtem ACTH beim Menschen und beim Versuchstier waren dagegen möglich, da nach der Injektion großer ACTH-Dosen so hohe Blutspiegel erreicht werden, daß sie auch mit weniger empfindlichen Meßmethoden erfaßt werden können.

Gewisse Analogieschlüsse lassen sich aus Tierversuchen ziehen. So fanden van Dyke u. Mitarb. sowie Sydnor u. Sayers extrem niedrige Halbwertzeiten von etwa 1 min für endogenes ACTH. Sie benutzten für diese Versuche die parabiotische Vereinigung eines hypophysektomierten mit einem adrenalektomierten Tier. Für speciesidentisches, aber exogenes ACTH fanden Richards u. Sayers eine Halbwertzeit von 2 min. Greenspan u. Mitarb. belasteten Ratten mit hohen Dosen von heterologem ACTH und errechneten eine biologische Halbwertzeit von 5,5 min. Mit ähnlichen Versuchsanordnungen gaben Lazo-Wasen u. Hier Halbwertzeiten zwischen 4 und 8 min, Richards u. Mitarb. sogar 15 min an. Alle eben zitierten Untersuchungen wurden mit dem Sayers-Test ausgeführt.

Überlebenszeitstudien von heterologem, exogenem ACTH beim Menschen führten Nelson u. Mitarb. durch. Sie bestimmten das Hypophysenhormon erstmals anhand des Cortisolanstieges im Nebennierenvenenblut des hypophysektomierten Hundes. Die biologische Halbwertzeit schwankte zwischen 4 und 18 min.

Es ergibt sich somit, daß eine sehr kurze biologische Halbwertzeit von ACTH im menschlichen Blut angenommen werden muß. Diese kurze Überlebenszeit steht in gewissem Gegensatz zu dem Wirkungseffekt kleinster Dosen des Hormones sowie zu den Beobachtungen bei anderen Eiweißhormonen. Erneute Untersuchungen über die biologische Halbwertzeit von exogen zugeführtem ACTH im menschlichen Blut erschienen uns deshalb gerechtfertigt, zumal der von uns früher angegebene ACTH-Test (Pfeiffer u. Mitarb.), der auf dem Corticosteronanstieg von mit Dexamethason hypophysenblockierten Ratten beruht, deutlich empfindlicher als die früher benutzten Meßverfahren ist.

Methodik

Unsere ACTH-Überlebenszeitstudien wurden an gesunden Normalpersonen durchgeführt. Für alle Versuche benutzten wir wasserlösliches ACTH der Fa. Organon.

In einer ersten Versuchsserie wurden je 2 Versuchspersonen mit 10 E, 25 E und 50 E ACTH belastet. 3 min nach der i.v.-Injektion wurde aus dem anderen Arm Blut entnommen und der gefundene ACTH-Wert als Ausgangswert einer abfallenden ACTH-Blutspiegelkurve genommen. Weitere Untersuchungen erfolgten jeweils in 10 min-Abständen. Jede Untersuchung wurde durch Dreifachbestimmung gesichert.

In einer zweiten Versuchsserie infundierten wir bei 8 Patienten 25 E ACTH kontinuierlich über 4 Std. ACTH-Blutspiegeluntersuchungen führten wir zweistündlich während der Infusionen sowie in 30 min-Abständen nach Beendigung der Infusionen durch.

Die biologische Halbwertzeit des infundierten ACTH wurde einmal aus der ansteigenden Blutspiegelkurve während der Infusionen nach den Angaben von DOST und aus der abfallenden Kurve nach Beendigung der Infusion berechnet.

Die einzelnen Blutproben wurden sofort nach der Entnahme zentrifugiert und das überstehende Serum dann bis zur Weiterverarbeitung eingefroren.

Die ACTH-Messung erfolgte nach der von uns früher angegebenen Methode am Corticosteronanstieg im peripheren Blut der mit Dexamethason hypophysenblockierten Ratte. Das Corticosteron wurde entsprechend dem von ZENKER u. BERNSTEIN angegebenen Verfahren gemessen, das auf einer Kombination der doppelten Extraktion von SILBER u. PORTER mit einer Modifikation der Fluorescenzerzeugung des Corticosterons von SWEAT beruht.

Ergebnisse und Besprechung

Die von uns gemessenen abfallenden Blutspiegel von ACTH sowohl nach Injektion verschieden großer Dosen als auch nach Beendigung der Infusionen erwiesen sich als exponentielle Funktionen, die im semilogarithmischen Koordinatensystem als Geraden dargestellt werden konnten (Abb. 1 u. 2). Aus der Steigung dieser Geraden läßt sich die Eliminationsgeschwindigkeit und die Halbwertzeit des zu-

Zeit	10 E ACTH i.v.			25 E ACTH i.v.			50 E ACTH i.v.		
(Min)	Corticosteron-Anstieg im peripheren Plasma der Ratte (μg%)	(n)	ACTH im menschl. Serum (mE %)	Corticosteron-Anstieg im peripheren Plasma der Ratte (μg %)	(n)	ACTH im menschl. Serum (mE %)	Corticosteron-Anstieg im peripheren Plasma der Ratte (μg %)	(n)	ACTH im menschl. Serum (mE %)
5	11,0 $\pm$ 1,20	4	50	13,3 $\pm$ 1,30	6	85	15,2 $\pm$ 0,96	4	120
10	9,0 $\pm$ 1,10	5	33,5	9,5 $\pm$ 1,10	6	37	7,2 $\pm$ 0,96	4	22
15									
20	6,0 $\pm$ 0,87	5	16,5	6,8 $\pm$ 1,09	5	20,5	4,5 $\pm$ 0,98	4	13
30	1,0 $\pm$ 0,55	4	9,5	2,3 $\pm$ 0,87	4	8,5			
45									

$$\sigma = \sqrt{\frac{\Sigma (M \pm E)^2}{n-1}}$$

Abb. 1. Änderung des ACTH-Spiegels im peripheren Blut des Menschen nach Injektion von 10 E, 25 E und 50 E ACTH

geführten ACTH berechnen. Die Elimination war nicht immer gleich, sondern abhängig von der Dosierung, d. h. von der Ausgangskonzentration im Blut. So errechneten wir nach Injektion von 50 E ACTH eine Halbwertzeit von 5 min, nach 25 E 9 min und nach 10 E 13 min. Zwar liegen diese Werte genau in dem Bereich der oben erwähnten Arbeiten, auffällig erschien uns aber die deutliche Abhängigkeit von der injizierten ACTH-Menge.

Im Gegensatz zu den Blutspiegelkurven nach einfacher Injektion war die abfallende Kurve nach Beendigung der Infusionen flacher und ergab eine Halbwertzeit von 29 min, die bereits deutlich länger als die in der Literatur angegebenen Werte ist. Neben der Ausgangskonzentration scheint hier die langsame Darreichung des Hormones während der Infusionen über 4 Std für diese verzögerte Elimination verantwortlich zu sein.

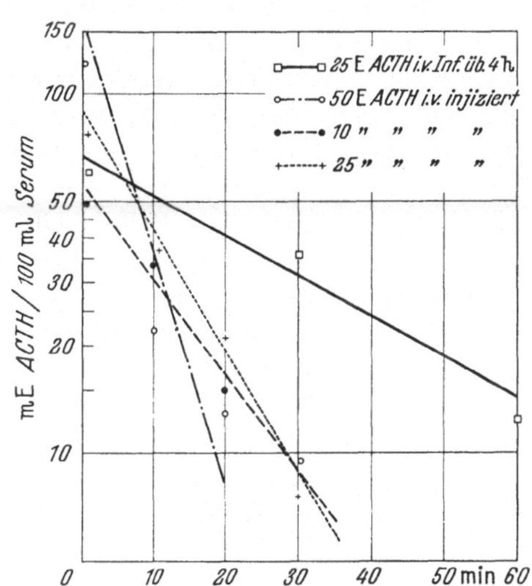

Abb. 2. Exponentieller Abfall des ACTH-Spiegels im menschlichen Blut nach verschiedenen intravenösen ACTH-Gaben

Die Blutspiegeluntersuchungen während kontinuierlicher Infusionen von 25 E ACTH ergaben eine sehr steil ansteigende Kurve (Abb. 3 u. 4). Aus dieser Blutspiegelkurve läßt sich nach den Formeln von Dost die Halbwertzeit des infundierten ACTH dann sicher berechnen, wenn eine bestimmte Eliminationskonstante angenommen werden kann. Bei den oben besprochenen Untersuchungen nach unterschiedlichen i.v.-Injektionen hatten wir jedoch gesehen, daß die Elimi-

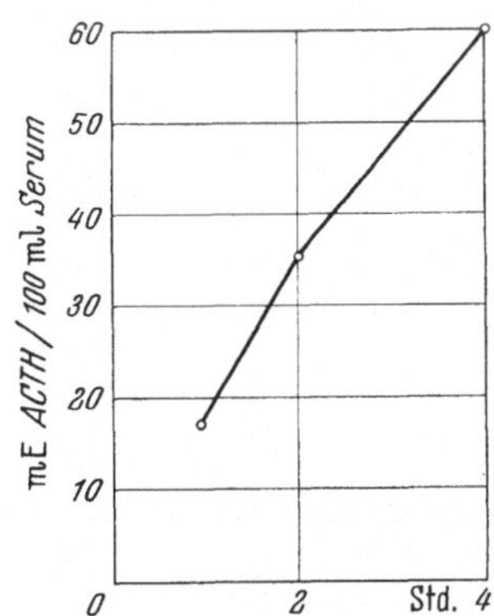

Abb. 3. Anstieg des ACTH-Spiegels im menschlichen Blut während ACTH-Infusionen (25 E/4 Std)

	25 E ACTH i.v.		
Stunden nach Beginn der ACTH-Infusion	Corticosteron-Anstieg im peripheren Plasma der Ratte (μg %)	(n)	ACTH im menschl. Serum (mE %)
2	9,4 ± 1,60	7	35,5
4	12,3 ± 2,80	9	60
Minuten nach Beendigung der ACTH-Infusion			
30	9,5 ± 1,20	6	36
60	4,7 ± 1,20	6	13

Abb. 4. Änderung des ACTH-Spiegels im peripheren Blut des Menschen während der Infusion von 25 E ACTH über 4 Std und nach Beendigung der Infusion

nation abhängig von der Konzentration ist, so daß sich während der Infusionen die Eliminationskonstante ständig ändern muß. Die von uns berechnete Halbwertzeit von 3 Std 45 min ist aus diesem Grunde mathematisch nicht ganz korrekt, mit Sicherheit müssen wir aber mit einer viel längeren biologischen Halbwertzeit während kontinuierlicher Infusionen als nach einmaligen Injektionen rechnen.

Zur Erklärung für die eben aufgezeigten Beobachtungen möchten wir das TSH und Insulin anführen. Bei diesen Hormonen ist uns bekannt, daß sie sich in der Blutbahn mit Proteinen zu einem Komplex verbinden, der die physiologisch stabile Form darstellt und das Hormon vor der Destruktion oder schnellen Ausscheidung schützt.

Auch für ACTH wurde eine Bindung an Eiweiß im Blute wahrscheinlich gemacht. Bethune u. Mitarb. konnten bei der Cohnschen Fraktionierung von menschlichem Plasma ACTH-Aktivitäten im β- und γ-Globulinbereich nachweisen. Bei unseren Injektionen würde nur ein gewisser Prozentsatz der injizierten ACTH-Menge so schnell ein Trägerprotein finden und bei entsprechend hoher Dosierung ein größerer Teil einer sehr schnellen Ausscheidung unterworfen sein. Bei Infusionen dagegen gelangen pro Zeiteinheit so kleine ACTH-Mengen in die Blutbahn, daß ein sehr viel größerer Prozentsatz an Eiweiß gebunden und damit der viel langsameren Elimination unterworfen wird. Freilich ist der eklatante Unterschied von 3 Std 45 min während der Infusionen und 28 min nach Absetzen der Infusionen auch damit nicht erklärt.

Aus diesen Erkenntnissen ergibt sich für die Therapie und für die Diagnostik von Nebennierenerkrankungen, daß selbst sehr große einmalige ACTH-Dosen nur einen kurzfristigen und geringen Effekt gegenüber kleineren Hormondosen in Dauertropfinfusionen haben.

Literatur

Bethune, J. E., R. H. Despointes, H. N. Antoniades and D. H. Nelson: Proc. Soc. exp. Biol. (N. Y.) **97**, 69 (1958).

van Dyke, D. C., M. E. Simpson, C. H. Li and H. M. Evans: Amer. J. Physiol. **163**, 297 (1950).

Greenspan, F. S., C. H. Li and H. M. Evans: Endocrinology **46**, 261 (1950).

Lazo-Wasen, E. A., and S. W. Hier: Proc. Soc. exp. Biol. (N. Y.) **90**, 380 (1955).

Nelson, D. H., I. W. Meakin, I. E. Bethune and R. W. Despointes: Clin. Endocr. **11**, 1491 (1959).

Pfeiffer, E. F., W. E. Vaubel, K. Retiene, D. Berg u. H. Ditschuneit: Klin. Wschr. **38**, 980 (1960).

Richards, J. B., M. Merkin, C. P. Cheng u. G. Sayers: J. clin. Endocr. **10**, 809 (1950).

—, and G. Sayers: Proc. Soc. exp. Biol. (N. Y.) **77**, 87 (1951).

Silber, R. H., and C. Porter: J. biol. Chem. **210**, 923 (1954).

Sweat, M. L.: Analyt. Chem. **25**, 773 (1954).

Sydnor, K. L., G. Sayers u. H. Brown: J. clin. Endocr. **13**, 891 (1953).

Zenker, N., and D. E. Bernstein: J. biol. Chem. **231**, 695 (1958).

Diskussion

G. Geyer (Wien):

Wäre es nicht möglich, die große Diskrepanz zwischen der kurzen Halbwertszeit, die sich scheinbar aus dem anfänglichen Konzentrationsabfall nach der ACTH-Injektion ergibt, und den viel längeren Halbwertszeiten, die aus den Infusionsversuchen berechnet worden sind, dadurch zu erklären, daß der Konzentrationsabfall durch den initialen Abstrom des ACTH nach der Injektion „verfälscht" wird? Der Konzentrationsabfall jeder Substanz in den ersten Minuten nach der Injektion muß ja sowohl durch die Verteilung im zukommenden Verteilungsraum als auch durch die Eliminierung aus diesem bestimmt werden. Man kann deshalb aus dem Konzentrationsabfall während der ersten Minuten nach einer Injektion die wirkliche Eliminierungsfunktion nicht berechnen, denn es muß das, was man bei einem solchen Vorgehen als „Halbwertszeit" erhält, beträchtlich kürzer sein als die wirkliche Halbwertszeit der Substanz, deren Funktion sich erst später — nach erfolgter Verteilung — manifestieren würde.

Aus dem Pathologischen Institut der Universität Hamburg
(Direktor: Prof. Dr. Dr. h. c. C. Krauspe)

Über Zellersatz und -regeneration in der Nebennierenrinde*

Von

J. Kracht und H. Schlote

Mit 2 Abbildungen

Unter Regeneration im allgemeinen Sinn wird die Fähigkeit des Organismus zum Ersatz verlorengegangener Zellsubstanz verstanden. Man unterscheidet zwischen pathischer bzw. reparativer und orthischer bzw. repetierender Regeneration, die dem Ersatz des physiologischen Zellverschleißes dient und in engen Beziehungen zu Wachstumsvorgängen steht. Die physiologische Regeneration beinhaltet auch den Zellersatz in Wechselgeweben, wie z. B. der Epidermis in Form eines ständigen Zellnachschubs von der basalen Indifferenzzone zur Oberfläche. Hierbei handelt es sich um einen der Erhaltung dienenden Wachstumsprozeß en miniature ohne Substanzvermehrung. Demgegenüber spielen Zellteilungsphänomene in Dauergeweben normalerweise nur eine untergeordnete oder, wie im Falle der stabilen postmitotischen Zellen, überhaupt keine Rolle (Masshoff, Letterer).

Das Problem des Zellersatzes in der Nebennierenrinde wurde von Gottschau mit der These einer kontinuierlichen markwärts gerichteten Zellwanderung inauguriert. Ihr liegt die richtige Beobachtung zugrunde, daß das Maximum an Zellteilungen in der äußeren Rinde lokalisiert ist. Gottschau sah hierin das Nachschubreservoir für die physiologischen Alterungs- und Degenerationsvorgänge in der Z. reticularis. Von wenigen, nicht überzeugenden Stützen dieser These abgesehen, muß sie heute als überholt gelten. Die dagegen sprechenden Argumente sind von Tonutti zusammengestellt und am beweiskräftigsten in seiner Transformationslehre niedergelegt worden. Darin kommt klar zum Ausdruck, daß die Vorstellung eines markwärts gerichteten Zellstromes mit morphologisch-funktioneller Differenzierung und Rückdifferenzierung nicht das Prinzip der Anpassung des Rindenorgans darstellen kann. Die corticotropen Einflüsse unterliegenden Transformationsvorgänge zeigen vielmehr an, daß die Anpassung durch fließenden Umbau der Rindenstrukturen erfolgt, indem die Z. fasciculata als funktionstragende Schicht auf Anforderung auf das äußere und innere Reservefeld zurückgreift und umgekehrt. Mit Tonutti sind auch wir der Meinung, daß, von einigen Ausnahmen abgesehen, keine morphologischen Beweise für eine funktionelle Zonierung vorliegen. Auch die Tatsache, daß sämtliche Rindenzonen corticotropen

* Mit Unterstützung der Deutschen Forschungsgemeinschaft.

Einflüssen unterliegen, läßt erkennen, daß die Rindentextur letztlich eine Frage des corticotropen Differenzierungsniveaus ist. Dies ändert nichts an der Tatsache der von verschiedener Seite betonten Sonderfunktionen der Z. glomerulosa. TONUTTI hat hiergegen zwar wichtige Einwände erhoben und manche Argumente entkräftet. Eigene Befunde sprechen dafür, daß die Z. glomerulosa zusätzlich zu corticotropinunabhängigen Eigenleistungen befähigt ist; z. B. entspricht die Entfaltung der Z. glomerulosa im Kochsalzmangelzustand nicht der typischen progressiven Transformation in Form der spongiocytären Vereinheitlichung der Außenzone. Sie kann von der Z. fasciculata über eine angedeutete Kompressionszone deutlich abgegrenzt werden und weist im Gegensatz zur Fasciculata alle Zeichen der Aktivierung und eine eigenständige modifizierte progressive Transformation mit Zeichen der Kernvergrößerung auf. Weitere Hinweise für tropinabhängige Reaktionen dieser Zone konnten wir am hypophysektomierten Tier gewinnen (KRACHT u. SENGENHOFF).

Mit der Einführung radioaktiv-markierter DNS-Vorläufer waren die Voraussetzungen zur Neubearbeitung des Fragenkomplexes an der Nebennierenrinde um so mehr gegeben, als frühere mit der Colchizintechnik gewonnene Erkenntnisse

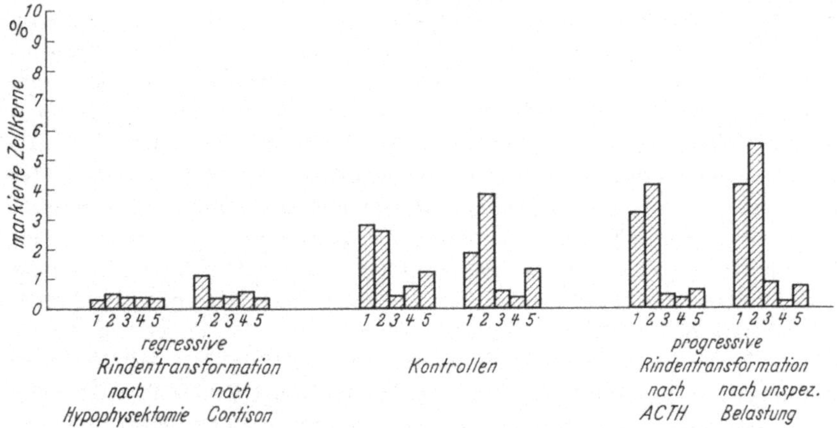

Abb. 1. Häufigkeitsverteilung markierter Zellkerne in der Rattennebenniere 1—12 Std nach einmaliger Applikation von H^3-Thymidin
1 Z. glomerulosa, 2 äußere Z. fasciculata, 3 mittlere Z. fasciculata, 4 Z. reticularis, 5 Nebennierenmark

durch den damit verbundenen unspezifischen Belastungsreiz in ihrem Ausgangswert eingeschränkt werden. Mit H^3-Tymidin prüften wir deshalb bei Ratte und Maus Lokalisation und Ausmaß der DNS-Synthese in verschiedenen Zeitabständen nach Applikation und in verschiedenen Funktionszuständen der Nebennierenrinde. An Kontrolltieren stellten wir fest, daß die Masse markierter Zellkerne in der äußeren Rinde lokalisiert ist mit einem prozentualen Anteil von etwa 4% (Ratte) bis 6% (Maus) als Maximalwerten. Die nähere Analyse zeigt, daß offenbar zwei Typen unterschieden werden können. Während in einem Fall Z. glomerulosa und äußere Z. fasciculata unter Zwischenschaltung einer schmalen der Kompressionszone entsprechenden, nicht markierten Zone nahezu gleich stark markiert sind, dominiert im anderen Falle die äußere Z. fasciculata. Dieser Typ wird auch bei progressiver Transformation, wie z. B. nach ACTH-Zufuhr oder unspezifischer

Belastung beobachtet. Im Zustand der regressiven Transformation ist der radioaktive Index dagegen auch in der sonst bevorzugten Außenzone extrem niedrig und entspricht praktisch dem Markierungsniveau der Innenzone normaler Tiere (Abb. 1). Die Markierungsquote dieses Areals läßt sich auch bei Belastung nicht wesentlich steigern und kontrastiert somit zur äußeren Rinde. Ähnliche Verhältnisse gelten für die Maus. Hinweise für eine nach diesen Voraussetzungen durchaus mögliche Zellwanderung fehlen bei beiden Species. Bis zur Überlebensdauer von 12 Tagen nach Applikation von H^3-Thymidin entsprach der Index markierter Zellen den nach Beendigung der H^3-Thymidin-Verfügungszeit gewonnenen Werten (Abb. 2). Die Nebennierenrinde gehört damit nicht zum Typ der wandernden,

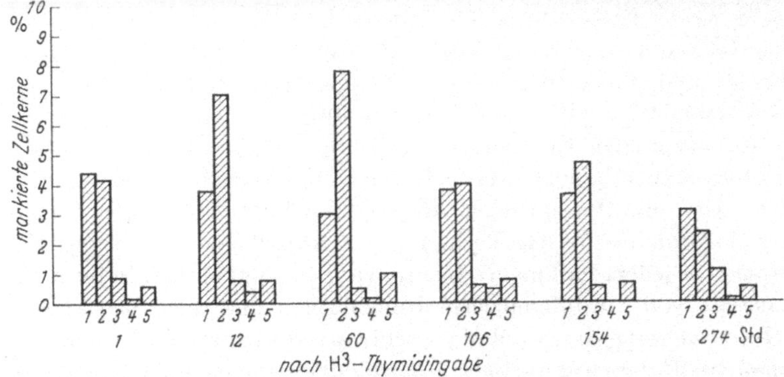

Abb. 2. Frequenz durch H^3-Thymidin markierter Zellkerne in der Nebenniere der Ratte nach kontralateraler Enucleation. (Applikation von H^3-Thymidin 24 Std nach Enucleation)
1 Z. glomerulosa, 2 äußere Z. fasciculata, 3 mittlere Z. fasciculata, 4 Z. reticularis, 5 Nebennierenmark

sich ständig erneuernden, vegetativ intermitotischen Zellen, sondern zum Typ der reversiblen postmitotischen Zellen von Cowdry, wobei für den speziellen Fall diese Art der physiologischen Regeneration mit einem Wachstumsvorgang identifiziert werden kann. Mit autoradiographischer Methodik konnten Diderholm und Hellman sowie Walker und Rennels ebenfalls keinen Anhalt für Zellwanderung in der Nebennierenrinde gewinnen.

Damit wird jedoch noch nicht die Frage beantwortet, aus welchem Grunde die Z. glomerulosa, wenn sie nur Reservezone wäre, einen so hohen radioaktiven Index aufweist und aus welchem Grunde sich äußeres und inneres Transformationsfeld trotz vielfach gleicher Reaktion auf corticotrope Impulse oder corticotropes Defizit markierungsmäßig verschiedenartig verhalten.

Untersuchungen zur reparativen Regeneration der Nebennierenrinde wurden an enucleierten Nebennieren in 3 Versuchsanordnungen durchgeführt:

a) einseitige Enucleation bei intakter kontralateraler Nebenniere,

b) einseitige Enucleation und kontralaterale Exstirpation,

c) beidseitige Enucleation.

Mit dem Enucleat werden Mark, Reticularis und Masse der Fasciculata, gelegentlich auch kleine Glomerulosakomplexe entfernt; an der Kapsel bleiben die Z. glomerulosa und gelegentlich auch Teile der äußeren Fasciculata, mithin also auch Teile des äußeren Transformationsfeldes, haften. Diese Schicht enthält das gesamte regenerative Potential. Das Ausmaß an Regeneration ist von der Intensität corticotroper Impulse abhängig. Es ist pro Zeiteinheit nach nur einseitiger Enucleation eindeutig geringer als nach beidseitiger oder sogar zusätzlicher Exstirpation einer Seite. Die formale Genese der reparativen Rindenregeneration nach Enucleation läuft summarisch, wie folgt, ab: Zunächst wird das anfänglich von Blutmassen eingenommene Zentrum recht schnell durch ein gefäßreiches Granulationsgewebe organisiert. Wesentlich hierfür ist eine optimale Vascularisierung als Verbindung zwischen Zentrum, Restrinde, Kapsel und extrakapsulärem Gefäß-Bindegewebe. Die centropetal fortschreitende Regeneration ist auf der Gegenseite des Kapseltraumas stets am ausgeprägtesten. In zunehmendem Maße differenzieren sich nach anfänglich progressiver Transformation der erhaltenen Außenzone wieder Glomerulosa, Fasciculata und Reticularis, so daß im Idealfall ein völlig redifferenziertes Rindenorgan vorliegt, das sich von der Norm nur durch das fehlende und durch Bindegewebe ersetzte Mark unterscheidet. Häufig sind zusätzlich teils intra-, teils extrakapsulär knotige Umbauvorgänge, die wir insofern als zur atypischen Regeneration gehörend rechnen können, als es sich um Wachstumsvorgänge handelt, die in Form von Überschußregeneraten über den einfachen, art- und formgleichen Ersatz des Verlorengegangen hinausgehen. Zu ihrem Verständnis ist das Verhalten der Kapsel von Bedeutung. Sie ist bei Regeneration in jedem Fall mehrschichtig verdickt und enthält in ihrer Innenzone häufig bereits voll ausdifferenzierte Rindenzellen und auch blastemartige Elemente. Im Gegensatz zur gewöhnlich centropetal gerichteten Regeneration wird die Kapsel im Rahmen derartiger Überschußleistungen infiltrierend durchsetzt und durchbrochen. So können Grenzfälle entstehen, bei denen eine Entscheidung über das Vorliegen eines regulierten Überschußregenerates nach Art einer knotigen Anpassungshyperplasie oder einer gutartigen Geschwulst ohne Kenntnis der Versuchsanordnung mikroskopisch kaum möglich ist.

Studien mit H^3-Thymidin an der regenerierenden Nebennierenrinde ergänzten die Befunde über die Beziehungen zwischen corticotropem Stimulierungsgrad und reparativem Wachstum. Es wurde festgestellt, daß die Kernmarkierungsfrequenz im regenerierenden Parenchym dann am größten ist, wenn kein weiteres Rindengewebe mehr zur Verfügung steht. Für wesentlich halten wir auch die Feststellung, daß die Zahl markierter Zellkerne pro Flächeneinheit im Glomerulosa-Fasciculata-Bereich der enukleierten Seite stets größer als auf der intakten Seite ist, d. h. daß corticotrope Impulse dort in verstärktem Maße zur Auswirkung kommen dürften. Während auf der intakten Seite in zunehmendem Abstand nach H^3-Thymidinapplikation ähnlich wie bei Normaltieren kein Anhaltspunkt für Zellwanderung gewonnen wurde, konnte auf der enukleierten Seite unter den entsprechenden zeitlichen Voraussetzungen ein Anstieg der Frequenz markierter Zellkerne mit zunehmender Entfernung von der Kapsel ausgezählt werden. Unter diesen Ausnahmebedingungen ist also centropetales Wachstum als Regeneratwachstum möglich, ohne daß dies als Bestätigung der These von Gottschau angesehen werden darf.

Zusammenfassend geht aus unseren Untersuchungen zur physiologischen und reparativen Regeneration der Nebennierenrinde hervor:

1. Bei erwachsenen Ratten und Mäusen liegt das Maximum durch H^3-Thymidin markierter Zellkerne im Bereich der Z. glomerulosa und äußeren Z. fasciculata

und erreicht hier einen sonst nur von vegetativ intermitotischen Zellen erreichten Prozentsatz. Die Markierungsfrequenz im inneren Transformationsfeld ist gering und entspricht prozentual für Dauergewebe geltenden Zahlen. Hinweise für centropetale Zellwanderung konnten an der intakten Nebenniere nicht gewonnen werden. Nach Enucleation entsprechen Zellwanderungsphänomene dem Regeneratwachstum im Rahmen der Neudifferenzierung der Rindenschichten.

2. Die Kernmarkierungsfrequenz ist vom corticotropen Stimulierungsgrad abhängig. Sie steigt bei Corticotropinüberangebot und progressiver Rindentransformation in der äußeren Z. fasciculata und in der transformierten Z. glomerulosa an, um bei regressiver Transformation den Normbereich zu unterschreiten. Korrespondierend hierzu ist die Markierungsfrequenz im regenerierenden Rindengewebe dann am größten, wenn sich die corticotropen Impulse auf dieses Restgewebe konzentrieren können und nicht anderes Rindengewebe kompensatorische Funktionen leistet. Der radioaktive Index ist nach halbseitiger Enucleation in dem in Regeneration befindlichen Gewebe größer als in der kontralateralen intakten Rinde.

3. Neben der formalen Genese der zum zonierten Wiederaufbau der Rinde führenden typischen Regeneration werden atypische Regenerationsvorgänge beschrieben, die als regulierte knotige Überschußleistungen Geschwulstwachstum vortäuschen können.

Literatur

COWDRY, E. V.: a) Problems of Ageing. Baltimore: Williams & Wilkins Comp. **1942**; b) Cells and their Behaviur. In ANDERSON: Pathology. St. Louis: C. V. Mosby 1953.

DIDERHOLM, H., and B. HELLMAN: Acta path. microbiol. scand. **49**, 82 (1960).

GOTTSCHAU, M.: Arch. Anat. u. Physiol. Anat. Abt. **1883**, 412; Biol. Zbl. **3**, 565 (1883).

KRACHT, J., u. I. SENGENHOFF: Verh. dtsch. Ges. Path. **44**, 246 (1960).

LETTERER, E.: Allgemeine Pathologie. Stuttgart: G. Thieme-Verlag 1959.

MASSHOFF, W.: Die physiologische Regeneration. Handb. d. allg. Path. VI/1, S. 441. Berlin-Göttingen-Heidelberg: Springer 1955.

TONUTTI, E.: Z. mikr.-anat. Forsch. **51**, 346 (1942); **52**, 32 (1942); Endokrinologie **28**, 1 (1951); Verh. dtsch. Ges. Path. **36**, 123 (1953).

WALKER, B. E., and E. G. RENNELS: Endocrinology **18**, 365 (1961).

Diskussion

M. HERRMANN (Tübingen):

Die sehr schönen Befunde von Herrn KRACHT erscheinen uns besonders interessant, da Herr HAEUBER in unserem Institut bei Versuchen an Meerschweinchen zu ähnlichen Ergebnissen gekommen ist. Nach Extirpation der linken Nebenniere und Halbresektion der rechten Nebenniere mit Hilfe eines Thermokauters konnte eine Regeneration, ausgehend von der Glomerulosa, festgestellt werden, die entlang der aussprossenden Gefäße vor sich geht. Ich möchte nun Herrn KRACHT fragen, ob er Mitosen im Regenerat gefunden hat und zu welchem Zeitpunkt nach der Enucleation deren Häufigkeitsmaximum auftrat.

J. KRACHT (Hamburg):

Die Frage von Herrn HERRMANN nach dem Prämitosenmaximum nach Enucleation der Nebenniere kann ich nur anhand von Einzelbeobachtungen beantworten, da unsere Versuchsanordnung auf die Frage nach Zellwanderung abgestellt war. Wir stellten jedoch fest, daß dieses Maximum vom corticotropen Bedarf und Stimulierungsgrad abhängt und bei bilateraler Enucleation bzw. einseitiger Enucleation und kontralateraler Exstirpation 2 Tage nach dem Eingriff am ausgeprägtesten war.

M. Herrmann (Tübingen):

Der frühe Zeitpunkt des Mitoseeintritts bei der Ratte ist interessant, da in den Versuchen beim Meerschweinchen das Häufigkeitsmaximum erst um den 8. Tag nach der Operation zu liegen scheint. Der Hinweis auf den schnellen Rebound nach langfristiger Cortisonvorbehandlung bei der Ratte, um die große Regenerationsfähigkeit des Nebennierenrindenparenchyms bei diesen Tieren zu demonstrieren, kann von unserer Seite mit entsprechenden Befunden beim Meerschweinchen ergänzt werden. Während bei der Ratte der Rebound schon um den 3. Tag nach Abschluß der Behandlung auftrat, fand sich ein solcher beim Meerschweinchen erst um den 10. Tag. Diese Verzögerung kann evtl. auch für die divergierenden Häufigkeitsmaxima der Mitosen eine Erklärung bieten.

W. Hartenbach (München):

Die Untersuchungsergebnisse von Herrn Kracht über die Regenerationsfähigkeit der Nebenniere erscheint mir eine wertvolle Unterlage für die operative Einstellung zur totalen Adrenalektomie. Die Forderung der Notwendigkeit der totalen Adrenalektomie dürfte hierdurch eine weitere Betonung erhalten.

Neun von 31 operierten Patienten haben wir subtotal adrenalektomiert. Sieben davon kamen bereits wegen eines Recidivs wieder in Behandlung. Die Ursache des Rezidives sehen wir in der Regenerationsfähigkeit des verbliebenen Nebennierenrindenstumpfes.

J. Kracht (Hamburg):

Zu Herrn Hartenbach nur die Bemerkung, daß aus der erheblichen regeneratorischen Potenz der Ratte nicht unbedingt auf die Verhältnisse beim Menschen geschlossen werden darf. Als Beispiel hierfür wird das bei Ratten konstant reproduzierbare Rebound-Phänomen nach Corticoidentzug angeführt, welches beim Menschen selten ist.

Aus dem Anatomischen Institut der Universität Tübingen
(Direktor: Prof. Dr. med. E. Tonutti)

Untersuchungen über den phasischen Verlauf der 17-Hydroxycorticoidausscheidung beim Meerschweinchen nach einmaliger ACTH-Zufuhr*

Von

M. Herrmann

In vorangehenden Untersuchungen konnte gezeigt werden (*1*, *2*), daß einmalige ACTH-Zufuhr beim Meerschweinchen zu einem phasischen Verlauf der 17-Hydroxycorticosteroid-Ausscheidung (17-OHCS-Ausscheidung) führt. Nach dem bekannten initialen Anstieg kommt es zu einem Abfall der Ausscheidung auf subnormale Werte, die längere Zeit bestehen bleiben. Diesen Zeitraum der niedrigen Ausscheidung nennen wir Depressionsphase. Am 9.—10. Tag tritt überraschend für kurze Zeit eine starke Erhöhung über die Norm ein. Danach normalisiert sich die Ausscheidung. Die Kerne der Zellen der Zona fasciculata der Nebennierenrinde zeigen gleichlaufende Volumschwankungen, eine initiale Zunahme, darauf folgend eine langanhaltende Abnahme und schließlich eine starke, aber kurzdauernde Vergrößerung vor der Normalisierung am 10. Tag. Das Verhalten der Lipoide und doppelbrechenden Substanzen läßt ebenfalls einen phasischen Verlauf erkennen.

Es schien interessant festzustellen, ob das Nebennierenrinden-Hypophysen-System auf exogene ACTH-Zufuhr oder einen Reiz, z. B. Diphtherietoxinvergiftung, in der Phase der Depression antworten kann. Über die Ergebnisse dieser Untersuchungen soll hier berichtet werden.

135 ♂ Meerschweinchen im Gewicht um 250 g erhielten eine einmalige Gabe von 4 iE ACTH[1] s.c.

55 Tiere wurden in Gruppen zu 5 Tieren 3, 6, 12, 24, 36, 48, 72, 96, 120, 144, 192, 216 und 240 Std nach der Injektion mit $CHCl_3$ abgetötet.

40 Tiere wurden in Gruppen zu je 10 Tieren 48, 96, 144 und 216 Std nach der ersten ACTH-Gabe abgetötet, nachdem sie jeweils 24 Std vorher weitere 4 iE ACTH s.c. erhalten hatten.

40 Tiere wurden in Gruppen zu je 10 Tieren 48, 96, 144 und 216 Std nach der initialen ACTH-Gabe abgetötet, nachdem sie jeweils 24 Std vorher 5 d.l.m. Diphtherie-Toxin (Di.-Tox.) s.c. erhalten hatten.

Sofort nach Abtöten der Tiere Fixierung der linken Nebenniere in Bouinscher Lösung. Nach üblicher Paraffineinbettung Herstellung 5 μ dicker Schnitte, Färbung mit HOPA. Bestimmung der Kernvolumina von 200 Zellen pro Tier. Auswertung der hämorrhagischen Nekrose nach Di.-Tox.-Vergiftung am gleichen Schnitt.

Bestimmung der 17-OHCS im Harn nach einer modifizierten Porter-Silber-Methode (5, 6, 7).

---

* Mit Unterstützung der Deutschen Forschungsgemeinschaft.

[1] „Cibacthen", ACTH CIBA, CIBA Aktiengesellschaft Basel.

Die Kernvolumina der Zona fasciculata der Nebennierenrinde von Meerschweinchen veränderten sich unter dem Einfluß der Testinjektion von weiteren 4 iE ACTH s. c. 24 Std vor dem Abtöten nur geringfügig gegenüber den Werten von Tieren, die zum gleichen Zeitpunkt nach der initialen ACTH-Gabe abgetötet wurden. Diese Veränderungen gegenüber den Kontrollen waren nicht signifikant (Tab. 1).

Tabelle 1. *Werte der Kernvolumina und der 17-OHCS-Ausscheidung von Normaltieren, einmalig mit ACT vorbehandelten Tieren (Kontrollen) und Testtieren (24 Std vor dem Tode weitere 4 iE ACTH s.c.) m zugehörigen P-Werten*

	Kernvolumina in μ^3 (Normalwert = 13526 ± 282)				17-OHCS-Ausscheidung in μg (Normalwert = 8 ± 1)			
	48	96	144	216	48	96	144	216
$m + \varepsilon$ Kontrollen	13961 ± 136	11202 ± 289	11219 ± 382	17640 ± 480	7,7 ± 3,2	2,4±1	3,2 ± 0,9	4,8 ± 2
$m \pm \varepsilon$ Testtiere	13260 ± 164	12393 ± 310	11985 ± 288	16619 ± 432	3,8 ±1,42	5,4 ± 1,42	5,3 ± 1	4,4 ± 2,
P-Wert Test : Kontr.	0,01	0,018	0,15	0,14	0,3	0,12	0,16	0,9
P-Wert Test: Norm.	0,44	0,02	0,0027	0,0002	0,016	0,13	0,05	0,13

Wie weiterhin aus Tab. 1 hervorgeht, waren auch die Veränderungen der 17-OHCS-Ausscheidung innerhalb 24 Std nach der ACTH-Testinjektion gegenüber den Kontrollwerten nur gering. In keinem Fall wurde die Ausscheidung von Normaltieren erreicht.

Tiere, die 5 d. l. m. Di.-Tox. s. c. 24 Std vor dem Abtöten erhalten hatten, zeigten ebenfalls nur einen geringen Anstieg der Kernvolumenwerte im Vergleich zu entsprechenden Kontrolltieren 48, 96, 144 und 216 Std nach der initialen ACTH-Gabe (Tab. 2).

Tabelle 2. *Werte der Kernvolumina und der 17-OHCS-Ausscheidung von Normaltieren, einmalig mit ACT vorbehandelten Tieren (Kontrollen) und Testtieren (24 Std vor dem Tode 5 d.l.m. Diphtherie-Toxin s.c. mit zugehörigen P-Werten*

	Kernvolumina in μ^3 (Normalwert = 13526 ± 282)				17-OHCS-Ausscheidung in μg (Normalwert = 8 ± 1)			
	48	96	144	216	48	96	144	216
$m \pm \varepsilon$ Kontrollen	13961 ± 136	11202 ± 289	11219 ± 382	17640 ± 480	7,7 ± 3,2	2,4 ± 1	3,2±0,9	4,8±2
$m \pm \varepsilon$ Testtiere	15250 ± 630	12076 ± 296	11983 ± 218	12882 ± 240	3,4 ± 1,42	5 ± 0,6	4,5±0,8	1,6±0,
P-Wert Test : Kontr.	0,08	0,06	0,12	0,0002	0,21	0,16	0,74	0,12
P-Wert Test: Norm.	0,03	0,0027	0,001	0,2	0,01	0,011	0,006	0,002

Innerhalb 24 Std nach der Di.-Tox.-Gabe war auch die 17-OHCS-Ausscheidung im Harn nur geringfügig gegenüber den Kontrollwerten verändert.

Wie aus Tab. 3 hervorgeht, trat die hämorrhagische Nekrose der Nebennierenrinde nach vorangehender einmaliger ACTH-Gabe vor der Di.-Tox.-Vergiftung nur stark abgeschwächt oder gar nicht auf. Selbst bei Tieren, die in der Tabelle mit einer positiven Reaktion angegeben sind, fanden sich nur gering ausgeprägte Nekrosen, die sich auf kleine Bereiche in der Umgebung von Capillaren erstreckten.

Tabelle 3. *Verhalten der Nebennierenrinde gegenüber Diphtherietoxin.* 48, 96, 144 und 216 = Stunden nach einmaliger Zufuhr von 4 iE ACTH s.c.; Norm = Normaltiere; Hypex = hypophysenlose Tiere, alle jeweils 24 Std nach Vergiftung mit 5 d.l.m. Diphtherietoxin s.c. Die Zahlen geben die Anzahl der Tiere an, die Kreuze die Stärke der Reaktion

	48	96	144	216	Norm	Hypex
Keine Reaktion	4	4	—	4	—	10
Hyperämie	2 +	4 +	4 +	6 ++	—	—
Nekrose	4 +	2 +	6 +	—	10 ++++	—

Die einmalige Zufuhr von 4 iE ACTH s. c. hatte beim Meerschweinchen einen phasenhaften Verlauf der 17-OHCS-Ausscheidung und im Verhalten der Kernvolumina der Zona fasciculata zur Folge. Nach dem initialen Anstieg trat eine „Depressionsphase" auf. Die Testergebnisse mit einer zweiten ACTH-Gabe zeigten in dieser Phase eine verminderte Ansprechbarkeit der Nebennierenrinde, wie aus dem Verhalten von Kernvolumina und 17-OHCS-Ausscheidung ersichtlich ist. Desgleichen war auch die Reaktion auf die Di.-Tox.-Vergiftung in diesem Zeitraum deutlich herabgesetzt.

Schon früher (*1*, *2*) wurde auf die Möglichkeit einer Blockierung der ACTH-Mobilisation oder -Synthese im Hypophysenvorderlappen durch die exogene ACTH-Zufuhr hingewiesen. Diese Möglichkeit zeigen auch die Untersuchungen von Kitay et al. (*4*) und Holub et al. (*3*) auf. Unsere jetzt vorgetragenen Untersuchungen scheinen diese Annahme zu bestätigen. So spricht die geringe Reaktion auf die Di.-Tox.-Vergiftung für einen hypothalamisch-hypophysären Block, hervorgerufen durch die initiale ACTH-Gabe. Besonders die verhältnismäßig geringfügigen hämorrhagischen Nekrosen nach Di.-Tox., die nach Tonutti (*8*) nur bei Anwesenheit von ACTH auftreten, sprechen für eine starke Abschwächung der ACTH-Mobilisation.

Zusammenfassend kann gesagt werden, daß die Ergebnisse unserer Untersuchungen über die Ansprechbarkeit des Nebennierenrinden-Hypophysen-Systems in der nach einmaliger ACTH-Gabe auftretenden Depressionsphase für eine verminderte Reaktionsfähigkeit im Sinne einer Refraktärphase sprechen. Der Mechanismus dieser Erscheinung bedarf im einzelnen noch der experimentellen Abklärung.

Literatur

1. Herrmann, M.: Naturwissenschaften **48**, 76 (1961).
2. — Vortrag 57. Versammlung Anatom. Ges., Hamburg 24.—26. 5. 1961 (im Druck).
3. Holub, D. A., J. W. Jailer, J. I. Kitay and A. G. Frantz: J. clin. Endocr. **19**, 1540 (1959).
4. Kitay, J. I., D. A. Holub and J. W. Jailer: Endocrinology **64**, 475 (1959).

5. LIDDLE, G. W., J. E. RICHARD and R. E. PETERSON: Endocrinology **57**, 594 (1955).
6. PORTER, C. C., and R. H. SILBER: J. biol. Chem. **185**, 201 (1950).
7. SILBER, R. H., and C. C. PORTER: J. biol. Chem. **210**, 923 (1954).
8. TONUTTI, E.: Verh. dtsch. Ges. Path. **36**, 123 (1953).

Diskussion

D. SCHÖNBERG (Hamburg):

Wurde durch die von Herrn HERRMANN verwendete Versuchsanordnung die Überlebenszeit der Versuchstiere oder die DL_{50} des verwendeten Di-Toxins verändert?

M. HERRMANN (Tübingen):

Auf die Anfrage von Herrn SCHÖNBERG kann ich nur sagen, daß die Überlebensdauer nach Diphtherietoxin in den vorliegenden Versuchen nicht getestet wurde, da es darauf ankam, möglichst den gleichen Abstand zur Vergiftung, nämlich 24 Std, einzuhalten.

J. KRACHT (Hamburg):

An der Ratte konnten wir nach einmaliger Zufuhr effektiver Dosen von ACTH oder ACTH-Depot keinen Hinweis für die Existenz einer der initialen Stimulierung folgenden Depressionsphase gewinnen.

Aus dem Pathologischen Institut der Universität Würzburg, Luitpoldkrankenhaus
(Direktor: Prof. Dr. H.-W. ALTMANN)

Der Hypophysenvorderlappen der Ratte nach Adrenalektomie und chemischer Nebennierenblockade mit SU 4885 (Metopiron)

Von

G. DHOM

Die Zuordnung der Vorderlappenhormone an färberisch und elektronenmikroskopisch differenzierbare Zelltypen ist bei der Ratte weitgehend gelungen. KRACHT hat 1956 auf dem 4. Symposion unserer Gesellschaft darüber ausführlich berichtet. Die zuckerhaltigen Vorderlappenhormone — Gonadotropine und TSH — sind in den „PAS-positiven" Zellen zu lokalisieren. Wir differenzieren färberisch die „Gonadotropen" von den „Thyreotropen" Zellen mit der Perameisensäure-Alcianblau-PAS-Reaktion (ADAMS und SWETTENHAM, ADAMS und PEARSE), die uns bessere Ergebnisse als die von HALMI eingeführte Aldehydfuchsinfärbung liefert. Die runden, peripher und zentral im Vorderlappen liegenden „Gonadotropen", die HALMI in freilich angreifbarer Anlehnung an die Nomenklatur von ROMEIS δ-Zellen nennt, sind durch das Schiffsche Reagens rot dargestellt, während die „Thyreotropen", die β-Zellen von HALMI, distinkt mit Alcianblau reagierende Granula aufweisen. Da die α-Zellen mit Orange-G gelb gefärbt sind, lassen sich damit im gleichen Präparat drei chromophile Zelltypen distinkt voneinander abgrenzen.

In einem dieser Zelltypen muß auch die Bildungsstätte des ACTH zu suchen sein, über die bisher bekanntlich noch keine völlige Klarheit herrscht. Die Einführung des Adrenostaticums METOPIRON (SU 4885), das gezielt die 11-β-Hydroxylierung am Steroidmolekül hemmt und somit die Hypophyse zur ACTH-Ausschüttung anregt (CHART et al., CHART und SHEPPARD), bot uns die Möglichkeit, die Frage der ACTH-Bildungsstätte erneut aufzugreifen.

An 130 männlichen Wistarratten wurden folgende Experimente durchgeführt: Ein- und doppelseitige Adrenalektomie, Überlebenszeit bis 14 Tage, 34 Tiere. *Metopiron* in einer täglichen Dosis von 15 mg/Ratte, Behandlung bis 20 Tage, Tötung von je 5 Tieren nach 6 und 12 Std, 5, 10, 15 und 20 Tagen. Zum Vergleich wurden 29 Tiere thyreoidektomiert und in Gruppen nach 2, 6, 14 und 66 Tagen getötet. 18 weitere Tiere erhalten 5-jodo-2-thiouracil (Itrumil) in einer Tagesdosis von 25 mg, Behandlungsdauer bis 28 Tage, Tötung nach 7, 14 und 28 Tagen.

Formalinfixierung der Hypophysen, Paraffineinbettung. Färbungen: 1. Perjodsäure-Leukofuchsin-Cölestinblau-Hämatoxylin-Orange-G (PEARSE). 2. Perameisensäure-Alcianblau-Perjodsäure-Leukofuchsin-Orange-G (ADAMS und SWETTENHAM). 3. Aldehydfuchsin-Lichtgrün (HALMI).

Als Ergebnis der Untersuchungen kann vorweggenommen werden, daß alle Eingriffe bevorzugt oder ausschließlich ein Zellsystem treffen: Die alcianblauen „Thyreotropen“ Zellen. Dabei treten konstant drei morphologisch faßbare Phänomene in Erscheinung: Der Granulaverlust, die Vacuolisierung und die Homogenisierung bzw. „Hyalinisierung“ des Cytoplasmas, während Zellkern und Golgizone vergrößert werden.

Adrenalektomie führt schon nach 12 Std zu einem Granulaverlust in den „Thyreotropen“ Zellen. 14 Tage nach dem Eingriff ist eine Vielzahl „Thyreotroper“ Zellen in charakteristischer Weise umgestaltet. Die Zellen sind vermehrt und vergrößert, von Vacuolen durchsetzt und mit einem homogenen, mehr oder weniger granulafreien Cytoplasma ausgestattet. Die noch vorhandenen randständigen blauen Granula kennzeichnen die Zellen aber noch eindeutig als „Thyreotrope“ Elemente. Die großen hyalinisierten und vacuolisierten Zellen entsprechen in allen Einzelheiten „Thyreoidektomiezellen“. Im Gegenratz zum Zustand nach Thyreoidektomie bleibt aber nach Adrenalektomie ein Teil der Elemente granulahaltig, so daß ein außerordentlich variables Bild im System der „Thyreotropen“ resultiert. Das noch alcianpositiv reagierende Material kann dabei außerordentlich grobschollig verklumpt erscheinen. An den übrigen chromophilen Zellen haben wir keine signifikanten Veränderungen gefunden.

Die Behandlung mit METOPIRON führt zu qualitativ gleichartigen Umwandlungen im System der „Thyreotropen“, quantitativ sind aber die Befunde noch umfassender. Während eine einmalige Gabe von METOPIRON nach 6 und 12 Std noch keine signifikanten Veränderungen hervorbringt, finden wir am 5. Behandlungstag schon eine ausgesprochene Degranulierung und Vacuolisierung der „Thyreotropen“ Zellen. Vollständig homogenisierte, granulafreie Elemente, die in allen Einzelheiten Thyreoidektomiezellen entsprechen, treten mit längerer Behandlungsdauer immer häufiger auf. Nach 20 Tagen schließlich beherrschen die „Thyreoidektomiezellen“ das Bild. Bei der Färbung nach Pearse treten sie als unförmige große Elemente in Erscheinung, die ein homogen gelbliches oder rötliches Cytoplasma mit flüssigkeitsgefüllten Vacuolen aufweisen. Grobe rote Granula, die den „Thyreoidektomiegranula“ von Purves und Griesbach entsprechen, sind jetzt vorhanden.

Vergleichen wir diese Befunde nach Nebennierenblockade mit der Schilddrüsenblockade durch Itrumil, so haben wir völlig identische Bilder vor uns. Die „Thyreoidektomiezellen“ erscheinen in gleicher Zahl und Größe, die „Thyreoidektomiegranula“ sind besonders reichlich und groß, ein Befund, der von Purves und Griesbach in gleicher Weise erhoben wurde.

Fassen wir das Ergebnis unserer Experimente zusammen: Eingriffe, die bei der Ratte zu einer erhöhten TSH- oder ACTH-Abgabe führen, setzen wesentliche Veränderungen im gleichen Zellsystem: In den „Thyreotropen“ Zellen. Die morphologischen Einzelphänomene: Granulaverlust, Vacuolisierung und Homogenisierung bzw. Hyalinisierung wiederholen sich in beinahe monotoner Form. Die typische, allen Eingriffen gemeinsame Zelle ist die sog. Thyreoidektomiezelle. Wir können an Hand des Hypophysenbildes die Schilddrüsenblockade nicht von der Nebennierenblockade abgrenzen, beide führen zu qualitativ und weitgehend auch quantitativ gleichartigen Zellwandlungen.

Auf einen Unterschied gegenüber dem Befund nach Thyreoidektomie muß jedoch hingewiesen werden: Die Schilddrüsenexstirpation führt vom 6. Tag ab zu einem vollständigen Granulaverlust, während bei Schilddrüsenblockade mit Itrumil und Nebennierenblockade mit METOPIRON immer ein Teil des Systems noch granulahaltig bleibt, ja bei längerer Behandlungsdauer sogar wieder — möglicherweise als Zeichen der Anpassung an die Dauerbelastung — eine gewisse Vermehrung granulahaltiger Zellen eintritt.

Nachdem METOPIRON zu keiner Aktivierung der Schilddrüse führt — alle unsere Versuchstiere zeigen eine kolloidreiche Ruheschilddrüse — kann die dabei auftretende Aktivierung der „Thyreotropen" Zellen nur auf die erhöhte ACTH-Abgabe bezogen werden. Unsere experimentellen Ergebnisse finden in Befunden von Adams und Pearse eine wertvolle Ergänzung. Sie konnten wahrscheinlich machen, daß auch im menschlcihen Hypophysenvorderlappen die alcianblau-reagierenden Zellen für die ACTH-Produktion verantwortlich sein dürften. Wir berühren mit unseren Befunden die Probleme des Wechselspieles von Schilddrüse und Nebenniere bzw. die Frage des „thyreo-corticotropen Phasenwechsels" (Tonutti, Kracht und Spaethe). Obwohl offenbar die Produktion von TSH und ACTH im gleichen Zellsystem vor sich geht, ist damit noch nicht gesagt, daß beide Hormone auch zur gleichen Zeit in ein und derselben Zelle gebildet werden. Die „Thyreoidektomiezelle" jedenfalls ist nicht spezifisch für eine erhöhte TSH-Produktion.

Literatur

Adams, C. W. M., and A. G. E. Pearse: J. Endocr. **18**, 147—153 (1959).

—, and K. V. Swettenham: J. Path. Bact. **75**, 95—102 (1958).

Chart, J. J., H. Sheppard, M. J. Allen, W. L. Bencze and R. Gaunt: Experientia (Basel) **14**, 151 (1958).

— — J. Med. Pharm. Chem. **1**, 407—441 (1959).

Halmi, N. S.: Endocrinology **47**, 289—299 (1950); **50**, 140 (1952).

Kracht, J.: 4. Sympos. dtsch. Ges. Endokrinologie. Berlin 1956. Berlin-Göttingen-Heidelberg: Springer 1957.

—, u. M. Spaethe: Virchows Arch. path. Anat. **323**, 174, 629 (1953).

Pearse, A. G. E.: Stain Technol. **25**, 95 (1950).

Purves, H. D., and W. E. Griesbach: Endocrinology **49**, 244—264 (1951); J. Endocr. **13**, 365—375 (1956).

Romeis, B.: Die Hypophyse. In Handbuch Mikrosk. Anatomie, Bd. Vi., Teil III. Berlin: Springer 1940.

Tonutti, E.: Vitam. und Horm. **5**, 108 (1944); — Z. exp. Med. **114**, 336 (1945).

Diskussion

G. Goslar (Tübingen):

Die Perameisensäure-Alcianblue-positiven Zellen des Hypophysenvorderlappens zeigten in Ihren Abbildungen nach Metapyrongabe (SU 4885) recht variable Kernbilder, auch bei starker Vacuolisierung: Einmal sah man völlig intakte Kerne, zum anderen ließ sich Chromatinzerfall und Verdämmerung beobachten. Hieraus ergibt sich die Frage, ob das gesamte Zellbild in anabiotischer oder katabiotischer Richtung zu deuten ist, insbesondere, ob nach Absetzen des Blockers die besagten Zellen in der Mehrzahl wieder regenerieren oder zugrunde gehen. Liegen hierüber schon Befunde vor? Bei Entscheidungsschwierigkeiten über die Stoffwechselsituation des Kernes wäre hier sicher mit Erfolg die autoradiographisch zugängige

Einbauquote von H^3-Thymidin als Kriterium anzuwenden, dessen beträchtlichen Aussagewert ja Herr KRACHT vorher eindrucksvoll demonstriert hat.

G. DHOM (Würzburg):

Wir haben die Metopiron-Behandlung bis zum Tötungstag durchgeführt, so daß wir über die Rückbildung der „Thyreoidektomiezellen" nichts aussagen können. Für die Schilddrüsenblockade ist aber durch die Untersuchungen von PURVES und GRIESBACH bekannt, daß sich nach Absetzen des Thyreostaticums die T-Zellen wieder mit Granula beladen. Es ist ja überhaupt die Frage, wie lange eine T-Zelle sekretorisch aktiv tätig sein kann. Ich glaube auch, daß autoradiographische Studien zum Eiweißumsatz der T-Zellen hier weiterhelfen können. Interessant sind in diesem Zusammenhang Untersuchungen von KNIGGE [Anat. Rec. **122**, 295 (1955)], der zeigen konnte, daß die thyreoidektomierte Ratte nach Stressbelastungen mit einer Ascorbinsäureverminderung der Nebennierenrinde genau so wie eine gesunde Kontrolle reagiert. Setzen wir diese Beobachtung zu unseren Befunden in Parallele, so muß man annehmen, daß hier die T-Zellen zu einer regelhaften ACTH-Bildung befähigt waren.

Aus dem Pathologischen Institut der Universität Hamburg
(Direktor: Prof. Dr. med. Dr. h. c. C. KRAUSPE)

Vergleichende Untersuchungen zur Hypophysenhemmwirkung von 16-Methylenprednisolon

Von

J. KRACHT

Mit 2 Abbildungen

Die Einführung neuer Cortisonderivate zielt darauf ab, therapeutische Wirkungen zu verbessern und unerwünschte Nebenwirkungen einzuschränken. Die Forderung nach therapeutischer Wirkungssteigerung führte im Anschluß an die Entdeckung von Prednison und Prednisolon zu einer Reihe schon in niederer Dosierung leistungsstarker Analoga: Triamcinolon, Dexamethason, Betametason und Paramethason. Ihre Anwendung ergab, daß zwar bereits mit geringeren Dosen ein therapeutischer Effekt, nicht aber eine Minderung der Nebenwirkungen erreicht wird. Nachdem also die Wirkungsverstärkung von Cortisonderivaten per Dosisminderung nicht das Prinzip einer gleichzeitig effektiven und risikolosen Therapie sein konnte, folgert, daß Fortschritte nur von jenen Substitutionen am Molekül erwartet werden dürfen, die mit einer Dissoziation von therapeutisch erwünschten Wirkungen und unerwünschten Nebenwirkungen einhergehen. Ansätze für die Verwirklichung dieses Ideals einer gerichteten therapeutischen Einflußnahme ohne oder mit nur geringen Nebenwirkungen ergaben sich aus Erfahrungen mit wasserlöslichen Steroidestern. Gemessen an der besseren therapeutischen Qualität, würden dann die durch die Dosierung regulierbaren quantitativen Wirkungsunterschiede an Bedeutung zurücktreten.

Die Synthese des neu in die Therapie eingeführten 16-Methylenprednisolon[1] erfolgte noch unter dem Aspekt, daß durch Überführung der 16-Methylsteroide in 16-Methylensteroide eine Wirkungssteigerung in Analogie zum Übergang von Cortisonen in Prednisolone möglich sein könnte. Diese Vermutung bestätigte sich experimentell insofern, als eine weitgehende Dosiswirkungsäquivalenz zwischen 16-Methylenprednisolon und Dexamethason im Überlebens-, Eosinopenie- und Leberglykogentest gefunden und bei systemischer Verabfolgung auch eine Verstärkung der Prednisonwirkung in antiphlogistischen Tests festgestellt wurde. Die thymolytische Wirkung ist dagegen schwächer als die von Prednisolon; mineralocorticoide Eigenschaften fehlen fast völlig (HEPDING u. Mitarb.).

---

[1] Decortilen (E. Merck, Darmstadt).

Eigene Untersuchungen hatten das Ziel, die Position von 16-Methylenprednisolon und seiner 9α-Fluorverbindung in der Familie der Cortisonderivate festzulegen. Als Maßstab legten wir die katabole Wirkung, die Nebennierenrindenatrophie sowie die thymolytische, glucocorticoide und mesenchymhemmende Potenz zugrunde. Die Ergebnisse wurden zum Teil an anderer Stelle mitgeteilt (Kracht 1962). Für das vorliegende Thema lag der Akzent auf der Bearbeitung der Corticotropinhemmung als einer unausbleiblichen Nebenwirkung entsprechend dosierter Glucocorticoide, die über den bekannten Rückkoppelungsmechanismus die ACTH-Sekretion hemmen und so sekundäre Nebennierenrindenatrophie bewirken.

Vorversuche ergaben, daß die Hypophysenhemmwirkung von 16α-Methylprednisolon in der benutzten Versuchsanordnung (16 Tage lang täglich i. m.-Applikationen an männliche Sprague-Dawley-Ratten mit einem Ausgangsgewicht

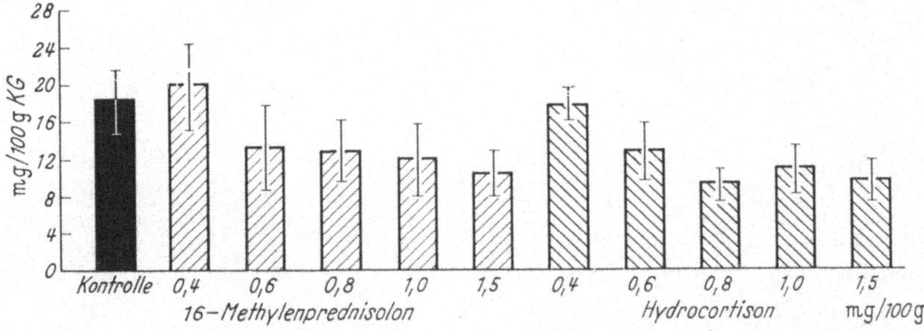

Abb. 1. Vergleich der Hypophysenhemmwirkung von 16-Methylenprednisolon und Hydrocortison anhand des Nebennierengewichts von Ratten nach 16 Tage langer intramuskulärer Applikation von Kristallsuspensionen

zwischen 110 und 140 g) etwa achtmal so stark als Cortisol ist und in dieser Hinsicht Prednisolon um fast das Doppelte übertrifft (Einzeldosisrelationen von Cortisol : Prednisolon : 16α-Methylprednisolon 0,8 : 0,2 : 0,1 mg/100 g Körpergewicht). Vergleichsweise war die Wirkung von 16β-Methylprednisolon schwächer bzw. stand der von Prednisolon nicht nach. Die Hypothese, daß der Ersatz der 16-Methylgruppe durch eine 16-Methylengruppe Wirkungssteigerung bedeuten könnte, war Anlaß, 16-Methylenprednisolon zunächst in niederen Dosen zu prüfen. Das Ergebnis war von dem für Dexamethason gültigen Bereich über die für 16α-Methylprednisolon gefundene Toleranzgrenze (0,1 mg) bis zum oberen Prednisolonbereich (0,2 mg) hinsichtlich kataboler Stoffwechselwirkungen und Nebenniereninvolution negativ. Auf Grund dieser Kriterien ist 16-Methylenprednisolon also nicht stärker, sondern eindeutig schwächer wirksam als die 16α-Methylverbindung. Bei der vergleichenden Prüfung höherer Dosen von 16-Methylenprednisolon und Cortisol wurde deutlich, daß beide Corticosteroide im Anwendungsbereich zwischen 0,4—1,5 mg/100 g Körpergewicht Einzeldosis eine deutliche Depression des kontinuierlichen Gewichtsanstieges von Kontrollen bewirken, wobei das Ausgangsgewicht allenfalls konstant gehalten, bei Anwendung hoher Dosen aber unterschritten wird. Ab Einzeldosis 1,0 mg/100 g Körpergewicht war 16-Methylenprednisolon etwas wirksamer als Cortisol. Die Hypophysenhemmwirkung beider Verbindungen kann praktisch als gleichwertig eingestuft werden (Abb. 1). Eine signifikante Nebennierengewichtsabnahme beginnt im Einzeldosisbereich ab 0,6 mg/100 g Körpergewicht. Mit steigender Dosis nimmt sie zu und sistiert nach Anwendung hoher Dosen im $33^1/_3$- bis 50%-Bereich der Norm. Die Wirkungsparallelität zwischen Cortisol und 16-Methylenprednisolon resultiert auch aus dem Produkt von Nebennieren- und Thymusgewicht (modifizierter NTP-Test nach LASCHET und HOHLWEG), obwohl die Thymolyse nach Anwendung von 16-Methylenprednisolon bei niederer Dosierung stärker als nach Anwendung von Cortisol ist.

Auf Corticoidentzug reagiert die Ratte auf Grund ihrer hohen regenerativen Potenz mit einer schnell einsetzenden und überschießenden Corticotropinmehrsekretion. Diese Impulse restituieren das sekundär atrophische Rindenorgan nicht nur binnen Tagen zur Norm, sondern führen sogar zu Überschußleistungen, die sich

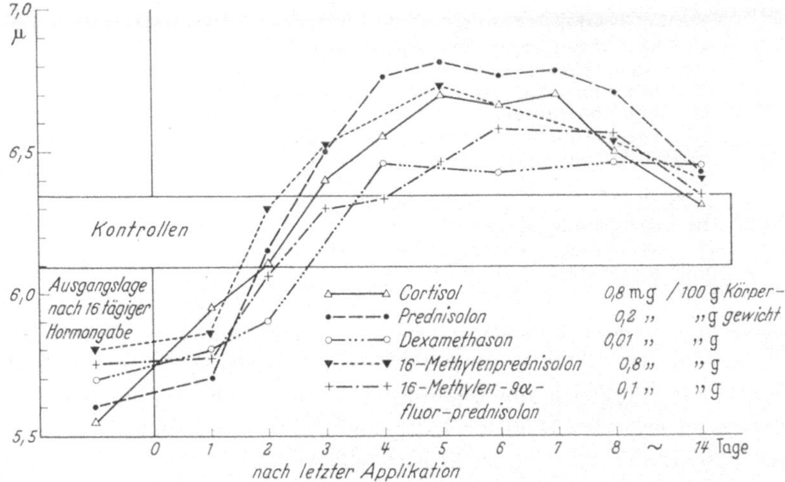

Abb. 2. Kerngrößenverhalten der Z. fasciculata der Nebennierenrinde der Ratte nach Corticoidentzug (Rebound-Phänomen)

in Form von Umbau- und Wachstumsvorgängen als progressive Transformation am Rindenorgan manifestieren. Die hierfür charakteristische Kernschwellung im Bereich der äußeren Z. fasciculata überschreitet den Normbereich, was wir als Kriterium für ein Rebound-Phänomen gewertet haben. Nach Anwendung äquivalenter und nicht zu hoher Dosen ist dieses Phänomen für die verschiedensten Cortisonderivate auch für 16-Methylenprednisolon konstant reproduzierbar (Abb. 2).

Die Kombination des 16-Methylprinzips mit der 9α-Fluorkomponente führte vom 16α-Methylprednisolon zum wesentlich wirkungsstärkeren Dexamethason, die 9α-Fluorierung von 16-Methylenprednisolon zum 16-Methylen-9α-Fluorprednisolon. Diese Verbindung ist sowohl als Kristallsuspension als auch in der löslichen Form des 21-Diäthylaminoacetathydrochlorid in der Größenordnung von Dexamethason wirksam, erreicht dessen Effektivität jedoch nicht. Dies gilt sowohl hinsichtlich kataboler, thymolytischer als auch nebennierenatrophisierender Eigenschaften, was insofern verständlich ist, als das 16-Methylprinzip der 16-Methylengruppierung bereits ausgangsmäßig überlegen ist. Eine Zusammenstellung der für das Kriterium Hypophysenhemmwirkung gültigen Dosiswirkungsäquivalente, bezogen auf Cortisol = 1, findet sich in Tab. 1. Außer den bereits erwähnten Fakten geht daraus hervor, daß die Hypophysenhemmwirkung von Prednisolon- und 6-Methylprednisolonhemisuccinat wesentlich schwächer als die der entsprechenden Acetatverbindungen ist. Für beide Bernsteinsäurehalbester bedarf es bei intramuskulärer Applikation der 25- bis 50fachen Dosierung der Acetatform, um eine vergleichbare Minderung des Nebennierengewichts zu erhalten. Ursächlich kann hierfür nicht die allgemein für Steroidkonjugate zu veranschlagende Wirkungsminderung von 25% gegenüber dem freien Alkohol herangezogen werden. Der niedrigeren Hypophysenhemmwirkung der Prednisolonbernsteinsäurehalbester entsprechen eigene Beobachtungen über die unterschiedliche und meist

Tabelle 1. *Wirkungsäquivalente zur Hypophysenhemmwirkung* verschiedener Cortisonderivate bei der Ratte

Cortisol-Kristallsuspension	1
16-Methylenprednisolon-Kristallsuspension . .	1
Prednisolon-Kristallsuspension	3—4
16 β-Methylprednisolon-Kristallsuspension . .	3
16 α-Methylprednisolon	4—8
16 α-Methyl-9 α-fluor-prednisolon-Kristallsuspension -21-Diäthylaminoacetat-HCl, -hemisuccinat -phosphat	40—60
16-Methylen-9 α-fluor-prednisolon-Kristallsuspension -21-Diäthylaminoacetat-HCl	8
Prednisolon-hemisuccinat und andere -ester 6-Methylprednisolon-hemisuccinat	0,16—0,08

schwächere nebennierenrindenatrophisierende Wirkung anderer Prednisolonester: 21-tert. butylacetat, 21-tert. butylbenzoat, 21-palmitat, 21-undecylenat und 21-oenanthat im Vergleich zum Prednisolonacetat. In diesem Zusammenhang ist der Hinweis wichtig, daß Hemisuccinate von 9-Fluorverbindungen in ihrer Hypophysenhemmwirkung offenbar nicht abgeschwächt sind, wie wir am Beispiel des Dexamethasonbernsteinsäurehalbester feststellen konnten (KRACHT 1961).

Zusammenfassend ist nach experimentellen Befunden die relativ geringe und zu Cortisol in annähernder Dosisäquivalenz stehende Hypophysenhemmwirkung von 16-Methylenprednisolon herauszustellen. Da klinisch ähnliche Befunde erhoben wurden (SCHWARZ, RICK), sollte 16-Methylenprednisolon für eine pharmakodynamische Langzeittherapie geeignet sein.

Literatur

HEPDING, L., H.-J. BERTRAM, A. CLAUSS, U. JAHN u. H. KIESER: Arzneim.-Forsch. **12**, 899 (1962).

KRACHT, J.: Arch. klin. exp. Derm. **213**, 252 (1961); Münch. med. Wschr. **1962**, 1022.

LASCHET, U., u. W. HOHLWEG: Pharmazie **15**, 374 (1960).

RICK, W.: Disk. zu REISERT: Verh. dtsch. Ges. inn. Med. **1962**.

SCHWARZ, K.: Disk. zu REISERT: Verh. dtsch. Ges. inn. Med. **1962**.

Aus der Universitäts-Kinderklinik Hamburg-Eppendorf
(Direktor: Prof. Dr. K. H. Schäfer)

Über die Prüfung der Hypophysen-Nebennierenrinden-Achse mit Pyrexal

Von

D. Schönberg, J. R. Bierich, R. Neth und W. Patzak[1]

Mit 2 Abbildungen

Die Untersuchung der Beziehung zwischen Hypophyse und Nebennierenrinde hat in den letzten Jahren durch die Ausarbeitung und Standardisierung geeigneter Teste einen bedeutenden Aufschwung genommen. Dabei standen die Messung der Reaktionsreserve der Nebennierenrinde und in letzter Zeit auch die der Hypophyse auf indirektem Wege bei verschiedenen endogen oder exogen bedingten Fehlfunktionszuständen beider Organe im Vordergrund. Der intravenöse oder bequemer, der intramuskuläre ACTH-Test, die intravenöse oder orale Gabe des 11-Hydroxylase-Blockers Metopiron oder die spezifische Systembremsung mit hochwirksamen synthetischen Corticosteroiden gehören inzwischen zum selbstverständlichen Rüstzeug des klinisch-endokrinologischen Labors. (Lit. zusammenfassend bei *6*, *7*.) Die Prüfung der eigentlichen Reizbeantwortung durch das Hypophysen-Nebennierenrindensystem, wie sie nach schweren körperlichen Traumen, Operationen, Infektionen usw. auftritt, blieb aber naturgemäß dem Tierexperiment und zufälligen klinischen Gegebenheiten vorbehalten. Leemann und ihre Mitarbeiter (*10*) zeigten an Ratten, daß dabei dem Hypothalamus und höheren Zentren des ZNS eine auslösende Rolle zufällt; eine medikamentöse Beeinflussung war möglich. Zur Prüfung dieser Zusammenhänge folgten wir Melby sowie Berg und ihren Mitarbeitern (*2*, *11*), die kürzlich als definierten Stress die Pyrogenwirkung bakterieller Endotoxine in einem klinischen Test verwendeten.

Im Pyrexal der Firma Wander stand uns ein erprobtes und zuverlässiges Pyrogen zur Verfügung[2], und wir möchten über erste Untersuchungen an 33 Patienten und Versuchspersonen berichten[3]. Das von Westphal (*15*) angegebene Pyrexal ist ein hochgereinigtes Lipopolysaccharid aus S. abortus equi. Wir

---

[1] Die Eisenstoffwechseluntersuchungen wurden mit Unterstützung der Deutschen Forschungsgemeinschaft durchgeführt.

[2] Wir danken der Firma Wander, Frankfurt/Main, für die Überlassung von Versuchsmengen.

[3] Wir danken Herrn Prof. Dr. Seelemann, Direktor des Kinderkrankenhauses Rothenburgsort, Hamburg, für die Untersuchungsmöglichkeiten an Patienten.

verwendeten die von MELBY für den Erwachsenen angegebene Dosierung von 0,5 μg, umgerechnet auf die Körperoberfläche der Probanden. Die Teste wurden gleichförmig von 8 bis 12 Uhr durchgeführt. Nüchtern, 2 und 4 Std nach der intravenösen Injektion des Pyrexals wurden die 17-OHCS im Plasma nach EIK-NES, modifiziert nach BIERICH (*3*), Eisen und Kupfer im Serum nach ZAK (*16*) bestimmt. Bei der Mehrzahl der Probanden wurden nüchtern und 4 Std nach Pyrexal Elektroencephalogramme mit uni- und bipolaren Ableitungen angefertigt, meist mit Hyperventilation und Fotostimulation. Die Blutbildkontrolle erfolgte in zweistündigen, die rectale Temperaturmessung in einstündigen Intervallen. Die Abb. 1 zeigt die Ergebnisse von Untersuchungen an 9 endokrinologisch unauffälligen Kontrollpersonen. Gegenübergestellt sind zum Vergleich die früher mitgeteilten Werte nach Gabe von 60 iE Depot-ACTH intramuskulär (mit 2σ-Grenze) sowie Werte nach schweren Operationen (*4*, *5*). 2 Std nach der Injektion von Pyrexal waren die 17-OHCS im Mittel auf 30,8 μg-% angestiegen, 4 Std nach Injektion auf 33,3 μg-%. Damit ergibt sich gegenüber den Werten 4 Std nach maximaler Stimulation der Nebennierenrinde durch exogenes ACTH mit 39,3 μg-% ($\pm$ 7,5 μg-%) eine zufriedenstellende Ausschüttung endogenen ACTH's nach Pyrexal. Der höchste Nüchternwert dieser Versuchsserie (sonst 9,4 μg-%) stammt von einer erregten Versuchsperson, die einige Tage später einen normalen Wert von 11 μg-% hatte. Aus Platzmangel können hier die Ergebnisse der Fieberreaktion, der Leukocytenverschiebungen und die Werte für Serumeisen und Serumkupfer nicht einzeln wiedergegeben werden. Durchschnittlich wurde etwa 2 Std nach Injektion durch die verwendete Menge Pyrexal eine Temperatursteigerung von 1° C bewirkt. Der Anstieg der Leukocytenzahl mit relativer Eosinopenie, Lymphopenie und Granulocytose entsprach den Erwartungen, die Veränderungen der Eisen- und Kupfer-

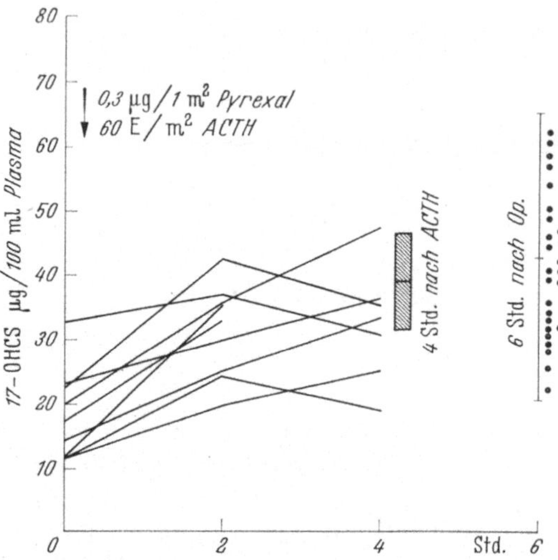

Abb. 1. Plasma-17-OHCS-Spiegel nach intravenöser Pyrexalinjektion bei Gesunden. Normalwerte intramuskulärer ACTH-Teste mit 2 σ-Grenze. Plasma-17-OHCS-Spiegel nach schweren Operationen

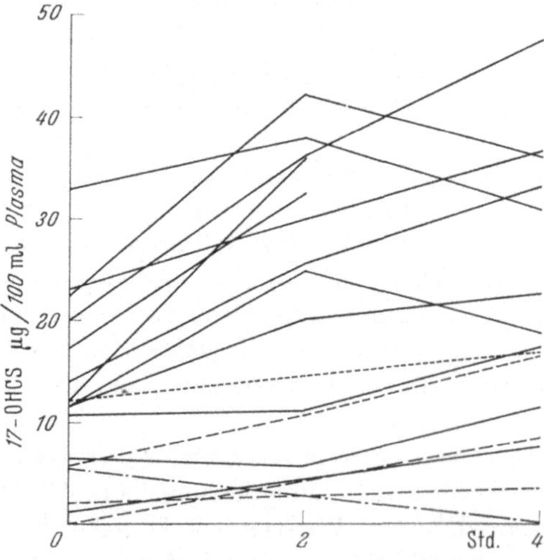

Abb. 2. Plasma-17-OHCS-Spiegel Gesunder nach Pyrexal i.v. (dünn ausgezogen), bei endogener (- - - -) und exogener (———) Hypophyseninsuffizienz und nach Dexamethason [i.v. 3,5 mg (. . . . .); i.m. 8 mg (—·—·—)]

spiegel waren sehr unterschiedlich. Darüber sowie über die beobachteten EEG-Veränderungen soll zusammenfassend berichtet werden.

In der Abb. 2 sind neben den Normalwerten Teste bei Kindern mit organisch bzw. therapeutisch bedingter *Hypophyseninsuffizienz* wiedergegeben. Es handelte sich um Patienten mit eosinophilem Adenom des Hypophysenvorderlappens, mit Craniopharyngeom vor und nach Operation und um Kinder nach mehrmonatiger bis mehrjähriger Corticosteroid-Therapie. Die verminderte Ausschüttung von endogenem ACTH auf das Pyrogen wird in allen Fällen deutlich. Die Fieberreaktionen und vor allem die Verschlechterung des Allgemeinbefindens waren bei den Patienten dieser Gruppe zum Teil so stark ausgeprägt, daß die Untersuchungen unterbrochen werden mußten. Blutbild und Eisenspiegel zeigten keine signifikanten Veränderungen.

Unsere ersten Versuche zur *Unterbindung der Stressreaktion* mit ansteigenden Dosen Dexamethason intravenös zeigten schon nach 3,5 mg, gleichzeitig mit Pyrexal gegeben, eine Depression der Nebennierenrindenproduktion, die nach höheren Dosen noch ausgeprägter wurde. Aus einer größeren Serie sind in die Abb. 2 zwei Teste eingetragen. Es wurde schon früher berichtet (*13*), daß unserer Meinung nach dieser Effekt des Dexamethason nicht nur auf einer Bremsung der ACTH-Ausschüttung, sondern wahrscheinlich auch auf einer direkten Suppression der Steroidproduktion in der Nebennierenrinde beruht. Auf Fieberreaktion, Leukocytenverschiebungen und Allgemeinbefinden hatten die verwendeten Dosen Corticosteroid keinen Einfluß — im Gegensatz zu den Angaben von MELBY, der eine Schutzwirkung angibt. Der Eisenstoffwechsel wird möglicherweise durch die Steroide beeinflußt, wir sahen einen Abfall 6 Std nach Gabe von Steroiden und Pyrexal. Bindende Schlüsse hierzu können zur Zeit aus methodischen Gründen noch nicht gezogen werden.

Zusammenfassend glauben wir, daß der Pyrexal-Test eine wertvolle Bereicherung der klinischen Möglichkeiten zur Differenzierung der Fehlfunktionen des Hypophysen-Nebennierenrinden-Systems darstellt.

Möglicherweise bieten sich mit seiner Hilfe nähere Einblicke in die Regulation dieses Systems mit Hilfe hypothalamusblockierender Substanzen von verschiedenem Angriffspunkt wie Chlorpromazin, Reserpin, Morphin oder Hydantoin. Die Untersuchung des Serum-Eisenspiegels bestätigte die Auffassung anderer Autoren (*1*, *8*, *12*, *14*), daß nach Cortison-Gaben ein Abfall eintritt. Beim reinen Pyrogenreiz konnten bisher keine eindeutigen Zusammenhänge zwischen der Nebennierenrindenproduktion und Schwankungen des Serum-Eisenspiegels gefunden werden. Die Untersuchungen der Patienten mit Hypophyseninsuffizienz mußten sämtlich durch Cortison-Gaben abgebrochen werden. Es war daher in dieser Versuchsanordnung nicht möglich, zu klären, in welchem Umfang nach Pyrexal, unabhängig vom Hypophysen-Nebennierenrinden-System, durch untergeordnete Reaktionsmechanismen eine Senkung des Serum-Eisenspiegels erfolgt. Die EEG-Veränderungen zeigten bei 11 von 13 Probanden ähnliche Veränderungen nach Pyrexal, wie sie von BERG u. Mitarb. beschrieben werden. Eine Zwischenwellenaktivierung trat bei 10 Patienten auf, allerdings fanden sich neben der schon von KORNMÜLLER (*9*) beschriebenen Vermehrung hochfrontaler, träger Wellen auch solche über den fronto-temporalen oder isoliert über den temporo-parietalen Bezirken. In etwa zwei Drittel der Fälle kam es unter Pyrexal zu einem deutlichen Aktivitätszuwachs in Form von Amplitudensteigerungen und Auftreten von steilen und scharfen Abläufen mit vermehrter Unregelmäßigkeit, die nicht immer seitengleich waren. Viermal kam es zur Aktivierung bekannter Herde, darunter bei 3 Patienten mit Kraniopharyngeom. Durch Hyperventilation verstärkten sich die unter Pyrexaleinwirkung registrierten Veränderungen; in manchen Fällen wurden sie hierdurch erst manifest. Das Ausmaß der EEG-Veränderungen scheint keine Korrelation zur Temperatursteigerung und zum Grad der Beschwerden aufzuweisen. Die von KORNMÜLLER angeführte und von BERG und seinen Mitarbeitern bestätigte Annahme einer subthalamischen Herkunft der genannten Zwischenwellen und einer hier zum Ausdruck kommenden Wirkung des Pyrogen läßt sich dahingehend erweitern, daß eine direkte Beeinflussung des Cortex cerebri möglich erscheint. Hierfür könnte eine wiederholt beobachtete assymmetrische Aktivierung scharfer und steiler Abläufe bei offenbar hirngesunden Probanden sprechen.

Literatur

1. BEIGELBÖCK, HOFF u. CLOTTEN: Zur Frage der Cortisonwirkung. Selbstverlag Augsburg 1950.
2. BERG, G., W. BRICHZY, J. BRAUNHOFER u. K. TH. SCHRICKER: Dtsch. med. Wschr. **81**, 1156 (1956).
3. BIERICH, J. R.: Endokrinologie **37**, 25 (1959).
4. — Mschr. Kinderheilk. **108**, 176 (1960).
5. —, u. J. KERSTEN: Klin. Wschr. **37**, 914 (1959).
6. — D. SCHÖNBERG u. E. ECKLER: Dtsch. med. Wschr. **87**, 8 (1962).
7. — — — Dtsch. med. Wschr. **87**, 84 (1962).
8. CARTWRIGHT, G. E., L. D. HAMILTON, C. J. GUBLER, N. M. FELLOWS, H. ASHENBRUCKER and M. M. WINTROBE: J. clin. Invest. **30**, 161 (1951).
9. KORNMÜLLER, A. E.: Einführung in die klinische Elektroencephalographie. München: J. F. Lehmanns-Verlag 1944.
10. LEEMAN, S. E., D. W. GLENISTER and F. E. YATES: Endocrinology **70**, 249 (1962).
11. MELBY, J. C.: J. clin. Invest. **38**, 1025 (1959).
12. SCHÄFER, K. H.: Regulation des Eisenstoffwechsels in Eisenstoffwechsel. S. 147. Stuttgart: Georg Thieme-Verlag 1959.
13. SCHÖNBERG, D., u. J. R. BIERICH: Mschr. Kinderheilk. **108**, 188 (1960).
14. VENTURA, S., e R. BALDUCCI: Haematilogica **45**, 1209 (1960).
15. WESTPHAL, O.: Verh. dtsch. Ges. inn. Med. **62**, 193 (1956).
16. ZAK, B., and J. W. LANDERS: J. clin. Path. **29**, 590 (1958).

Diskussion

L. ZICHA (Erlangen):

In den Jahren 1950—1952 wurde von LINKE, WALTER und mir der Einfluß von Pyrifer auf die NNR-Funktion untersucht; STAUDINGER hat über das gleiche Thema 1952 und 1953 publiziert. Hierbei fand sich ein Anstieg der neutralen 17-KS und Glucocorticoide im Harn nach Pyrifer, der bei gesunden Versuchspersonen den Ausgangswert der genannten Steroide um 70% und mehr übertraf. Bei Patienten mit Lebererkrankungen war der Anstieg geringer oder fehlte völlig. Hierbei hatten wir den Eindruck gewonnen, daß eine gewisse Korrelation zwischen der Höhe des Fiebers und dem Ausmaß des Anstieges der 17-KS und Corticoide bestand. Haben Sie ähnliches auch bei Verwendung von Pyrexal beobachten können?

D. SCHÖNBERG (Hamburg):

Anfrage Dr. L. ZICHA: Untersuchungen der 17-Ketosteroide und Corticoide im Harn haben wir nicht durchgeführt. Eine Korrelation zwischen der Höhe des Plasmaspiegels der 17-OH-Corticosteroide und der Fieberreaktion besteht eindrucksmäßig nicht, wir haben aber keine Berechnungen gemacht. Wir werden in unserem Material nachsehen, ob sich eine solche Korrelation finden läßt.

Aus der Universitäts-Hautklinik Hamburg-Eppendorf
(Direktor: Prof. Dr. Dr. J. KIMMIG)

Beeinträchtigen NNR-Steroide die Motilität menschlicher Spermatozoen?

Von

C. SCHIRREN und F. FRIGGE[1]

Unter Verwendung einer speziellen Methodik mit dem bereits in der Veterinärmedizin eingeführten Spermasol werden experimentelle Untersuchungen mit verschiedenen Prednisolonen durchgeführt, um deren Einfluß auf die Motilität menschlicher Spermatozoen zu prüfen. Einzelheiten der Methodik werden an anderer Stelle mitgeteilt.

Ergebnisse

Die Ergebnisse sind in zwei Tabellen zusammengefaßt wiedergegeben. Es ergibt sich daraus ein unterschiedlicher Effekt der vier zur Verwendung gekommenen NNR-Steroide auf die Motilität der Spermatozoen. Dabei ist der motilitätseinschränkende Einfluß von Prednisolon am stärksten, unmittelbar gefolgt von Fluor-methyl-prednisolon; das gilt bei beiden Hormonen für alle vier Konzentrationen von 1—10 mg/10,0 ml Ansatz, wobei sich zusätzlich eine absolute Dosisabhängigkeit zeigt; d. h. mit steigender Hormonkonzentration wird die Motilität der Spermatozoen vermehrt beeinträchtigt. Demgegenüber zeigt sich bei 6-methyl-prednisolon und 16-methylen-prednisolon eine erheblich geringere

Tabelle 1. *Die Motilität menschlicher Spermatozoen in % unter NNR-Hormonen* [( ) = Ergebnis des Eosin-Tests. K = Kontrolle; I = Prednisolon; II = 6-methylprednisolon; III = 16-methylenprednisolon; IV = 9α-Fluor-16α-methylprednisolon]

	1 mg		4 mg		8 mg		10 mg	
K	65,3	(66,0)	70,3	(70,0	64,8	(65,0)	64,2	(65,0)
I	61,0	(65,2)	63,2	(67,0)	52,0	(60,4)	46,3	(62,1)
II	64,2	(65,0)	64,7	(68,0)	56,3	(62,3)	50,5	(60,0)
III	64,1	(65,0)	65,9	(67,0)	58,3	(64,3)	58,8	(63,2)
IV	63,1	(64,9)	65,3	(69,0)	55,6	(61,2)	45,7	(61,7)

Motilitätseinbuße, die auch in den höheren Konzentrationen weit unter den Werten der beiden erstgenannten Hormone liegt; insgesamt gesehen ist aber auch in dieser Gruppe die Motilitätseinschränkung streng abhängig von der zugesetzten Hormondosis.

[1] Mit Unterstützung der Fritz Thyssen-Stiftung.

Tab. 2 zeigt eine Aufstellung der Prozentwerte, wie sie sich aus der Motilitätseinbuße unter Zusatz von NNR-Steroid-Hormonen gegenüber den Ausgangswerten errechnen lassen.

Besonders bemerkenswert ist bei Betrachtung der Ergebnisse eine Gegenüberstellung der Motilitätsverhältnisse im Nativpräparat mit den Befunden des Eosin-Tests (vgl. Tab. 1). Es geht daraus hervor, daß zwischen beiden Befunden eine

Tabelle 2. *Die prozentuale Motilitätseinbuße der Spermatozoen unter NNR-Hormonen* (in %)

	Hormonzusatz in mg pro 10,0 ml Spezialansatz			
	1 mg	4 mg	8 mg	10 mg
Gruppe I	—4,3	—7,2	—10,8	—17,9
Gruppe II	—1,1	—2,6	—8,5	—13,7
Gruppe III	—1,2	—4,4	—6,5	—11,4
Gruppe IV	—2,2	—5,0	—9,2	—18,5

Differenz von etwa 4—16% besteht. Das könnte auf den ersten Blick Zweifel an der Methodik des Eosin-Tests aufkommen lassen. Nachdem diese Methode sich uns jedoch in vielen hundert Fällen als zuverlässig erwiesen hat, glauben wir diese Befunde folgendermaßen interpretieren zu können: Durch den NNR-Hormon-Zusatz sind die Spermatozoen extrem in ihrer Motilität gestört, sie sind jedoch nicht so weit geschädigt, daß ihre den Spermatozoenkopf umschließende Membran für das Eosin durchgängig geworden ist. Wir wissen sehr genau, daß diese Membran erst bei Absterben der Spermatozoen von dem Farbstoff durchdrungen wird (STRUGGER, HEINKE, SCHIRREN).

Diskussion der Ergebnisse

Wenn man die vorgelegten Untersuchungsbefunde einer kritischen Betrachtung unterziehen will, dann muß man zunächst einmal herausstellen, daß es sich im vorliegenden Falle um reine in vitro-Versuche gehandelt hat. Trotzdem dürfte ihnen nach unserer Auffassung eine gewisse Bedeutung zukommen.

Weiterhin muß die Dosis der zugeführten Hormone berücksichtigt werden. Schon die niedrigste Dosis von 1 mg/10,0 ml wird sich in vivo niemals erreichen lassen, wenn man bedenkt, daß z. B. in der Dermatologie Prednisolontagesdosen von maximal 40—60 mg gegeben werden; diese Dosis wird jedoch niemals einen Gewebsspiegel in obiger Dosierung hervorrufen können. Wir sind uns darüber klar, daß wir damit — wenigstens für den Bereich von 4—10 mg/10,0 ml — mit Hormonzusätzen gearbeitet haben, die im Organismus des Mannes kaum erreicht werden. Es lag uns aber daran, die Grenzkonzentration zu ermitteln, bei der eine Motilitätseinbuße der menschlichen Spermatozoen zu beobachten war.

Man kann aus den vorgelegten Untersuchungsergebnissen die Schlußfolgerung ableiten, daß durch NNR-Hormone der Prednisolonreihe, wie sie von uns verwendet wurden, unter den üblichen in vivo-Bedingungen von < 1 mg/10 ml keine Beeinträchtigung der Motilität der Spermatozoen erfolgt. Damit stimmen unsere Ergebnisse mit den in vivo-Ergebnissen der Literatur überein, wonach NNR-Steroide zur Therapie von Fertilitätsstörungen eingesetzt wurden und bei denen niemals ein negativer Einfluß auf die Spermiogenese festgestellt wurde.

Die von uns beobachtete Dosisabhängigkeit der Motilitätseinbuße muß auf einen reinen Hormoneinfluß zurückgeführt werden, nachdem das reine Hormon jeweils den gleichen Effekt zeigte wie das Handelspräparat. Nach neueren, noch nicht abgeschlossenen eigenen Studien glauben wir uns zu der Aussage berechtigt, daß durch den Hormonzusatz eine negative Beeinflussung des Spermatozoenstoffwechsels erfolgt.

Zusammenfassung

Es wird über experimentelle Untersuchungen zur Frage einer Motilitätseinschränkung menschlicher Spermatozoen durch NNR-Hormone berichtet. Auf die Notwendigkeit einer besonderen Versuchsanordnung mit Verwendung eines Spermasol-Ei-Gemisches wird hingewiesen. Verschiedene Prednisolon-Derivate wurden in steigenden Konzentrationen untersucht. Dabei ergab sich eine klare Dosisabhängigkeit der Motilitätseinschränkung.

Den Firmen H. Mack-Illertissen (Bayern) sowie E. Merck (Darmstadt) und Farbwerke Hoechst (Frankfurt-Hoechst) sei besonders für die großzügige Bereitstellung von Versuchsmustern gedankt.

Literatur

FRIGGE, F.: Inaugural-Dissertation. Hamburg 1963.

GABRILOVE, J. L.: Lancet **1958**, 904.

McDONALD, J. H., and N. J. HECKEL: J. Urol. (Baltimore) **75**, 527 (1956).

McJEFFRIES, W. K., W. C. WEIR, D. R. WEIR and R. L. PROUT: Fertil. and Steril. **9**, 145 (1958).

MICHELSON, L., S. ROLAND and P. KOETS: Fertil. and Steril. **6**, 493 (1955).

MORALES, P. A., and R. S. HOTCHKISS: Fertil. and Steril. **7**, 487 (1956).

TRABUCCO, A.: Obstet. Ginec. lat.-amer. **10**, 511 (1952).

— II. World Congr. Fertil. and Steril. **2**, 736 (1958).

SCHIRREN, C.: Fertilitätsstörungen des Mannes. Diagnostik, Biochemie des Spermaplasmas, Hormontherapie. Stuttgart: Ferdinand Enke 1961.

Aus der Medizinischen und Nervenklinik der Justus Liebig-Universität Gießen
(Direktor: Prof. Dr. Dr. H. BOHN)

Klinische und experimentelle Untersuchungen über die Wirkung von Cortisol auf den Hoden

Von

O. WELLER

Mit 2 Abbildungen

Mehrmonatige Verabreichung mittlerer Dosen von Prednisolon und Dexamethason beeinträchtigt beim Mann die intakte Keimdrüsenfunktion und die Gonadotropinabgabe der Hypophyse nicht. Diese Ergebnisse wurden bei 8 Fällen mit chronisch rheumatischer Polyarthritis festgestellt, die 2—4 Monate lang täglich 15—25 mg Prednisolon oder 3—5 mg Dexamethason erhielten. Die während der Behandlungszeit zu mindestens zweimal durchgeführten Untersuchungen ergaben normale Ejaculatmengen und Spermaplasma-Fructosekonzentrationen, reguläre, vom Vorbehandlungswert nicht abweichende Spermienzahlen, von denen über 80% normale Samenzellen waren. Die Harngonadotropine wurden vor und während der Therapie in gleichbleibenden Mengen von 12—40 μ ausgeschieden. Bei zwei Fällen ergab sich der sichere Fertilitätsnachweis durch eine während der Cortisolbehandlung erfolgte Konzeption. Diese war auch bei 3 weiteren Patienten zu registrieren, die mit gleichen Cortisoldosen ebenso lange Zeit behandelt wurden, aber nicht in unsere Untersuchungen einbezogen waren.

Bei 2 von 4 Fällen, die 14 Tage lang 50 mg Prednisolon pro Tag erhielten, fand man einen Rückgang der Ejaculatmenge und der Fructose um mehr als die Hälfte des Ausgangswertes und bei allen 4 Probanden eine Abnahme der Spermienzahl von 80—120 Mill. auf 25—35 Mill./cm³ und das vermehrte Auftreten abnormer Samenzellen (s. Abb. 1).

Bei täglichen Prednisolonmengen von 100, 200 und 250 mg, die jeweils 10 Tage lang an insgesamt 6 Männer verabreicht wurden, ging die Menge der Samenflüssigkeit auf unter 1,5 cm³ zurück und die Fructose betrug weniger als 1200 γ/cm³; die Spermienzahl erreichte Werte unter 20 Mill./cm³. Mit der zahlenmäßigen Abnahme erhöhte sich der Anteil abnormer Spermien auf 50—60%; diese wiesen neben dem Verlust der Vitalität von der normalen Gestalt abweichende Formen auf (s. Abb. 1).

Bei diesen Befunden fand man ebenfalls eine normale Ausscheidung an Harngonadotropinen (12—40 μ). Demnach besteht nach hohen Cortisoldosen keine sekundäre, sondern eine primär ausgelöste Einschränkung der inkretorischen und spermiogenetischen Hodenfunktion.

Um die Dauer des Prednisoloneffektes zu prüfen, wurde bei allen Fällen 4 Wochen nach Abschluß der Cortisolverabreichung eine erneute Untersuchung vorgenommen (s. Abb. 1). Diese ergab eine Normalisierung der inkretorischen Funktion; Ejaculatmenge und Fructosegehalt erreichten in allen Gruppen die Vorbehandlungswerte.

Bei den Probanden, die 50 mg Prednisolon erhalten hatten, war die Spermiendichte deutlich angestiegen und die erhöhte Zahl abnormer Zellen geschwunden. Dieses günstige Resultat fand sich jedoch nicht bei den Fällen, denen 100—250 mg pro Tag verabreicht worden waren. Bei ihnen war 4 Wochen nach Abschluß der

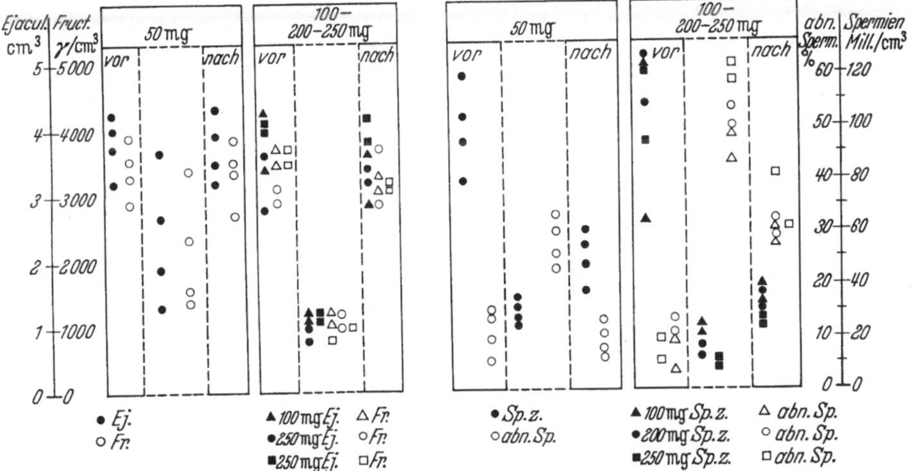

Abb. 1. Ejaculatvolumen und Spermaplasma-Fructosekonzentration sowie Spermadichte und Zahl der abnormen Spermien vor, während und nach Verabreichung von 50, 100—250 mg Prednisolon pro Tag, 10—14 Tage lang an Männer mit intakter Keimdrüsenfunktion

Therapie die Zahl der Samenzellen noch weit hinter dem Ausgangswert zurück, und statt normalerweise 5—20% abnormer Spermien waren 28—41% zu erkennen. Erst nach weiteren 4 Wochen war dann bei allen Fällen eine Spermiendichte über 50 Mill./cm³ und ein normales Spermiogramm festzustellen.

Diese beim Mann gefundenen funktionellen Ergebnisse konnten hinsichtlich der Inkretion durch Untersuchungen am Rattenhoden bestätigt und ergänzt werden. Bei ausgewachsenen Albinoratten, die über verschieden lange Zeit 2,5 mg Hydrocortison s. c. pro Tag erhalten hatten, wurden die Plasma- und Kernstrecken der Leydigzellen mit dem Integrationsocular histometrisch bestimmt und gleichzeitig das Gewicht der Vesiculardrüsen festgestellt.

In Abb. 2 sind die relativen Maße der Leydigzellen als Mittelwert einer jeweils 8 Tiere umfassenden Gruppe sowie das Gewicht der Samenblasen, das bekanntlich von der Höhe des Androgenspiegels abhängig ist, angegeben. Nach einer Gesamtmenge von 7,5 und 17,5 mg Hydrocortison ist keine sichere Veränderung der Zellgröße gegenüber den Kontrollen festzustellen; 25,0 mg und höhere Cortisolmengen führen zu einem dosisabhängigen Größenrückgang beider Zellanteile, die in etwa gleichem Ausmaß betroffen werden. Nach 52,5 mg entspricht die Leydig-zell-Regression etwa derjenigen nach Hypophysektomie sowie nach Testosteron- und Oestrogenverabreichung.

Das Vesiculardrüsengewicht, das nach 7,5 mg Hydrocortison noch unverändert war, zeigte mit zunehmender Cortisol-Gesamtmenge eine fast lineare Abnahme, ohne jedoch auf das Gewicht kastrierter oder hypophysektomierter Tiere abzusinken.

Von den Gruppen, die 25—52,5 mg Hydrocortison erhalten hatten, haben wir mehrere Tiere überleben lassen, um die evtl. Wiederentfaltung der Leydigzellen und das Gewichtsverhalten der Vesiculardrüsen festzustellen. Eine Woche nach Abschluß der Cortisolverabreichung war die Plasma- und Kernregression noch in

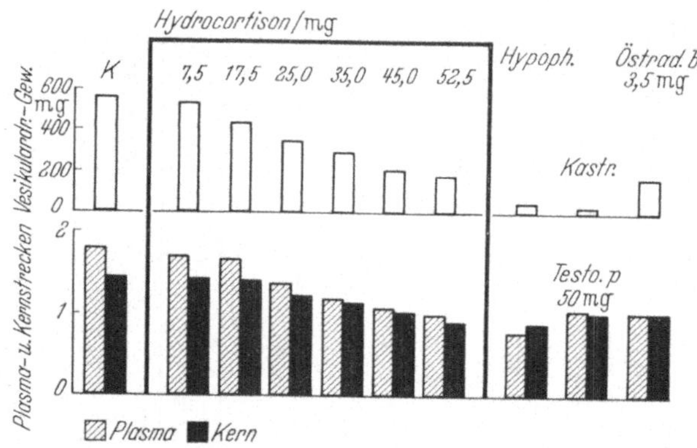

Abb. 2. Histometrisch bestimmte Plasma- und Kernstrecken der Leydigzellen des Rattenhodens sowie das Vesiculardrüsengewicht der Tiere nach Hydrocortisonverabreichung. Vergleichsweise die Ergebnisse nach Hypophysektomie, Kastration, Testosteronpropionat- und Oestradiolbenzoatverabreichung

gleichem Ausmaß erkennbar; nach 2 Wochen jedoch war bei allen Tieren, unabhängig von der vorausgehenden Dosis, eine deutliche Wiederentfaltung zu messen, in der 3. Woche hatten sich die Plasma- und Kernstrecken weitgehend denjenigen unbehandelter Kontrolltiere genähert. Das Vesiculardrüsengewicht folgte dieser raschen Zellentfaltung nicht in gleichem Maße, am Ende der 3. Woche bestand noch ein deutlicher dosisabhängiger Gewichtsrückstand (s. Abb. 2).

In einer weiteren Untersuchung wurde neben Hydrocortison Choriongonadotropin an die Tiere verabreicht, bei denen Zellregressionen aufgetreten waren. Die gleichzeitigen Gaben von 50 E Choriongonadotropin jeden 2. Tag, die bei Testosteron- oder Oestrogenzufuhr die Leydigzellatrophie weitgehend zu verhindern vermögen, waren ohne Wirkung; es fanden sich die gleichen Plasma- und Kernstrecken wie sie nach alleinigen Hydrocortisongaben zu messen waren. Auch der Gewichtsrückgang der Vesiculardrüsen wurde durch Choriongonadotropin nicht beeinflußt. Dieser Befund bestätigt auch experimentell das Vorliegen einer primären Hodenschädigung durch hohe Cortisoldosen.

Diskussion

C. Schirren (Hamburg):

Wenn ich die ersten Tabellen richtig gelesen habe, dann wird dort auf 15—25 mg über längere Zeit keinerlei Einflußnahme auf die Gonadotropinausscheidung und die Spermaqualität und -quantität festgestellt, während auf höhere Dosen Fructose, Volumen und

Spermatozoenzahl abfielen, ohne daß die Gonadotropine beeinflußt wurden. Der bei den niedrigen Dosen beobachtete Fructoseabfall dürfte meines Erachtens kein echter Abfall sein, sondern im Rahmen der normalen Fructoseschwankungsbreite liegen (vgl. SCHIRREN, 1961). Ich habe auf die Schwankungsbreite ausführlich in meiner Monographie hingewiesen, und ich glaube, daß man nur dann von einem echten Abfall sprechen sollte, wenn die Werte kontinuierlich unter 1000 γ/ml absinken. Alles was darüber bleibt, muß als im normalen Schwankungsbereich gesehen werden. In eigenen Untersuchungen habe ich nach 50 mg Hydrocortison i.m. keinen Effekt auf die Fructose, dagegen nach 200 mg Hydrocortison (einmalige Gabe) einen Anstieg der Fructosewerte sehen können. — Wenn die Gonadotropinausscheidung nicht beeinflußt wurde, so dürfte das meines Erachtens an der Methode liegen, da Sie ja mit der von KLINEFELTER, ALBRIGHT u. GRISWOLD angegebenen Methode arbeiteten, die aber vorwiegend FSH erfaßt; für die Beeinträchtigung der Leydig-Zell-Funktion (Fructoseabfall und Volumenrückgang) ist aber ICSH verantwortlich, das mit dieser Methode nur zum sehr geringen Teile erfaßt wird.

Aus dem Pathologischen Institut der Universität Göttingen
(Direktor: Prof. Dr. med. Linzbach)
und der Chirurgischen Universitätsklinik Göttingen
(Direktor: Prof. Dr. med. Hellner)

Experimentelle Untersuchungen über die Lungenfibrose und ihre therapeutische Beeinflussung mit Prednisolon und Antibiotica

Von

W. Eger und A. Gregl

Mit 9 Abbildungen

Unter einer Lungenfibrose verstehen wir eine Bindegewebszunahme des Lungengerüstes. Sie kann örtlich begrenzt sein oder sich diffus ausbreiten. Eine diffus progressive Fibrose ist eine stets tödlich endende Krankheit.

Das klinische Bild der Lungenfibrose ist durch die Atemnot gekennzeichnet. Funktionell imponieren Lungenstarre mit verminderter Atemkapazität sowie Störung des Diffusionsvorganges. Röntgenologisch finden sich wolkige Trübung, streifige und knotige Verschattungen. Pathomorphologisch liegt jeder Lungenfibrose, gleich welcher Ätiologie, eine Gerüstsklerose kombiniert mit einer chronischen intraalveolären Pneumonie zugrunde.

Die Strahlenfibrose gehört in den Formenkreis der Lungenfibrosen. Sie kann nach lokaler Bestrahlung des Brustkorbes (Chu u. Mitarb., Desjardins, Engelstad, Gish und Coates, Widmann, Wintz, Wintz und Rump), nach längerem Aufenthalt in radioaktiv verseuchten Laboratorien (Doenecke und Belt, Tönges und Kalbfleisch) und nach Atombombenexplosionen (Tullis, Tullis und Warren) auftreten.

Die morphologischen Veränderungen an Lunge und Pleura nach Einwirkung ionisierender Strahlen sind an Hand menschlichen Untersuchungsgutes (Davis, Downs u. Mitarb.), Fike, Hines, McIntosh und Spitz) und im Tierexperiment (Engelstad, Brown, Cottier, Henzi, Karlin und Mogilnitzky, Lüdin und Wetemann, Warren und Gates, Warren und Spencer) vielfach beschrieben worden.

Diese Veränderungen sind als *Strahlenpneumonie* im Schrifttum gekennzeichnet. Sie ist im Anfangsstadium durch Schwellung und Proliferation der Alveolarepithelien, durch Degeneration des Bronchialepithels, durch ein eiweißreiches Ödem in den Alveolarlumina und durch ein Ödem, das vorwiegend perivasculär liegt, charakterisiert. Für spätere Stadien werden echte entzündliche Vorgänge in den Bronchiolen und Bronchien und ein leukocytäres, fibrinöses Exsudat in den Alveolen in Anspruch genommen.

Als besonders charakteristisch für eine strahlengeschädigte Lunge gilt aber die *Fibrosierung.* Sie geht meist parallel mit einer Atelektase einher und erstreckt sich auf die Alveolar- und lobulären Septen, sowie auf die perivasculären und peribronchialen Bindegewebsscheiden. Besonders in diesem Bereich kommt es zu einer Hyalinisierung. Von WARREN und GATES wird die Bildung von hyalinen Membranen, die die Alveolarwände auskleiden, als ein für die Strahlenfibrose pathognomonisches Zeichen angegeben.

Es liegt auf der Hand, diese fibrotischen und Schrumpfungsvorgänge des Lungengewebes therapeutisch durch Steroide, die die Bindegewebsvermehrung hem-

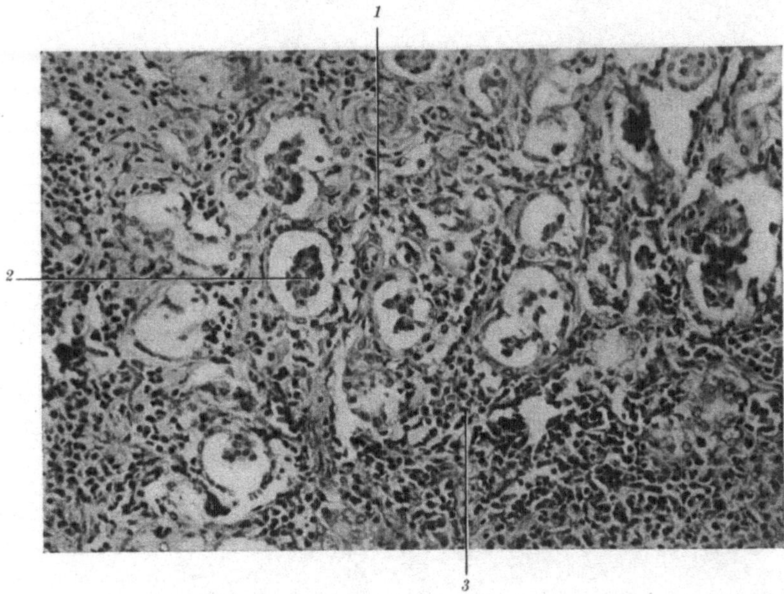

Abb. 1. Lungenfibrose mit Vermehrung des Interstitiums (*1*). Noch erhaltene Alveolen, gefüllt mit abgestoßenen Alveolarepithelien (*2*). Interstitielle Infiltrate aus Leukocyten und Plasmazellen (*3*)

men (DOUGHERTY u. Mitarb., RAGAN u. Mitarb., SPAIN u. Mitarb., SCHWARTZMANN u. Mitarb.), zu beeinflussen.

Die darüber vorliegenden Angaben sowohl in der Klinik (BLUESTEIN und ROEMER, CHU, NICKSON und UZEL, COSGRIFF und KLIGERMAN, DOUGLAS, FRIEDENBERG und RUBENFELD, RUBIN u. Mitarb., STONE, SCHWARTZ und GREEN, WHITEFIELD, WHITEFIEL, BDOND und ARNOTT) als auch im Tierversuch (BROWN, COTTIER) sind widersprechend. Die einen Untersucher sehen nach Behandlung mit Cortison und seinen Derivaten Erfolge und eine Reduktion der Bindegewebsentwicklung, andere vermissen einen Erfolg.

In *eigenen* tierexperimentellen Untersuchungen mit vier Versuchsreihen zu je 80 Ratten werden die morphologischen Veränderungen der strahleninduzierten Lunge, die Entstehung und der Verlauf und ihre Beeinflussung durch Prednisolon und Antibiotica untersucht.

In Anlehnung an COTTIER wird eine einmalige Dosis von 3000 r OWD bei 200 kV, 40 cm FHA, 0,5 mm Cu-Filter, 1,1 mm HWS auf ein 1,5×1,5 cm großes Feld an der rechten Lunge appliziert.

Die Tiere erhalten 30 Tage nach einer einseitigen Bestrahlung der Lunge täglich 0,1 mg Prednisolon. Eine zweite Gruppe erhält zusätzlich tgl. 200 mg Terramycin und die dritte Gruppe nur Terramycin.

Der erste Teil der Tiere wird 30 Tage nach Beginn der Behandlung mit Prednisolon getötet, der zweite Teil 60 Tage danach. Die Versuchsdauer nach Beginn der Bestrahlung beträgt 60 bis 90 Tage.

Die Lungenveränderungen, die wir beobachten, entsprechen im wesentlichen den in der Literatur beschriebenen. Allerdings wird unseres Erachtens nicht streng

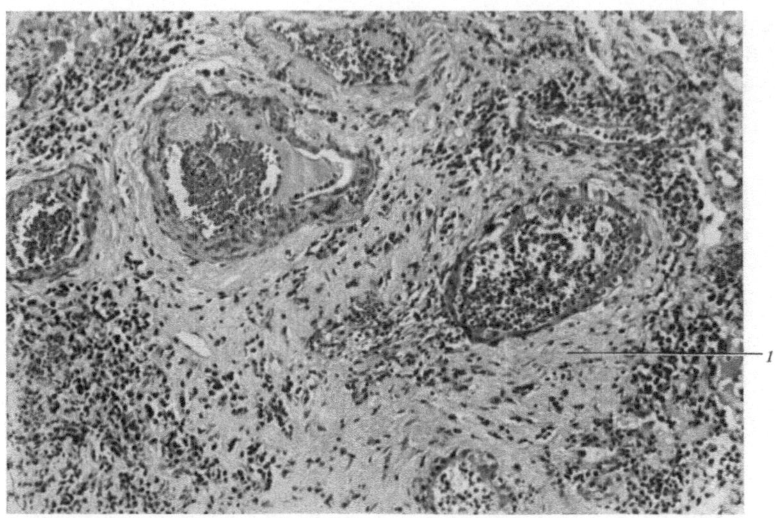

Abb. 2. Hyalinisierung der perivasculären Bindegewebsscheiden (*1*) des Lungengewebes nach einmaliger Röntgenbestrahlung mit 3000 r

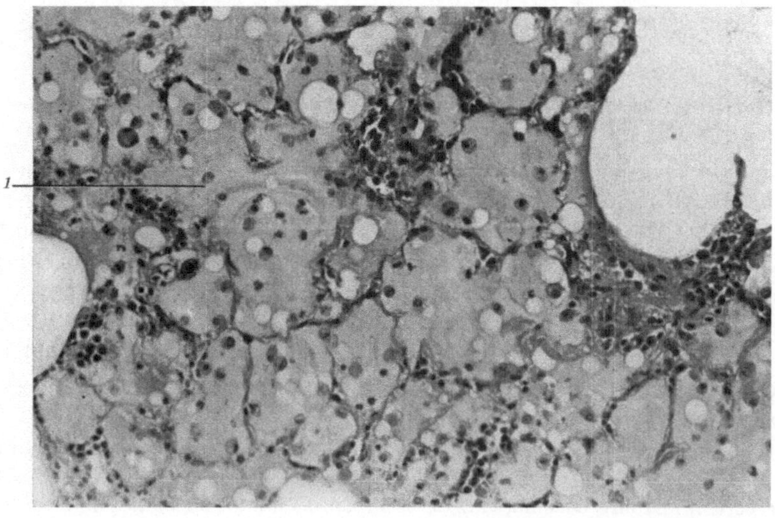

Abb. 3. Eiweißreiches Ödem im Lumen der Alveolen, durchsetzt mit abgestoßenen und degenerierenden Alveolarepithelien (*1*). Dieses eiweißreiche Ödem wird in späteren Stadien zu hyalinen Massen umgewandelt

unterschieden zwischen den Veränderungen, die als *reine* Strahlenfolge anzusehen sind und jenen, die sich *sekundär* auf die Strahlenfolgen aufpflanzen.

Kein Zweifel dürfte darüber herrschen, daß die *Lungenfibrose* (s. Abb. 1) eine unmittelbare Strahlenfolge ist. Das gleiche gilt für die *Hyalinisierung* (s. Abb. 2), die sich vorwiegend in den Gefäßwänden und um sie herum etabliert. Mit der Fibrose geht eine *Atelektase* einher. Eine genaue Trennung einer primären Atelektase und einer sekundären Fibrose ist nicht möglich. Als weiteres unmittelbares Zeichen einer strahlengeschädigten Lunge hat nach unseren Untersuchungen das eiweißreiche Ödem (s. Abb. 3) zu gelten, das im weiteren Verlauf in hyaline Massen übergeht, die meist von abgestoßenen Alveolarepithelien durchsetzt werden. Diese hyalinen Massen sind in unseren Versuchen in der Regel kompakt, füllen das Lumen

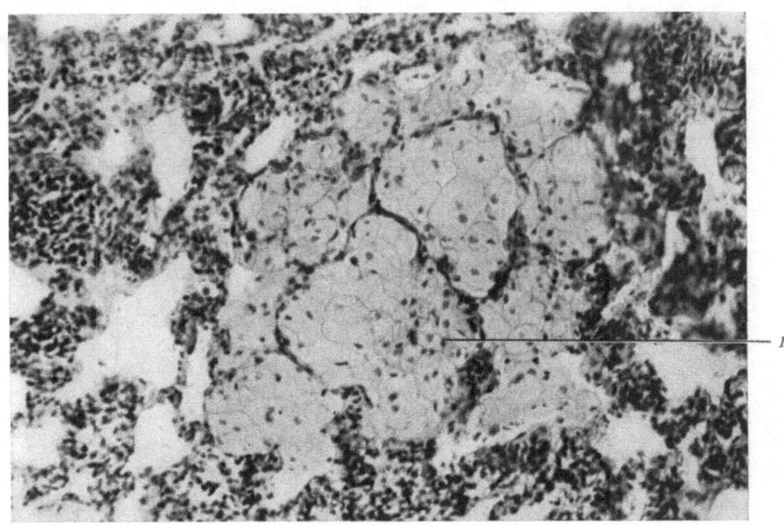

Abb. 4. Proliferation der Alveolarepithelien, die herdförmig sich entwickelt und das gesamte Lumen einer Alveole ausfüllt (*1*)

vollständig aus und bilden nur in seltenen Fällen die von Warren und Gates beschriebenen hyalinen Membranen. Ein weiteres Charakteristikum der Strahleneinwirkung ist zweifellos die *Plattenepithelmetaplasie* in den Alveolen und Bronchien, auf die schon Engelstad hinweist. Sie spielt in unseren Versuchen quantitativ keine große Rolle.

Die *Alveolarepithelproliferation* (s. Abb. 4), die bei vielen Tieren stark ausgeprägt ist, vermag auch bei nicht bestrahlten Tieren aufzutreten und ist somit nicht als eine reine Strahlenwirkung anzusehen. Das gleiche gilt für das *Emphysem* (Abb. 5). Es läßt sich ohne weiteres nachweisen, daß das Emphysem und Bronchiektasen perifokal, also um Narben und Bindegewebszüge auftreten. Diese Veränderungen sind Folge eines Schrumpfungsprozesses, den wir auch in der Humanpathologie als Begleitsymptom bei einer Tuberkulose oder Silikose sehen.

Bronchitis und Peribronchitis und die echte Bronchopneumonie werden oft an strahleninduzierten Lungen gefunden und mit in das Bild der Strahlenpneumonie eingereiht. Sie sind aber unseres Erachtens nicht eine direkte Strahlungsfolge, sondern entstehen auf dem Boden einer mikrobischen Infektion, wozu die Ratte im Bereich der Lunge schon spontan neigt. Dazu kommt es nach unseren Beobachtungen durch die Vernarbungen, Bronchiektasen und Epithelschäden zu Schleimverhaltungen und Retentionen, die ohne mikrobielle Beteiligung sekundäre Entzündungen hervorrufen.

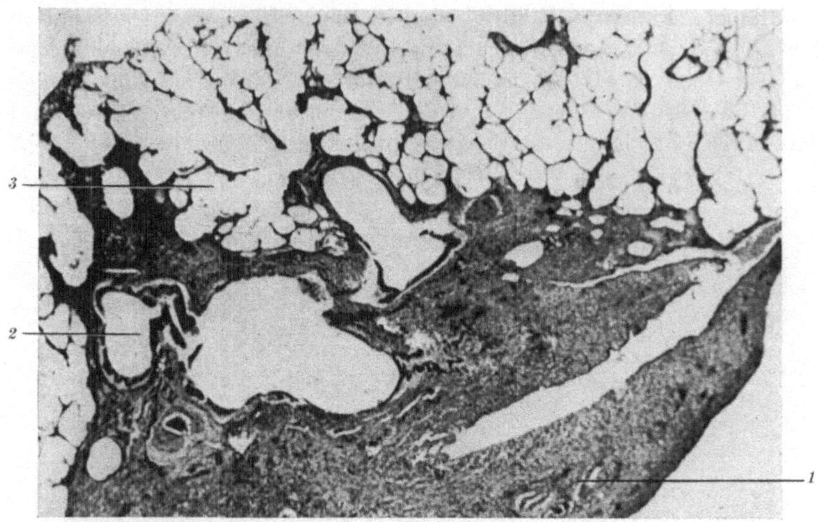

Abb. 5. Lungenfibrose (1) nach einmaliger Röntgenbestrahlung mit 3000 r. Bronchiektase (2) und ein ausgeprägtes perifokales Emphysem (3)

An Hand unserer Untersuchungen möchten wir daher die oben beschriebenen entzündlichen Veränderungen: Bronchitis, Peribronchitis, Bronchopneumonie, im Gegensatz zu Engelstad und Warren nicht als unmittelbare Strahlenfolge ansehen und den Begriff der Strahlenpneumonie deshalb ablehnen.

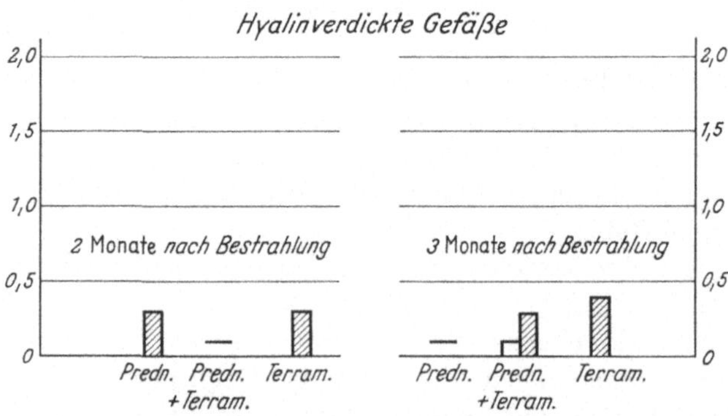

Abb. 6. Hyaline Verdickung der Gefäßwände in den Lungen nach einmaliger Bestrahlung mit 3000 r und nach Behandlung mit Prednisolon und Terramycin. Quantitative Darstellung der Veränderungen. Durch Prednisolon im Vergleich zu Terramycin keine signifikante Beeinflussung der Hyalinisierung

Im Initialstadium wie im späteren Stadium einer Strahlenfibrose treten Ödem und ein Desquamativkatarrh durch Abstoßung der Alveolarepithelien auf. Diese abgestoßenen Alveolarepithelien neigen zur Degeneration mit Phagocytose von Fettsubstanzen oder zur Hyalinisierung. Ob man diesen Desquamativkatarrh als Pneumonie bezeichnet, ist eine Frage der Definition. Unter dieser Voraussetzung wäre als Strahlenpneumonie im strengen und eigentlichen Sinne nur ein eiweißreiches Ödem der Alveolarlumina und eine Abstoßung der Alveolarepithelien zu verstehen.

Um nun eine quantitative Aussage über den Wert der Prednisolon- und der Terramycinbehandlung zu machen, werden die oben beschriebenen, unmittelbaren

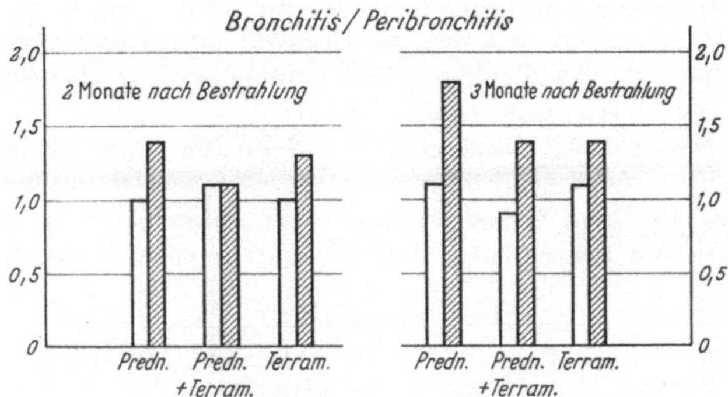

Abb. 7. Atelektasen der Lungen nach einmaliger Bestrahlung mit 3000 r und nach Behandlung mit Prednisolon und Terramycin. Durch Prednisolon keine signifikante Beeinflussung der Atelektasen im Vergleich zur alleinigen Behandlung mit Terramycin

Folgen einer Einwirkung der Röntgenstrahlung auf die Lunge einzeln betrachtet und ausgewertet. Die Quantität dieser Veränderungen wird in der bestrahlten und in der benachbarten, unbestrahlten Lunge nach einem Punktsystem bei jedem Tier

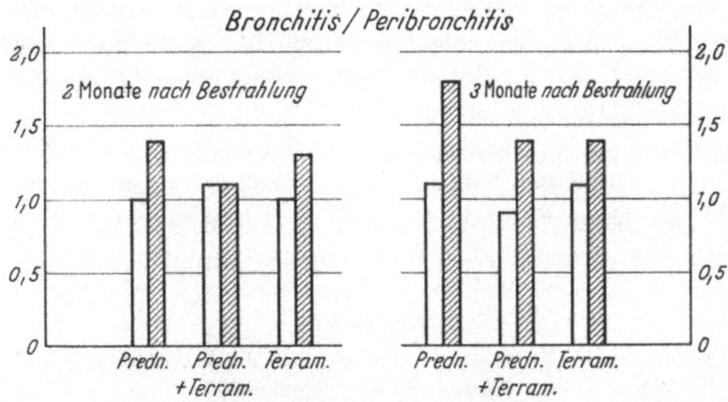

Abb. 8. Bronchitis und Peribronchitis in Rattenlungen nach einmaliger Bestrahlung mit 3000 r und nach Behandlung mit Prednisolon und Terramycin. Keine entscheidende Beeinflussung durch Prednisolon im Vergleich mit Terramycin. Lediglich nach 3 Monaten eine Steigerung der entzündlichen Veränderungen bei den mit Prednisolon behandelten Tieren

abgeschätzt. Die Punkte werden addiert und ein Durchschnittswert errechnet, der eine Richtzahl ergibt.

Eine Signifikanz läßt sich nach diesem System statistisch nicht errechnen. Bei vorsichtiger Beurteilung und Kenntnis biologischer Varianten wird man aber eine Zu -oder Abnahme der Veränderungen um mehr als 50% gegenüber der Kontrolle als signifikant zu bezeichnen vermögen.

Unter dieser Voraussetzung ergibt sich folgendes:

Die Atelektasen nehmen gegenüber der nur mit Terramycin behandelten und als Kontrolle angesehenen Gruppe unter der Prednisolonbehandlung nicht entscheidend ab (s. Abb. 7). Das gleiche gilt vom Ödem und von den hyalinen Verdickungen an den Gefäßen (s. Abb. 6) sowie von der Proliferation des Alveolarepithels und der Bronchitis und Peribronchitis (s. Abb. 8). Hier zeigt sich gegenüber Terramycin eine Zunahme unter den Tieren der Prednisolongruppe.

Bemerkenswert — und das erscheint uns auch das Wesentlichste unserer Untersuchungen — ist das Verhalten der Lungenfibrose (s. Abb. 9). Die Tiere, die 30 Tage, also einen Monat behandelt und zwei Monate nach der Bestrahlung

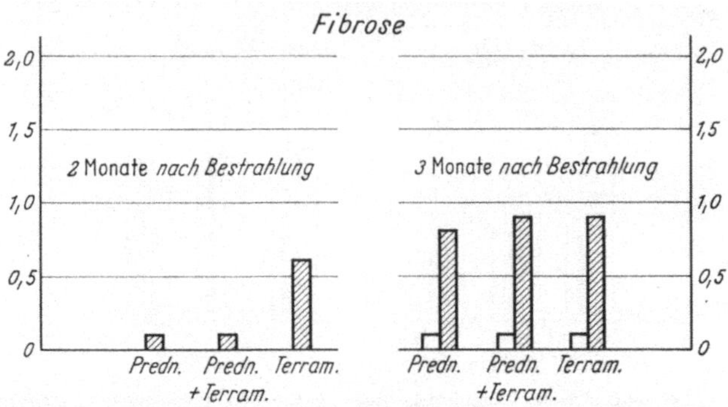

Abb. 9. Lungenfibrose nach einmaliger Bestrahlung mit 3000 r in quantitativer Darstellung. Durch Prednisolon deutliche und signifikante Unterdrückung der Fibrose zwei Monate nach der Bestrahlung. Drei Monate nach der Bestrahlung aber findet sich das gleiche Ausmaß von Fibrose auch bei den mit Prednisolon behandelten Tieren

getötet werden, zeigen gegenüber der alleinigen Terramycinbehandlung eine *beträchtliche Abnahme der Fibrose*. In diesem Zeitraum wird also zweifellos die Entwicklung des Bindegewebes gehemmt. Nach weiteren 30 Tagen, also drei Monate nach der Bestrahlung, hat sich aber das Geschehen grundlegend gewandelt. Die Fibrose erreicht trotz der Prednisolonbehandlung *dasselbe Ausmaß* wie in der Kontrolle, die nur Terramycin erhält.

Zusammenfassend kann gesagt werden, daß Prednisolon die Fibrosierung nur *vorübergehend* hemmt und den Fibrosierungsprozeß *hinausschiebt*. Ein Dauereffekt stellt sich nicht ein. Diese Befunde stimmen auch mit den anderen Versuchsgruppen überein, die mit abgeänderten Versuchsanordnungen durchgeführt werden.

Literatur

1. Bluestein, S. G., and J. Roemer: J. med. Soc. N. J. **50**, 106ff. (1953).
2. Brown, R. F.: Amer. J. Roentgenol. **75**, 796—806 (1956).
3. Chu, F. C. H., R. Phillips, J. J. Nickson and J. G. McPhee: Radiology **64**, 642—654 (1955).
4. — J. J. Nickson and A. R. Uzel: Amer. J. Roentgenol. **75**, 530—541 (1956).
5. Cosgriff, S. W., and M. M. Kligerman: Radiology **57**, 536—540 (1951).
6. Cottier, H.: Strahlentherapie **100**, 385—398 (1956); **103**, 77—90 (1957).
7. Davis, K. S.: Radiology **3**, 301—322 (1924).
8. Desjardins, A. U.: Amer. J. Roentgenol. **16**, 444—453 (1926); **27**, 1—55 u. 57—73 (1932); **28**, 74—89, 115—128, 131—140, 143—162, 165—178 (1932).
9. Doenecke, F., u. T. H. Belt: Franfurt. Z. Path. **42**, 161—187 (1931).
10. Dougherty, T. F., H. E. Brown and D. L. Berliner: Endocrinology **62**, 455—462 (1958).
11. Douglas, A. C.: Brit. J. Dis. Chest. **53**, 346—355 (1959).
12. Downs, W., E. Elwood and E. Emerson: Amer. J. Roentgenol. **36**, 61—64 (1936).
13. Engelstad, R. B.: Acta radiol. Supp. **19**, (Stockh.) 1934; — Strahlentherapie **52**, 299 bis 306 (1935); — Acta radiol. (Stockh.) 18, 32—43 (1937); — Amer. J. Roentgenol. **43**, 676—681 (1940).
14. Fike, R. H.: Amer. J. Roentgenol. **27**, 509—512 (1932).

15. Friedenberg, R. M., and S. Rubenfeld: Amer. J. Roentgenol. **72**, 271—276 (1954).
16. Gish, J. R., and E. O. Coates: Radiology **73**, 679 (1959).
17. Hines, L. E.: J. Amer. med. Ass. **79**, 720—722 (1922).
18. Henzi, H.: Strahlentherapie **100**, 275—290 (1956).
19. Karlin, M. J., u. B. N. Mogilnitzky: Frankfurt. Z. Path. **43**, 434—447 (1932).
20. Lüdin, M., u. A. Wertemann: Strahlentherapie **38**, 684—701 (1930).
21. McIntosh, H.: Radiology **23**, 558—566 (1934).
22. —, and S. Spitz: Amer. J. Roentgenol. **41**, 605—615 (1939).
23. Ragan, C., E. L. Howes, C. M. Plotz, K. Meyer and J. W. Blunt: Bull. N. Y. Acad. Med. **26**, 251—254 (1950); — Proc. Soc. exp. Biol. (N.Y.) **72**, 718—721 (1949).
24. Rubin, P., R. Andrews, R. Paton and A. Flick: Amer. J. Roentgenol. **79**, 453—464 (1958).
25. Spain, D. M., N. Holomut and A. Haber: Amer. J. Path. **26**, 710ff. (1950); — Science **112**, 335—337 (1950).
26. Schwartzmann, G., S. S. Schneierson and J. Soffer: Proc. Soc. exp. Biol. (N.Y.) **75**, 175 (1950).
27. Stone, D. J. A., M. J. Schwartz and R. A. Green: Amer. J. Med. **21**, 211—226 (1956).
28. Tönges, E., u. H. H. Kalbfleisch: Frankfurt. Z. Path. **50**, 100—122 (1937).
29. Tullis, J. L.: Amer. J. Path. **25**, 829—840 (1949).
30. —, and S. Warren: J. Amer. med. Ass. **134**, 1155—1158 (1947).
31. Warren, S. L., and O. Gates: Arch. Path. **30**, 440—460 (1940).
32. —, and J. Spencer: Amer. J. Roentgenol. **43**, 682—701 (1940).
33. Whitfield, A. G. W.: Brit. J. Dis. Chest. **54**, 28—40 (1959).
34. — W. H. Bond and W. M. Arnott: J. Fac. Radiol. (Bristol) **6**, 12—22 (1954).
35. Widmann, B. P.: Amer. J. Roentgenol. **47**, 24—38 (1942).
36. Wintz, H.: In Meyer: Lehrbuch der Strahlentherapie Bd. IV, 2. Teil, 1001—1096 (1929); — Fortschr. Röntgenstr. **30**, 133—138 (1922), Kongreßheft.
37. —, u. W. Rump: Fortschr. Röntgenstr. **29**, 580—586 (1921).

Diskussion

R. Bässler (Mainz):

Frühstadien einer interstitiellen Lungenfibrose konnten elektronenmikroskopisch an Punktionscylindern bei essentieller Lungenhämosiderose des Menschen beobachtet werden. Die ausführlich in Frankf. Z. Path. **71**, 259 (1961) aufgezeigten Befunde weisen als erstes Symptom eine Verbreiterung der Basalmembran von 37 bis 160 mμ auf über 250 mμ auf. In dieser Größenordnung finden sich in der Basalmembran zarte fibrilläre Strukturen und Gruppen von Primärfibrillen, deren mittlerer Durchmesser 10 bis 20 mμ beträgt. Um diese Fibrillen ist die feingranuläre Substanz der Basalmembran gewöhnlich in Form eines zirkulären Hofes aufgehellt, aus dessen Vergrößerung die Zweiteilung der Basalmembran resultiert. Mit deren Spaltung treten lichtmikroskopisch noch gar nicht erkennbare Bündel von Elementarfibrillen und reticuläre Fasern in Erscheinung, aus deren Zunahme sich ein fortdauernder Umbau der Alveolarsepten entwickelt. Aus diesen Reaktionen geht hervor, daß der Beginn der Lungenfibrose sich auch unabhängig von einer Entzündung einstellen kann. Demonstration von drei elektronenmikroskopischen Bildern.

A. Gregl (Göttingen):

Auf die Bemerkung eines Diskussionsredners, daß eine Entzündung in Form einer Bronchitis und Peribronchitis *primär* bei einer Lungenfibrosis zu beobachten ist, wird wie folgt geantwortet: Nach Mallory stellt eine Lungenfibrosis, gleich welcher Ätiologie, ein primär sich am Lungengerüst abspielendes patho-morphologisches Geschehen dar. Die Entzündungsvorgänge treten während des mehrphasischen Verlaufes hinzu, sei es auf dem Boden einer zusätzlichen bakteriellen Entzündung als Folge einer Sekretverhaltung im Bronchial- bzw. Alveolarsystem.

R. Elert (Düsseldorf):

Auch die Entstehung der Strahlenfibrose im kleinen Becken nach der Behandlung des Collumcarcinoms mit ihren oft deletären Folgen (Ureter- und Sigmastenosen) läßt sich durch Gaben von Prednisolon lediglich hinausschieben.

Aus der Hämatologischen Abt. der I. Medizinischen Klinik der Freien Universität Berlin
(Direktor: Professor Dr. H. Frhr. v. KRESS)

Probleme der kombinierten Anwendung von Corticosteroiden und Cytostatica

Von

HEINRICH GERHARTZ

Mit 1 Abbildung

Die Anwendung der Corticosteroide bei Hämoblastosen und Carcinomen hat während der letzten Jahre zunehmende Beachtung und Empfehlung gefunden, nachdem bei den akuten Leukämien mit höchsten Dosen erstaunliche Erfolge erzielt worden waren. Bei den Mammacarcinomen versuchte man, die Ergebnisse der Hypophysektomie auf unblutige Weise nachzuahmen. Da aber die klinischen Erfolge der Corticosteroide zeitlich eng begrenzt blieben, ergaben sich zwangsläufig Überschneidungen mit der cytostatischen Therapie. Angesichts der intensiven Seitenwirkungen beider Therapiearten bedarf es einer kritischen Wertung, wann eine Potenzierung der erstrebten und wann der unerwünschten Wirkungen zu erwarten ist.

Die Wirkungsart der Corticosteroide auf die Hämopoese ist unspezifischer, regulatorischer Art und reversibel; sie erschöpft sich nach kurzer Zeit. Mit Normalisierung des Hormonspiegels klingt sie vollständig aus. Dementsprechend bleibt die Indikation für Corticosteroide auf den symptomatischen Bereich beschränkt: Sie dienen zur Überbrückung kritischer Situationen während des normalen Krankheitsablaufs oder zur Abschwächung therapeutischer Nebenwirkungen.

Corticosteroide sind keine Proliferationsgifte und ohne Hemmwirkung auf die Zellteilung. Sie sind grundsätzlich nicht in der Lage, die Chemotherapie mit Cytostatica zu ersetzen. Eine direkte pharmakodynamische Hemmwirkung auf das hämoblastische Gewebe ist nur von Dosen zu erwarten, die mit täglich 5—15 mg/kg Prednisolon bereits im subtoxischen Bereich gelegen sind.

Die Wirkungsrichtung derartig massiver Dosen erstreckt sich normalerweise vorwiegend auf die Lymphopoese in den Keimzentren der lymphatischen Gewebe. Bei den akuten Leukämien sind Erfolge eindeutig nur bei den undifferenzierten Formen des Kleinkindesalters zu erreichen, wobei für 50—70% der Fälle Remissionen angegeben werden. Dementgegen sind Erfolge bei älteren Kindern und Erwachsenen nur noch in 10—15% erreichbar. Wir selbst sahen[1] unter 25 akuten Leukosen bzw. Myeloblastenschüben chronischer Myelosen Teilremissionen in

[1] Wir bevorzugten 6-Methylprednisolon (Urbason) bzw. Prednisolon (Decortin-H).

24%. Derartige Erfolge halten jedoch selten länger als 3 Wochen an. Ihnen folgt häufig eine Phase beschleunigter leukämischer Aktivität, so daß die Therapie mit Corticosteroiden im Verlauf der 2.—3. Woche durch Cytostatica ergänzt werden muß. Auch bei den kindlichen Leukämien hat sich die gleichzeitige Anwendung von Corticosteroiden und Antimetaboliten als überlegen erwiesen. Bei den chronischen lymphatischen Leukämien zeigten sich Corticosteroide allein als nicht genügend wirksam, selbst bei Anwendung in Stoßdosen von 1 g täglich. So sahen wir bei höheren Dosen nur rapide Verschlechterungen. Rückbildungen von Milz- und Lymphknotenschwellungen konnten wir unter 21 Fällen für keinen Fall sichern, wenngleich es bei 3 Fällen zu einer geringen Minderung der Leukocyten kam. Eine Rückbildung von Lymphomen konnten wir auch bei 14 Lymphogranulomen und Retothelsarkomen unter der isolierten Corticosteroidtherapie in keinem Fall feststellen. In fortgeschrittenen Fällen mit stärkerer Leber- und Lungenbeteiligung kam es mit großer Regelmäßigkeit zu rapiden Verschlechterungen. Ähnlich fördern hohe Dosen bei Carcinomen die Generalisation und insbesondere die pulmonale Streuung.

Fassen wir unsere Ergebnisse bei über 100 Patienten zusammen (Tab. 1), so erscheint uns die isolierte Daueranwendung der Corticosteroide bei Hämoblastosen und Carcinomen grundsätzlich nicht vertretbar. Sie vermögen zwar in

Tabelle 1

	Fallzahl	Dosis (mg)				gebessert		gleich-bleibend	Ver-schlech-tert
		Einzel bis zu	Gesamt	Dauer (Tage)	d/die	sub-jektiv %	Remis-sion %	%	%
Akute Leukosen u. Myeloblastenschub	25	1500	2300	35	66	62	24	12	64
Chron. Lymphadenosen	21	1000	1100	38	28	44	21	29	50
Plasmocytome u. lymphoide Reticulosen	19	40	4700	420	11	74	42	42	16
Lymphogranulomatosen u. Retothelsarkome	14	200	900	35	25	50	7	27	66
Carcinome	21	300	3000	49	67	50	0	36	64
Insgesamt:	100	—	—	—	—	56	20	29	51

40—60% der Fälle eine flüchtige Besserung des subjektiven Wohlbefindens und in 10—25% Teilerfolge auf die Krankheitssymptomatik zu erreichen, doch steht dem bei höherer oder anhaltender Dosierung eine Beschleunigung des Krankheitsverlaufes in 50—70% entgegen. Bei fortgeschrittenen inoperablen Carcinomen mag es vertretbar erscheinen, im Sinne einer Palliativtherapie mittels kleinerer Dosen durch Belebung des Kreislaufs, Stimulierung des Appetits und Euphorisierung dem Patienten das Endstadium erträglicher zu gestalten. Grundsätzlich aber kann den Corticosteroiden nur die Bedeutung einer Ergänzungsbehandlung zur Chemotherapie zugesprochen werden. So vermögen Corticosteroide in der kombinierten Daueranwendung mit Cytostatica den besonderen Effekt der Lost-Phosphamidester auf die Paraproteinsynthese wesentlich zu steigern und zu Ergebnissen zu verhelfen, wie sie mit der isolierten Anwendung von Corticosteroiden oder Cytostatica nicht erreichbar sind. So erzielten wir unter 19 Plasmocytomen und lymphoiden Reticulosen bei 8 Fällen klinische Remissionen mit einer durchschnittlichen Dauer von über 23 Monaten und bei weiteren 8 Fällen Teilerfolge über 5 Monate. Die Minderung der plasmacellulären Wucherung im Knochenmark ging in 4 Fällen mit einer fast vollständigen Normalisierung der Serumelektrophorese einher. Noch im Mittel aller Fälle war eine Abnahme des pathologischen Serumeiweiß auf 40% des Wertes vor der Therapie (3,7—1,5 g-%) nachweisbar.

Deutliche Erfolge sind mit Corticosteroiden bei interkurrenten hämolytischen Krisen zu erreichen, wie sie insbesondere bei chronischen Lymphadenosen aufzutreten pflegen. Große Bedeutung haben sie auch zur Bekämpfung der begleitenden hämorrhagischen Diathesen gewonnen, wobei sie die Capillarfestigkeit, die Haftfähigkeit der Thrombocyten und die Aktivität verschiedener Gerinnungsfaktoren zu steigern vermögen, obgleich die Zahl der Thrombocyten zumeist unbeeinflußt bleibt.

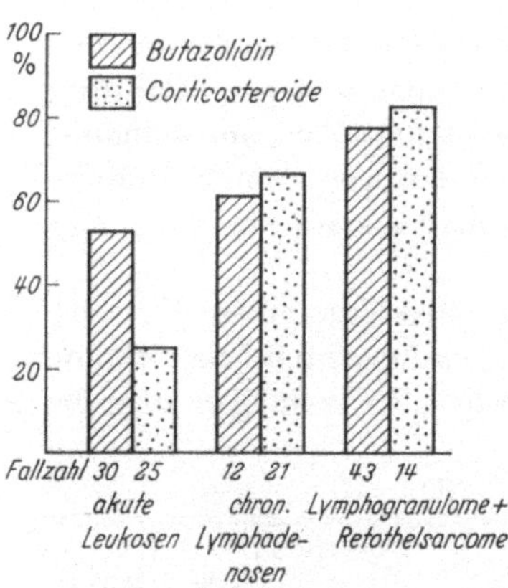

Abb. 1. Einfluß von Butazolidin und Corticosteroiden auf den Temperaturabfall bei Hämoblastosen

Die vielfach vertretene Ansicht, daß durch Cytostatica oder ionisierende Strahlen gesetzte Pancytopenien durch Corticosteroide in ihrer Intensität und Dauer gemindert werden könnten, erscheint uns nicht hinreichend begründet. Dementgegen ist der Einsatz der Corticosteroide bei primären Pancytopenien vor der Einleitung der Chemotherapie durchaus gerechtfertigt. In hohen Dosen gegeben, vermögen sie, pathologische Markinfiltrationen flüchtig zu mindern und die normale Erythropoese und Granulopoese zu fördern. Sie wirken dabei rascher als Cytostatica und schaffen im peripheren Blut eine Ausgangslage, die es gestattet, anschließend eine cytostatische Therapie mit relativ hohen Anfangsdosen einzuleiten. Der antipyretische Effekt der Corticosteroide wird besonders bei Lymphadenosen und Lymphogranulomatosen in einem hohen Prozentsatz der Fälle deutlich (Abb. 1). Fast gleichwertige Ergebnisse lassen sich aber bereits mit Butazolidin erreichen, wenngleich wir bei resistenten Fällen gelegentlich durch die Kombination noch Besserungen erreichen konnten. Bei den akuten Leukosen fanden wir Butazolidin überlegen.

Eine Minderung der Blutsenkungsreaktion durch Corticosteroide ist auch bei Hämoblastosen häufig erreichbar (Tab. 2). Im Mittel aller Fälle fanden wir sie bei Plasmocytomen und Lymphogranulomatosen am stärksten ausgeprägt, bei akuten Leukosen nur angedeutet.

Die Anwendung der Corticosteroide ist keineswegs gefahrlos. Die stark gesteigerte Infektbereitschaft macht sich besonders bei den akuten Leukosen, aber auch bei den mit einer Granulopenie einhergehenden Lymphadenosen und Plasmocytomen in einem höheren Prozentsatz bemerkbar und ist mit Antibioticis nur begrenzt beeinflußbar. Abszedierende Pneumonien und Eiterungen, Schleimhautnekrosen und Soorbefall werden häufiger. Eine Wasserretention mit Ödembildung sahen wir vorwiegend bei der monatelangen Dauertherapie mit kleinen Dosen, aber auch bei der mehrwöchigen Anwendung hoher Dosen. Zu Glykosurien kam es häufiger bei Carcinomen während der hochdosierten Einleitungstherapie im Verlauf der zweiten bis dritten Therapiewoche.

Stärkere Beachtung verdienten toxische Leberparenchymschädigungen mit Verfettung und multiplen miliaren Nekrosen bis zur Dystrophie, wie wir sie bei der isolierten Anwendung der Cytostatica in 2,5% aller Fälle beobachten konnten, jedoch nur beim gleichzeitigen Zusammentreffen verschiedener schädigender Faktoren, wie Pancytopenie und Sepsis, schwerer chronischer Anämie und Paraproteinämie, bei multiplen Mikrometastasen und miliaren Tuberkulomen. Unter der

Tabelle 2

	Fallzahl	Temp.-abfall %	B.S.R. (2 Std) vor	nach	Infekte %	Miliar-Tbc %	Leber intoxik. %	Ödeme %	Gly-kosurie %
Akute Leukosen u. Myeloblastenschub	25	25	85	72	56	8	12	4	—
Chron. Lymphadenosen	21	67	59	38	38	—	10	10	14
Plasmocytome u. lymphoide Reticulosen	19	—	121	81	35	—	12	24	—
Lymphogranulomatosen u. Retothelsarkome	14	82	106	76	14	—	21	14	—
Carcinome	21	—	88	76	14	—	9	24	24
Insgesamt:	100	—	—	—	34	—	12	14	8

kombinierten Chemotherapie mit Cytostatica und Corticosteroiden stieg die Häufigkeit auf durchschnittlich 12%, bei Lymphogranulomatosen sogar auf 21% an, wohl Ausdruck einer potenzierten Verschlechterung der cellulären und mesenchymalen Abwehrreaktionen, wie dies sich ebenso bei miliaren Streuungen exacerbierter Tuberkulosen bei akuten Leukosen histologisch nachweisen ließ. Angesichts der erheblichen Gefahren der Corticosteroidanwendung bei Hämoblastosen erscheint es zwingend, vor ihrem Einsatz die Indikationsstellung einer kritischen Prüfung zu unterziehen.

Literatur

Gerhartz, H.: Ärztl. Wschr. **1960**, 7.
— Med. Klin. **1960**, 1966.
— Arzneimittel-Forsch. **11**, 191 (1961).
— In: H. Nowakowski: Die endokrine Behandlung des Mamma- und Prostatacarcinoms. S. 14. Berlin-Göttingen-Heidelberg: Springer 1961.
—, u. P. Staeuber: Acta haemat. (Basel) **25**, 273 (1961).
Horster, J. A.: Die Kortikosteroid-Behandlung hämatologischer und verwandter Erkrankungen. Stuttgart: Thieme 1961.
Staeuber, P. G.: Dtsch. Arch. klin. Med. **207**, 300 (1961).

Diskussion

A. Gregl (Göttingen):

Bei dem von H. Gerhartz angesprochenen Krankengut handelt es sich in vielen Fällen um eine multivalente Belastung der Nebennierenrinde, sei es durch die direkte oder indirekte Strahlenwirkung — zuweilen auch um Nebennierenmetastasen, insbesondere bei Carcinom-Patienten.

Unter Zugrundelegung dieser Gegebenheiten ist eine Cortisonbehandlung bei Patienten mit malignen Geschwülsten zu diskutieren.

Beim sog. subakuten Strahlensyndrom genügt oft eine vorübergehende Applikation von Cortison bzw. seinen Derivaten für nur wenige Tage, in einer Dosierung von 5—15 mg täglich. Dagegen bei dem Verdacht einer Nebennieren-Metastasierung ist eine Substitutionstherapie in der Dosierung bis zu 50 mg täglich bis zum Lebensende anzuraten.

Ähnliche Vorstellungen vertritt auch NISSEN-MEYER, der auf dem 7. Symposion in Homburg beim hormonabhängigen Mamma-Carcinom eine Dauertherapie im Sinne einer "medical-adrenalectomy" in einer Dosierung von 50 mg täglich bis zum Lebensende empfohlen hat.

C. SCHIRREN (Hamburg):

Sie sprachen von den NNR-Hormonen als Ergänzung der cytostatischen Therapie. Aus der Sicht des Dermatologen möchte ich die NNR-Hormone als wertvolle Ergänzung der Röntgenbestrahlung ansprechen. Wir haben an der Hamburger Dermatologischen Universitätsklinik eigentlich *niemals* einen Effekt der cytostatischen Therapie bei der Mycosis fungoides gesehen, dagegen sehr gute Erfolge nach einer Prednison-/Prednisolon-Therapie. Wir haben damit gewissermaßen ein „Hinausschieben der nächsten Röntgenbestrahlung“ erreichen können.

Aus der 2. Medizinischen Klinik und Poliklinik der Medizinischen Akademie Düsseldorf
(Direktor: Prof. Dr. K. OBERDISSE)

Der Einfluß von Rhodanid auf den Jodumsatz der menschlichen Schilddrüse

Von

D. REINWEIN, F. A. HORSTER und E. KLEIN

Mit 2 Abbildungen

BARKER (*1*) hatte 1936 festgestellt, daß bei langdauernder Hypertoniebehandlung mit Rhodanid Kröpfe aufgetreten waren. Die strumigene Wirkung beruht auf einer Hemmung der Jodansammlung in der Schilddrüse, wodurch es zum Thyroxinmangel und damit über den Rückkoppelungsmechanismus der Hyophyse zur Hyperplasie kommt. MITCHELL et al. (*8*) stellten beim Menschen fest, daß die Blockade der thyreoidalen J^{131}-Aufnahme von der Rhodanidkonzentration im Blut abhängt. Andererseits hatten Untersuchungen bei Kropfträgern einen erhöhten Serumrhodanidspiegel ohne Beziehung zum intrathyreoidalen Jodumsatz ergeben (*12*). Die Zunahme des Serumrhodanids dieser Patienten ist nicht exogen bedingt; vielmehr ist sie eine Folge des in Strumen gesteigerten Thiocyanat-Stoffwechsels (*10a, b*). Um Näheres über diese Beziehungen zu erfahren, haben wir die Wirkung einer Rhodanidzufuhr auf den intrathyreoidalen Jodumsatz bei Schilddrüsengesunden untersucht.

Methoden

Bei 22 schilddrüsengesunden Probanden (Nichtrauchern) wurden durch 14 Tage anhaltende Gaben von Kaliumrhodanid der Blutrhodanidspiegel bis maximal 16500 μg-% erhöht (Normalwerte zwischen 60—120 μg-%). Vor und während dieser Medikation bestimmten wir den Jodstoffwechsel und den Serumrhodanidspiegel. Im einzelnen wurden gemessen:

1. Jodid- und Hormonphase (PBI^{131}) mit Registrierung auch des Total-J^{131} im Serum 2, 24 und 48 Std nach 50 μC trägerfreiem J^{131} per os. Die Differenz zwischen Total-J^{131} und dem jeweiligen PBI^{131} repräsentiert anorganisches J^{131}.
2. Das Hormonjod im Blut (PBI^{127}) nach KLEIN (*6a*).
3. Das anorganische Blutjodid (J^{127}) im Überstand nach Trichloressigsäurefällung des Serums (*6b*).
4. Das Blutrhodanid im abgekürzten Verfahren nach HARTNER (*5*).

Die Kaliumrhodanidlösung enthielt kein Jodid. Durch Kontrolluntersuchungen wurde ausgeschlossen, daß CNS^- die chemische Analyse des Hormonjodes und des anorganischen Blutjodids beeinflußt. Die Probanden erhielten Normalkost. Während der Rhodanidmedikation wurden Blutdruck und Halsumfang kontrolliert.

Ergebnisse

Wir teilten die Probanden in 4 Gruppen — bestehend aus 5—6 Versuchspersonen — ein, wobei sich die Gruppen durch die Höhe des Blutrhodanids nach Rhodanidzufuhr unterschieden. Die jeweiligen Mittelwerte des thyreoidalen Jodumsatzes stimmen mit unserem normalen Durchschnitt für beide Phasen überein.

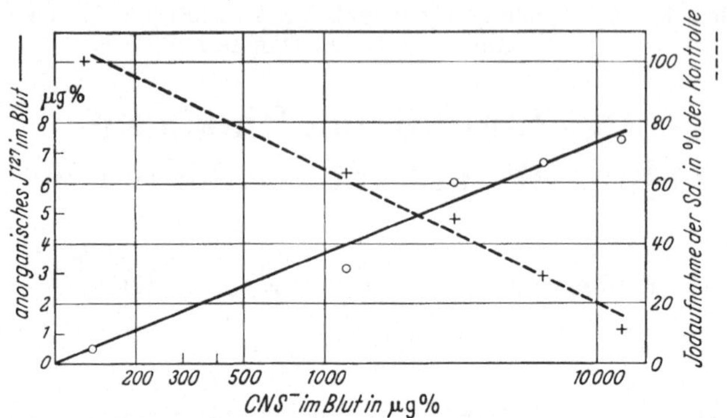

Abb. 1. Die Abhängigkeit der 24 Std-J^{131}-Aufnahme der Schilddrüse in Prozent des Ausgangswertes (- - - -) und des Blutjodids (J^{127}) (——) von der Höhe des Blutrhodanids

Die euthyreotische Stoffwechsellage war stets belegt durch den normalen Hormonjodgehalt des Blutes. Die Rhodanidausgangswerte im Blut lagen durchschnittlich um 60 μg-% höher als die gesunder Personen. Dies ist darauf zurückzuführen,

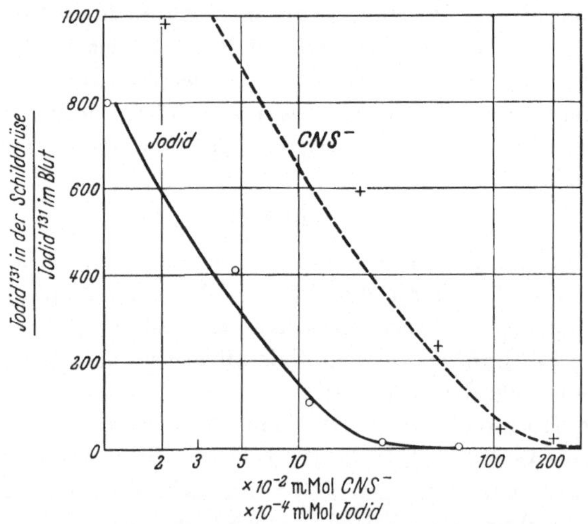

Abb. 2. Die Depression des Jodidkonzentrationsvermögens der normalen Schilddrüse durch Anstieg des Serumrhodanids (- - - - -) und des Serumjodids (——) (*11*)

daß 11 Patienten einen Altershochdruck hatten, wobei — wie Becker (*2*) gezeigt hat — der Serumrhodanidspiegel häufig erhöht ist.

Abb. 1 zeigt, daß exponentiell mit zunehmendem Rhodanidspiegel die 24-Std-J^{131}-Aufnahme der Schilddrüse absinkt, während umgekehrt das anorganische Blutjodid ansteigt. Aus den Mittelwerten der einzelnen Gruppen wurden ferner berechnet a) das relative Jodkonzentrationsvermögen der Schilddrüse als Quotient T/S (maximaler J^{131}-Gehalt der *T*hyreoidea / dazugehöriger $Jodid^{131}$-Gehalt des *S*erums) und b) die absolute Jodaufnahme der Schilddrüse (γ/Std). Sie ergibt sich nach BERSON und YALOW (*3*) durch Multiplikation des *T*/*S*-Quotienten mit der dazugehörigen $Jodid^{127}$-Konzentration des Blutes und Division durch die Zahl der Stunden, die bis zum Speicherungsmaximum vergangen waren. Aus Abb. 2 geht hervor, daß mit zunehmendem Blutrhodanid der Konzentrationsgradient kontinuierlich abfällt, ferner, daß diese Depressionskurve parallel der nach Jodidbelastung (*11*) verläuft, die Abszisse aber erst bei einer 400mal so hohen Konzentration erreicht. Diese Feststellung bedeutet indessen nicht, daß auch die absolute Jodaufnahme der Drüse stetig absinkt: mit ansteigendem Blutrhodanid ist zunächst die Jodansammlung vermehrt, erst oberhalb von 5000 μg-% CNS^- unterschreitet sie den Ausgangswert.

Veränderungen der Hormonphase während der Rhodanidzufuhr konnten wir nicht beobachten. In keinem Fall, auch nicht bei den höchsten Rhodanidkonzentrationen, war ein Abfall des Hormonjodes (PBI^{127}) zu verzeichnen. 6 Versuchspersonen wiesen nach 14tägiger Medikation eine Zunahme des Halsumfanges von mehr als 1,5 cm auf.

Besprechung

Unsere Ergebnisse zeigen in Übereinstimmung mit MITCHELL et al. (*8*), daß die 24-Std-J^{131}-Aufnahme der Schilddrüse direkt von der Höhe des Blutrhodanids und nicht von der verabreichten Dosis abhängt. Während diese Autoren (*7*) aber bereits bei 5000 μg-% die Jodaufnahme fast vollständig gehemmt fanden, ist dies bei unseren Probanden erst bei 12500 μg-% der Fall. Für diesen Unterschied dürfte die verschieden lange Applikation des KCNS (2 Tage gegenüber 14 Tage), der verschieden schnelle Abbau (*14*) und die unterschiedliche Jodversorgung der Probanden verantwortlich sein. Parallel mit der Jodaufnahmehemmung steigt das anorganische Blutjodid (J^{127}) an, während das $Jodid^{131}$ konstant bleibt. Wir können uns die Jodidzunahme im Blut nur als Ergebnis einer Blockade der Jodidausscheidung durch die Nieren erklären. Prinzipiell kommen als Jodidquellen die Nahrung, das thyreoidale Jodid, das aus den Jodtyrosinen und das aus den Schilddrüsenhormonen stammende Jodid in Frage. Aus der Beobachtung, daß das Blutjodid unmittelbar nach dem Rhodanidzuwachs ansteigt, schließen wir auf seine überwiegend thyreoidale Herkunft. Dieser Befund fügt sich sehr wohl in die bisherigen Vorstellungen der Rhodanidwirkung ein (*9*). Thiocyanat verdrängt nämlich nicht nur das Jodid von dem spezifischen Träger, sondern setzt auch das im Thyreoglobulin dissoziable Jodid frei. Durch die Reduktion des Totaljodgehaltes der Drüse unterscheidet sich damit die Rhodanidwirkung grundsätzlich von der des Jodids. Da Rhodanid nicht von der Schilddrüse konzentriert wird, läßt sich aus seiner Blutkonzentration errechnen, wieviel Äquivalente Jodid freigesetzt werden. Liegt diese unter 1500 μg-%, verdrängt 1 Äquivalent Rhodanid etwa 1 Äquivalent Jodid, bei höheren Konzentrationen steigt das Verhältnis auf maximal 10 : 1 an. Strumigen ist ein mindestens über 1200 μg-% erhöhter CNS^--Spiegel im Blut. Unterhalb 1000 μg-% bleibt der intrathyreoidale Jodumsatz praktisch unbeeinflußt. Dieses Ergebnis erklärt, warum wir früher bei Strumaträgern keine Beziehung zwischen Rhodanidspiegel und Jodumsatz feststellen konnten.

Unsere Untersuchungen hatten also folgendes ergeben: 1. Rhodanid setzt äquimolare Jodidmengen frei, 2. Rhodanid reduziert wie Jodid den Jodkonzentrationsgradienten der Schilddrüse und 3. mit steigendem Rhodanidangebot wird — wie nach den Belastungsversuchen mit Jodid — zunächst mehr und dann weniger Jod konzentriert. Aus diesen Ergebnissen wird auch bei der menschlichen Schilddrüse auf eine kompetitive Hemmung des Jodkonzentrationsvermögens geschlossen, wie sie bereits tierexperimentell angenommen worden war (*13, 15, 16, 17*). Über die Art des Mechanismus kann bislang ebensowenig gesagt werden wie über seine anatomische Lokalisation (*4*).

Literatur

1. Barker, M. H.: J. Amer. med. Ass. **106**, 762 (1936).
2. Becker, E.: Klin. Wschr. **21**, 1 (1942).
3. Berson, S. A., and R. S. Yalow: J. clin. Invest. **34**, 186 (1955).
4. Halmi, N. S.: In Colloquia on Endocrinology. Ciba Foundation **10**, 79 (1957). London: J. & A. Churchill Ltd. 1957.
5. Hartner, F.: Mikrochemie **16**, 141 (1934).
6 Klein, E.: a) Biochem. Z. **322**, 388 (1952); b) Biochem. Z. **326**, 9 (1954).
7. Mitchell, M. L., and M. E. O'Rourke: J. clin. Endocr. **20**, 47 (1960).
8. — — and A. B. Harden: J. clin. Endocr. **21**, 1566 (1961).
9. Pitt-Rivers, R., and J. R. Tata: The Thyroid Hormones. London-New York-Paris-Los Angeles: Pergamon Press 1959.
10. Reinwein, D.: a) Klin. Wschr. **39**, 1216 (1961); b) Hoppe-Seylers Z. physiol. Chem. **326**, 94 (1961).
11. —, u. E. Klein: Acta Endocr. (Kbh.) **35**, 485 (1960).
12. —, u. H. Liebermeister: Klin. Wschr. **39**, 130 (1961).
13. Vanderlaan, J. E., and W. P. Vanderlaan: Endocrinology **40**, 403 (1947).
14. Whitehead, W. O., M. L. Mitchell, A. B. Harden and M. E. O'Rourke: Clin. Res. **8**. 379 (1960).
15. Wolff, J., I. L. Chaikoff, A. Taurog and L. Rubin: Endocrinology **39**, 140 (1946).
16. Wollman, S. H.: Amer. J. Physiology **186**, 453 (1956).
17. Wyngaarden, J. B., J. B. Stanbury and B. Rupp: Endocrinology **52**, 568 (1953).

Über den Einfluß der Serumjodid-Konzentration auf das Jodid-Aufnahmevermögen der menschlichen euthyreoten Schilddrüse*

Von

W. Fitting

Mit 2 Abbildungen

Die von der Schilddrüse in einer gewissen Zeiteinheit aufgenommene und organisch gebundene absolute Jodidmenge ist für die Größe der Hormonbildungsrate entscheidend. Man könnte geneigt sein, die absolute Jodid-Aufnahmerate ausschließlich als eine Funktion des Jodid-Aufnahmevermögens der Schilddrüsenzellen anzusehen, das bekanntlich auf einem Jodid-Konzentrierungsvermögen beruht und durch thyreotropes Hormon stimuliert bzw. durch Rhodanid oder Perchlorat gehemmt werden kann. Tierversuche und Versuche mit Gewebskulturen von menschlichen Schilddrüsenschnitten hatten aber bereits gezeigt, daß die absolute Jodid-Aufnahmerate außerdem von der Größe der Serum-Jodid-Konzentration abhängt. Diese Abhängigkeit unmittelbar beim Menschen quantitativ zu bestimmen, war das Ziel eigener Untersuchungen.

Bei 14 Patienten (Pat.) mit normal großer euthyreotischer Schilddrüse (Sch.) wurde zu mehreren Zeitpunkten nach i.v. Injektion von trägerfreiem Jodid 131 sowohl die Konzentration des anorganischen Serumjodids (μg/ml) (S.J.K.) als auch die Jodid-131-Clearance der Schilddrüse (ml Serum/min) (J.Cl.) als Maß für das Jodid-Aufnahmevermögen der Sch. bestimmt. Die absolute Jodidaufnahme der Sch. (μg/min) (J.A.) ist eine Funktion dieser beiden Größen (*1*, *2*) und errechnet sich zu jedem Zeitpunkt als deren Produkt entsprechend Gleichung:

$$\text{(1)} \qquad \text{J.A. } (\mu\text{g/min}) = \text{J.Cl. (ml/min)} \times \text{S.J.K. } (\mu\text{g/ml})\,.$$

Um die Abhängigkeit der J.A. von diesen beiden Größen zu untersuchen, wurde bei 7 dieser 14 Pat. die normale S.J.K. durch p.o. Gabe unterschiedlicher Mengen von NaJ 12 Std vor dem Versuch um bestimmte Größenordnungen bis zum 200fachen erhöht. (Die Ergebnisse dieser Pat. sind in den folgenden Abbildungen durch Punkte dargestellt.) Außerdem wurden in die Auswertung dieser Untersuchungen 15 Pat. mit normal großer euthyreotischer Sch. einbezogen, die zu verschiedenen Zeitpunkten vor der Untersuchung unterschiedliche jodhaltige Röntgenkontrastmittel erhalten hatten, und bei denen die Bestimmung der S.J.K erhebliche von der Norm abweichende Konzentrationen ergeben hatte, und zwar

* Herrn Professor Dr. A. Heymer zum 60. Geburtstag in Verehrung gewidmet.

bis zum 300fachen der Norm. (Die Ergebnisse dieser Pat. sind in den folgenden Abbildungen durch Kreise dargestellt.)

Die S.J.K., die J.Cl. sowie die J.A. waren während eines Versuchszeitraums von 60 min bei jedem einzelnen Pat. nahezu konstant. Die normale S.J.K. beträgt bei unvorbehandelten Pat. durchschnittlich 0,001 μg/ml, die normale J.Cl. durchschnittlich 40 ml/min und folglich die normale J.A. durchschnittlich 0,04 μg/min.

Aus Gl. (1) folgt theoretisch, daß die Größe der J.A. direkt proportional ist der S.J.K. Die Untersuchungen bestätigen dies, wie aus dem Verlauf der Kurve in Abb. 1 hervorgeht. Sie zeigen aber, daß eine lineare Proportionalität nur bei

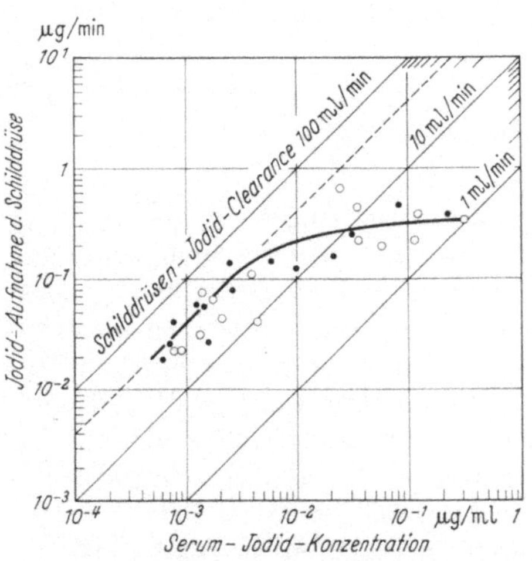

Abb. 1. Absolute Jodid-Aufnahme der normal großen euthyreotischen Schilddrüse in Abhängigkeit von der Serum-Jodid-Konzentration. Doppeltlogarithmische Darstellung. Punkte: unvorbehandelte Pat. und Pat. mit Prämedikation bestimmter Jodidmengen. Kreise: Pat. mit vorausgegangener Applikation jodhaltiger Röntgenkontrastmittel. Den eingezeichneten Geraden mit der Neigung von 45° in logarithmischem Maßstab entsprechen bestimmte Werte der Jodid-Clearance der Schilddrüse; Pat. mit gleicher Jodid-Clearance liegen auf solchen Geraden

Abb. 2. Jodid-Clearance der Schilddrüse in Abhängigkeit von der Serum-Jodid-Konzentration. Doppeltlogarithmische Darstellung. Punkte und Kreise wie in Abb. 1. Den eingezeichneten Geraden mit der Neigung von 45° in logarithmischem Maßstab entsprechen bestimmte Werte der absoluten Jodid-Aufnahme der Schilddrüse; Pat. mit gleicher absoluter Jodid-Aufnahme liegen auf solchen Geraden

sehr kleinen S.J.K.en gilt, d. h. nur bis zu 0,004 μg/ml; das ist nur das 4fache der Norm. Bei weiterer Erhöhung der S.J.K. nimmt die J.A. im Verhältnis immer weniger als linear zu. Die J. A. der euthyreotischen normal großen Sch. kann trotz 300facher Erhöhung der S.J.K. nicht mehr als insgesamt um etwa das 10fache bis zu einer Grenzaufnahmerate von etwa 0,3 μg/min gesteigert werden (siehe Kurve in Abb. 1).

Die Abnahme der linearen Proportionalität von J.A. und S.J.K. bei nur geringer Erhöhung der letzteren ist nach Gl. (1) nur verständlich, wenn die J.Cl., d. h. das Jodid-Aufnahmevermögen der Sch. mit steigender S.J.K. kleiner wird. Tatsächlich zeigen die Untersuchungen (siehe Verlauf der Kurve in Abb. 2), daß die J.Cl. bis zu einer S.J.K. von 0,004 μg/ml unabhängig von Änderungen der Größe der S.J.K. ist. Erst Erhöhungen der S.J.K. über 0,004 μg/ml hinaus hemmen das Jodid-Aufnahmevermögen der Sch.; d. h. sie reduzieren die Größe der J.Cl. Von einer S.J.K. von 0,01 μg/ml ab haben Erhöhungen der S.J.K. um einen bestimmten Faktor eine Verkleinerung der J.Cl. um den gleichen Faktor zur Folge.

Diese zunehmende Hemmung des Jodid-Aufnahmevermögens der normal großen euthyreotischen Sch. durch Erhöhungen der S.J.K. haben die Begrenzung der J.A. auf etwa 0,3 μg/min zur Folge.

Bis zu einer S.J.K. von 0,3 μg/ml (das ist das 300fache der Norm) ist die J.A. nicht blockiert. Aus der Beobachtung, daß bei S.J.K.en bis zu 0,3 μg/ml die J.A. während eines Zeitraumes von 60 min konstant groß bleibt, kann geschlossen werden, daß das stetig aufgenommene anorganische Jodid fortlaufend organisch gebunden wird. Daraus folgt, daß durch die Begrenzung der J.A. auf maximal etwa 0,3 μg/min auch die absolute organische Jodid-Bindungsrate und der absolute Jodumsatz der normal großen euthyreotischen Sch. auf etwa 0,3 μg/min, d. h. auf etwa 432 μg Jodid/Tag begrenzt ist. Eine Blockade der organischen Jodid-Bindung setzt offenbar erst bei S.J.K.en ein, die größer als 0,3 μg/ml sind.

Die Begrenzung der absoluten J.A. beruht demnach auf der Reduzierung des Jodid-Aufnahme- bzw. -Konzentrierungsvermögens der Sch. durch hohe S.J.K.en. Man kann hierin einen sehr wichtigen Selbstregulierungsmechanismus der Sch. erblicken, der unabhängig von der Regulierung durch das thyreotrope Hormon bereits gering schwankende, von der Nahrung abhängige S.J.K.en ausgleicht; er sorgt für eine normal große J.A., d. h. er verhütet Hypothyreose bei Jodidmangel und Hyperthyreose bei erhöhtem Jodidangebot.

Im allgemeinen herrscht die Ansicht vor, eine hohe Radiojod-Aufnahmerate im sog. Radiojodtest (J^{131}-A.) bedeute eine große J.A. und umgekehrt. Da die J^{131}-A. (gemessen beispielsweise 1 Std nach i.v. Injektion der Jodid^{131}-Dosis) proportional der J.Cl. und somit lediglich ein Maß für die Jodid-Aufnahmefähigkeit der Sch. ist (*2*), gilt für die J^{131}-A. in übertragenem Sinn alles das, was diese Untersuchungen für die J.Cl. ergeben haben. Bis zu einer S.J.K. von 0,004 μg/ml ist die J^{131}-A. unabhängig von der S.J.K. Bei weiterer Erhöhung der S.J.K. wird die J^{131}-A. zunehmend kleiner, währenddem die J.A. ständig größer wird bis zur Grenzaufnahmerate. Es ist also gerade umgekehrt, als gemeinhin aus dem Radiojodtest in Unkenntnis des quantitativen Jodidstoffwechsels geschlossen wird. Die Größe der J.Cl. bzw. der J^{131}-A. hängt demnach nicht nur von dem Funktionszustand der Sch. ab, sondern infolge des Selbstregulierungsmechanismus auch von der S.J.K. Die J.Cl. und J^{131}-A. sind demnach kein Maß für die J.A. und folglich grundsätzlich auch kein quantitatives Maß für die endokrine Funktion der Sch.

Jodhaltige Röntgenkontrastmittel tragen zur Erhöhung der S.J.K. bei und bewirken hierdurch eine Reduzierung der J.Cl. bzw. der J^{131}-A. infolge Hemmung des Jodid-Aufnahmevermögens der Sch. Sie blockieren demnach nicht die J.A., sondern steigern sie bis zur Grenzaufnahmerate (Abb. 1 und 2). Hierdurch erklären sich die gelegentlich nach jodhaltigen Röntgenkontrastmitteln beobachteten iatrogenen Hyperthyreosen.

Zusammenfassung

Die Größe der absoluten Jodid-Aufnahmerate der Schilddrüse hängt nicht nur von dem Jodid-Aufnahmevermögen der Schilddrüse an sich, sondern außerdem von der Konzentration des anorganischen Jodids im Serum ab. Erhöhungen dieser Konzentration haben eine erhöhte absolute Jodid-Aufnahme zur Folge. Diese

Erhöhbarkeit der absoluten Jodid-Aufnahme ist jedoch begrenzt, weil die Jodid-Aufnahmefähigkeit der Schilddrüsenzellen durch steigende Serum-Jodid-Konzentration zunehmend gehemmt wird. Hierin wird ein sehr bedeutsamer Selbstregulierungsmechanismus der Schilddrüse erkannt. Jodhaltige Röntgenkontrastmittel tragen zu Erhöhungen der Serum-Jodid-Konzentration bei und beeinflussen somit die Jodid-Aufnahmefähigkeit und die absolute Jodid-Aufnahme der Schilddrüse.

Literatur

1. FITTING, W., u. K. GERBAULET: Verh. dtsch. Ges. inn. Med. **64**, 544 (1958).
2. FITTING, W.: J. clin. Endocr. **20**, 569 (1960).

Diese Untersuchungen wurden durch eine Forschungsbeihilfe des Herrn Bundeskanzlers sowie des Herrn Bundesministers für Atomenergie und Wasserwirtschaft in dankenswerter Weise unterstützt.

(Anschrift: Dozent Dr. W. FITTING, Chefarzt Inn. Abt. Evang. Krankenhaus Köln, Weyertal 76)

Aus dem Laboratorium für klinische Chemie der 2. Medizinischen Klinik der Universität München (Direktor: Prof. Dr. Dr. K. Bodechtel) und der 2. Medizinischen Klinik und Poliklinik der Medizinischen Akademie Düsseldorf (Direktor: Prof. Dr. K. Oberdisse)

Die Steuerung der Cholesterinsynthese durch thyroxin abhängige Enzyminduktion*

Von

F. Arnold Gries, Franz Matschinsky und Otto Wieland

Mit 2 Abbildungen

Zusammenhänge zwischen dem Serumcholesterinspiegel und der Schilddrüsenfunktion sind seit den Beobachtungen Heckschers im Jahre 1925 bekannt (*1*, *2*). Von den Prozessen, die Einfluß auf die Höhe des Serumspiegels haben, werden Abbau, Ausscheidung und Synthese des Sterols durch die Leber unter der Einwirkung der Schilddrüsenhormone stimuliert (vgl. *3*). Daß bei der Hyperthyreose trotzdem niedrige Serumcholesterinspiegel resultieren, ist darauf zurückzuführen, daß die Ausscheidungsvorgänge quantitativ überwiegen. Die Mechanismen der Stimulierung des Cholesterinstoffwechsels in der Leber sind im einzelnen noch nicht geklärt worden.

Wir haben uns mit der Regulation der Biosynthese des Cholesterins befaßt. Untersuchungen über die Cholesterinsynthese unter verschiedenen diätetischen Bedingungen, Pharmaka und Röntgenbestrahlung hatten in den letzten Jahren deutlich gemacht, daß die regulatorisch wirksamen Reaktionen auf dem Wege vom Acetat zum Mevalonat liegen müssen (*4*, *5*, *6*). In den Laboratorien Lynens und Wielands in München gelang es, das Absinken der Cholesterinsynthese im Hunger auf den fast vollständigen Schwund des Enzyms β-Hydroxy-β-methylglutaryl-reduktase (HMG-reduktase) zurückzuführen (*7*, *8*). Von diesen Beobachtungen ausgehend, haben wir bei der Frage nach dem Mechanismus der Thyroxinwirkung zunächst Aktivitätsänderungen von Enzymen gesucht, die an der Synthese des Mevalonats aus Acetat in der Leber beteiligt sind.

In einer ersten Versuchsreihe, auf die hier nicht näher eingegangen werden soll, hatten wir Kollektive normaler, hyperthyreoter und hypothyreoter Ratten hinsichtlich des Enzymgehaltes und der Größe der Cholesterinsynthese in der Leber verglichen (*9*, *10*). Es zeigten sich interessante Veränderungen des Enzymmusters; die Werte schwankten aber beträchtlich von Tier zu Tier. Wir haben deshalb ein Vorgehen gesucht, bei dem die individuelle Streuung ausgeschaltet ist. Dies war durch Vergleich von Leberproben desselben Tieres vor und nach Zufuhr von Schilddrüsenhormon möglich.

---

* Mit Unterstützung der Deutschen Forschungsgemeinschaft, Bad Godesberg.

Wir führten die Versuche an 8 männlichen Sprague-Dawley-Ratten von 200 bis 250 g Gewicht durch und gingen folgendermaßen vor: Zunächst wurde ein Leberlappen operativ entfernt. Dieser war stets klein und besaß weniger als ein Zehntel des gesamten Lebergewichtes. Auf diese Weise konnte eine stärkere Leberregeneration, die mit Änderungen im Lipoidstoffwechsel einhergeht, vermieden werden. Das Gewebsstück reichte aus, um die Cholesterinsynthese am Einbau von 1-^{14}C-Acetat in die digitoninfällbare Fraktion von Gewebsschnitten und die spezifischen Aktivitäten der Enzyme Acetatthiokinase, β-Hydroxy-β-methylglutaryl-kondensierendes Enzym (HMG-kondensierendes Enzym) und HMG-

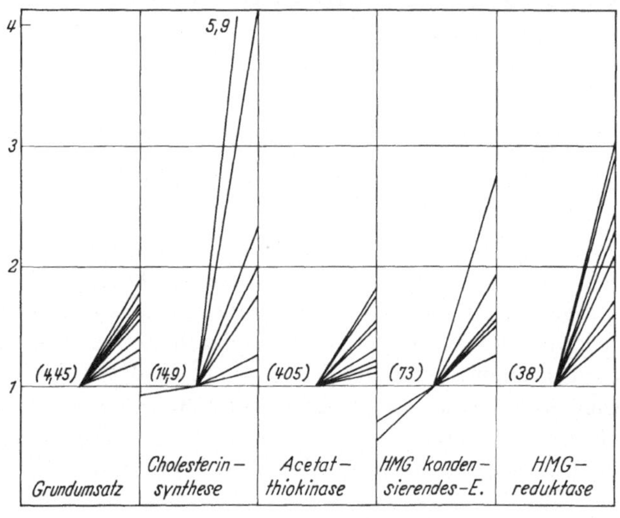

Abb. 1. Vergleich von Leberproben desselben Tieres vor und nach Thyroxinzufuhr. Individuelle Normalwerte vor der Thyroxinzufuhr = 1; Werte nach der Thyroxinzufuhr in Prozent des Ausgangswertes. Mittlere Ausgangswerte in ( ). Es werden angegeben: beim Grundumsatz die Wärmeleistung N [kcal · h^{-1}] bezogen auf 1 kg Körpergewicht; bei der Cholesterinsynthese der Einbau von 1-^{14}C-Acetat durch 100 mg Gewebe bei 37° C in [nMol · h^{-1}]; bei den Enzymen spezifische Aktivitäten [Einheit/mg Protein] (E = nMol Substratumsatz in 30 min bei 37° C)

reduktase zu messen (vgl. *10*). Den Tieren wurde postoperativ eine Erholung von 6—8 Tagen gewährt. Danach erhielten sie an 5 Tagen insgesamt 2,4—3,0 mg D,L-Thyroxin (Roche) s.c. Am 6. Tage wurden die Tiere getötet und die Untersuchung der Leber wiederholt. Bei Kontrolltieren, die kein Hormon erhalten hatten, traten in diesem Versuchszeitraum keine Veränderungen gegenüber den Ausgangswerten auf. Bei den Versuchstieren ließen sich deutliche Thyroxineffekte nachweisen. Wir haben die bei der Erstuntersuchung ermittelten Normalwerte gleich 1 gesetzt und die Werte der Zweituntersuchung in Prozenten des Ausgangswertes dargestellt (Abb. 1).

In allen Experimenten steigt der zur Kontrolle mitbestimmte Grundumsatz (*11*) unter der Hormonzufuhr an. Mit einer Ausnahme war die durch den Acetateinbau gemessene Cholesterinsynthese teilweise erheblich gesteigert. Die Enzyme verhielten sich unterschiedlich. Die spezifische Aktivität der Acetatthiokinase stieg regelmäßig, jedoch nur geringfügig an. Beim HMG-kondensierenden Enzym fanden wir teils einen Anstieg, teils einen Abfall der Aktivität.

Die HMG-reduktase reagierte einheitlich und stark auf die Thyroxinzufuhr. Sie stieg in allen Fällen erheblich an.

Das teilweise gleichartige Verhalten der Enzyme im vorliegenden Versuch wirft die Frage auf, ob man es hier nur mit einem unspezifischen Effekt zu tun hat, oder ob eine vom Schilddrüsenhormon abhängige Enzyminduktion vorliegt. Eine Antwort darauf ist aus den Versuchen am Ganztier nicht zu geben. Wir haben deshalb Experimente an isolierten, überlebenden Lebern *(12)* hypothyreoter Ratten durchgeführt. Bei Normalexperimenten ändert sich während der 6stündigen Durchströmung der Leber der Gehalt an Acetatthiokinase und HMG-reduktase nicht. Gibt man aber der Perfusionslösung Trijodtyronin zu, so setzt bald eine

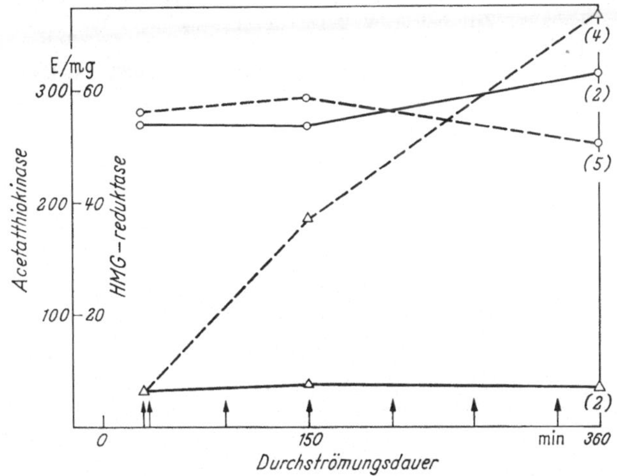

Abb. 2. Verhalten der spezifischen Aktivitäten von Enzymen in der isolierten, durchströmten Leber hypothyreoter Ratten. ○ Acetatthiokinase, △ HMG-Reduktase, —— ohne Hormonzufuhr, — — — unter Zufuhr von jeweils 0,050 mg Trijodtyronin zur Perfusionslösung (100—120 ml) bei den mit ↑ markierten Zeiten. Anzahl der Versuche in ( )

Bildung des Enzyms HMG-reduktase ein, die an einem über die ganze Versuchsdauer anhaltenden, fast linearen Anstieg der spezifischen Aktivität nachweisbar ist. Die Acetatthiokinase bleibt dagegen auch unter diesen Bedingungen unverändert (Abb. 2). Durch diese Versuche ist unseres Wissens erstmalig der direkte Nachweis einer vom Schilddrüsenhormon abhängigen Induktion (Aktivitätssteigerung) eines Enzyms erfolgt.

Die Frage liegt nahe, ob den beobachteten Veränderungen des Enzymmusters eine Bedeutung für die Regulation der Cholesterinsynthese bei den Störungen der Schilddrüsenfunktion zukommt. Man kann dies nur für die HMG-reduktase bejahen. Bei der Hypothyreose sind die Verhältnisse klar. Hier ist das Enzym fast vollständig verschwunden *(10)* und bedingt dadurch den Syntheseblock. Da die Aktivitätssteigerung des Enzyms durch Schilddrüsenhormon nachgewiesen werden konnte, ist anzunehmen, daß es auch bei der Stimulierung der Cholesterinsynthese bei der Hyperthyreose eine Schlüsselstellung einnimmt.

Inwieweit der Nachweis der thyroxin- bzw. trijodtyroninabhängigen Synthese von Enzymprotein eine Bedeutung für das Verständnis der physiologischen Wirkung der Schilddrüsenhormone zukommt, bleibt weiteren Untersuchungen überlassen.

Literatur

1. Heckscher, H.: Biochem. Z. **158**, 422 (1925).
2. Bing, H. J., u. H. Heckscher: Biochem. Z. **158**, 403 (1925).
3. Kritchevsky, D.: Metabolism **9**, 984 (1960).
4. Fletcher, K., and N. B. Myant: J. Physiol. (Lond.) **144**, 361 (1958).
5. Bucher, N. L. R., K. McGarraham, E. Gould and A. V. Loud: J. biol. Chem. **234**, 262 (1958).
6. Grossi, E., P. Paoletti e R. Paoletti: Minerva nucl. **2**, 343 (1958).
7. Bucher, N. L. R., P. Overrath and F. Lynen: Biochim. biophys. Acta (Amst.) **40**, 491 (1960).
8. Wieland, O., G. Löffler, S. Weiss u. I. Neufeldt: Biochem. Z. **333**, 10 (1960).
9. Gries, F. A., u. O. Wieland: Unveröffentlichte Versuche.
10. — F. Matschinsky u. O. Wieland: Biochim. biophys. Acta (Amst.) **56**, 615 (1962).
11. Regnault u. Reiset: Zit. bei A. v. Muralt: Praktische Physiologie. p. 136. Berlin-Göttingen-Heidelberg: Springer-Verlag 1948.
12. Matschinsky, F., U. Meyer u. O. Wieland: Biochem. Z. **333**, 48 (1960).

Aus der 2. Medizinischen Klinik und Poliklinik der Medizinischen Akademie Düsseldorf
(Prof. Dr. K. OBERDISSE)

Iatrogene Strumen

Von

ERICH KLEIN

Mit 2 Abbildungen

In engerem Sinne iatrogene Strumen können eu- oder hypothyreot sein. Sie kommen durch eine nicht indizierte regelrechte antithyreoidale Behandlung, die Medikation von unbeabsichtigt antithyreoidal wirkenden Arzneimitteln oder die Verabreichung von nicht hormonell gebundenem Jod zustande. Bei weitem am häufigsten wird die erstgenannte Möglichkeit realisiert:

Die Häufigkeit einer iatrogenen Komponente oder Ursache bei 774 blanden und hypothyreotischen Strumen

Medikation innerhalb der letzten 6 Monate und länger	Zahl der Fälle	%	Davon hypothyreot (Fälle)
Antithyreoidale Substanzen (unter der Fehldiagnose „Hyperthyreose")	187	24	7
Nebenher antithyreoidal wirkende Arzneimittel			
a) Thiocyanathaltige	5	1	1
b) Phenylbutazon	3	0,5	1
Jodhaltige Medikamente	3	0,5	1
Keine	576	74	
	774	100	10

Der pathogenetische Mechanismus beinhaltet eine Störung der homöostatischen Beziehungen zwischen HVL und Schilddrüse: Die thyreoidale Hormonsynthese wird gehemmt und es kommt zur reaktiv vermehrten TSH-Inkretion mit konsekutiver Hyperplasie des Organs. Die Hemmung selber kann unterschiedlichen Charakter haben.

1. Perchlorate und Thiocyanat blockieren infolge ihrer mit Jodid übereinstimmenden Teilchengröße auf kompetitivem Wege bereits die Jodakkumulation der Drüse (BLACKBURN et al., 1951, BEAMISH et al. 1954, INGBAR u. FREINKEL 1956, ANBAR et al. 1959).

2. Thiourazil- und Methylmerkaptoimidazolderivate greifen auf Grund ihres Reduktionsvermögens als Fermentgifte in die Jodierungsprozesse bei der Hormonsynthese ein (BANSI 1951, KOPF 1952, INGBAR 1955). Ähnlich können wirken und demzufolge eine Struma hervorrufen PAS (EDWARDS et al. 1954, ESPERSEN 1958) und Phenylbutazon (KRÜSKEMPER u. MARSCH 1955, MORGANS u. TROTTER 1955).

3. Ein Überangebot von Jodid in der Schilddrüsenzelle hat zur Folge, daß zu wenig reaktionsfähiges Jod zur Jodierung von Tyrosin entsteht. Diese besondere, letzten Endes noch hypothetische Reaktionsform ist nach PITT-RIVERS (1950) die hypojodige Säure (HJO)

$$H_2O + J_2 \rightleftharpoons HJO + H + J^-$$

oder nach SERIF u. KIRKWOOD (1956) elementares Jod (J_2)

$$J^- + J_2 \rightleftharpoons J_3 \text{ (bzw. Jodtyrosin)}$$

In beiden Fällen führt die Zunahme von Jodid (J^-) zu einer Abnahme von HJO oder J_2.

Dieser Hemmechanismus tritt allerdings bei Mensch und Tier erst oberhalb eines Blutjodidspiegels von 20—50 γ-% (Normal um 1,0 γ-%) ein (WOLFF u. CHAIKOFF 1948, REINWEIN u. KLEIN 1960, KLEIN 1962). Mit Ausnahme ihrer eigenen

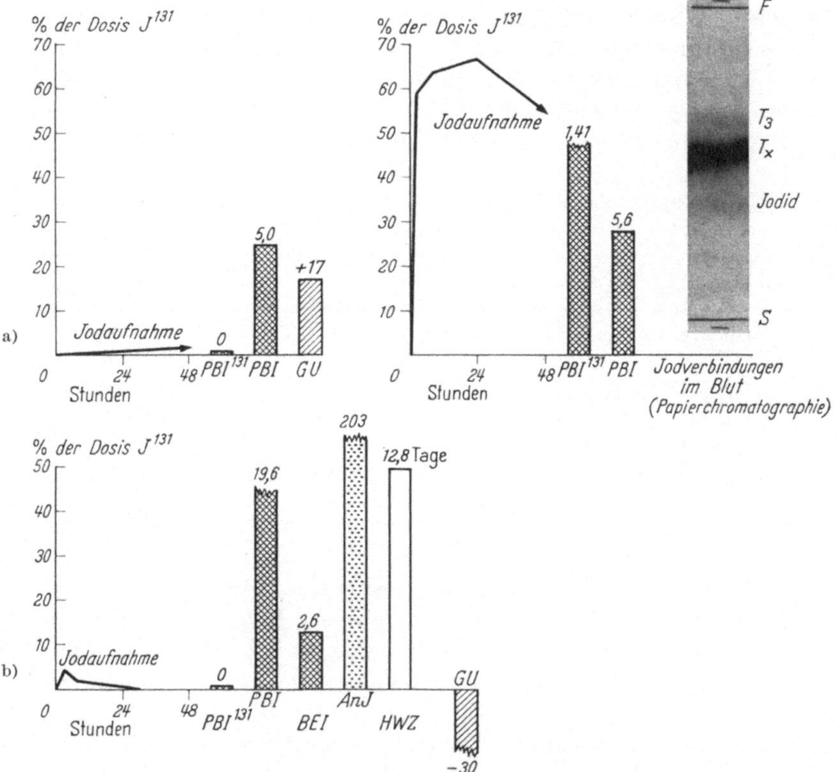

Abb. 1a u. b. a) Jodstoffwechsel einer iatrogenen Perchloratstruma mit Rebound-Phänomen nach Absetzen des Medikamentes (L. H., weibl., 46 J., euthyreot). b) Durch Iodopyrin verursachte Struma unter anhaltendem Jodeinfluß (A. A., weibl., 41 J., hypothyreot)

Hormone, die die Schilddrüse nur über den HVL bremsen können, kommen grundsätzlich alle nicht hormonellen Jodverbindungen als Quellen eines erhöhten Jodidangebotes in Betracht. Schilddrüsenpathogen wirken erfahrungsgemäß vor allem Jodopyrin in Asthmamitteln und andere Jodverbindungen gegen Bronchitis,

Arteriosklerose und Hypertonie (Lit. s. PARIS et al. 1960, KLEIN 1962). Sie werden von den ubiquitär vorhandenen, sehr aktiven Körperdejodasen gespalten und das freigewordene Jodid übt seinen Effekt auf die Schilddrüse aus, zu dem organische Jodverbindungen als solche grundsätzlich nicht in der Lage sind (HALMI 1957, BROWNSTONE u. PITT-RIVERS 1959, KLEIN 1962).

Jodbedingte Hypothyreosen können auch ohne Struma einhergehen (LAROCHE u. HIRSCH 1960). An sich ist deren Auftreten nach hohen Joddosen ohnehin überraschend, weil der pathogenetisch wichtigste Faktor, das vermehrt ausgeschüttete TSH, am Ort der Wirkung durch Jod inaktiviert werden sollte (KRACHT 1952, GOLDSMITH et al. 1958). Die Verhältnisse im einzelnen bleiben also weiterhin unklar.

Die Jodstoffwechselsituation einer iatrogenen Struma ist meistens in typischer Weise verändert und weist dadurch auf ihre spezielle Ätiologie hin.

1. Mit reduziertem J^{131}-Umsatz bei noch normaler oder verminderter Hormoninkretion gehen die Perchlorat- und Thiocyanatstrumen einher, solange sie unter der Einwirkung des betr. Medikaments stehen. Nach Absetzen desselben kommt es, wie stets nach einer passageren Blockade der Hormonsynthese, zum sog. Rebound-Phänomen. Bei papierchromatographischen Analysen des Blutes fanden sich stets mehr oder weniger Thyroxin und Trijodthyronin, nie aber Hormonvorläufer oder andere thyreogene Inkretionsprodukte (Abb. 1a).

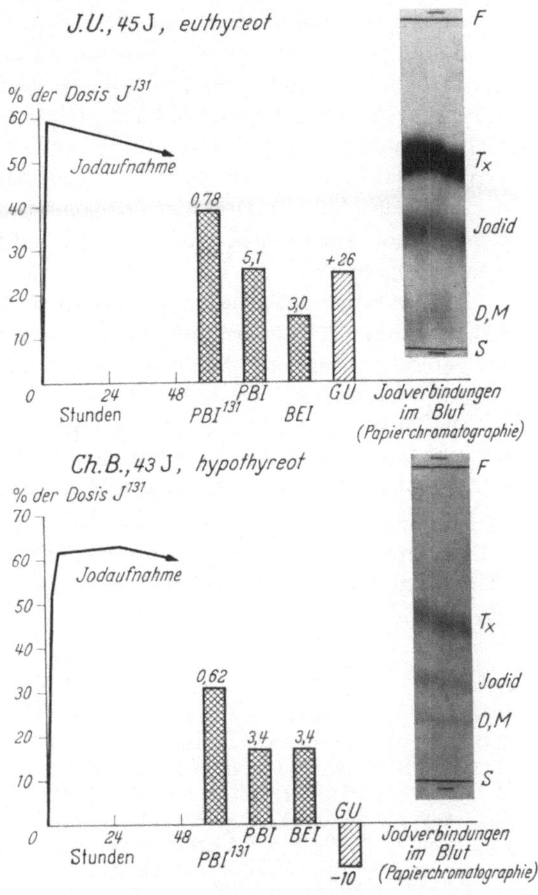

Abb. 2. Durch Methylmercaptoimidazol verursachte Strumen unter Medikamenteneinfluß

Das gleiche gilt für 3 hier beobachtete jodbedingte Strumen, von denen eine hypothyreot war (Abb. 1b). Sie kam durch jahrelange Einnahme eines jodhaltigen Asthmamittels (Felsol) zustande. Ausdruck der Stoffwechsellage waren neben dem nicht ganz typischen klinischen Bild und dem Hypometabolismus das niedrige BEI und die sehr lange Halbwertzeit des peripheren Thyroxin^{131}-Umsatzes. Das PBI des Blutes ist in solchen Fällen wie auch hier durch einen Anteil von unverändertem organischen Jod, das anorganische Jod durch abgespaltenes Jodid stark erhöht. Der TSH-Test fiel in unseren Fällen wie in einigen aus der Literatur als Zeichen für die normale Ansprechbarkeit der inaktiven Schilddrüse stets positiv aus (SKAGGS u. COOKE 1956, KLEIN 1962). Manche jodbedingten Strumen weisen abweichend von dem gezeigten Beispiel einen beschleunigten Jodumsatz auf, ohne daß das die Schilddrüse wieder verlassende Jod eine organische Bindung eingegangen ist (RUBINSTEIN u. OLINER 1957, PARIS et al. 1960).

2. Mit beschleunigtem J^{131}-Umsatz bei normaler oder insuffizienter hormoneller Leistung gehen jene Strumen einher, die durch organische, antithyreoidal wirkende Verbindungen entstanden oder verschlechtert sind. Dabei kann, ohne daß im Einzelfall die Ursache genauer zu erfahren ist, gleichzeitig eine sog. Jodfehlverwertung vorliegen: Neben Thyroxin und Trijodthyronin finden sich dann im Blut weitere, nicht hormonelle Inkretionsprodukte der Schilddrüse, meistens Mono -und Dijodtyrosin. Das kann sowohl bei eu- als auch bei hypothyreotischer Stoffwechsellage der Fall sein (Abb. 2). Drei hier beobachtete Butazolidinstrumen, von denen eine hypothyreot war, gingen trotz beschleunigten Jodumsatzes stets ohne Jodfehlverwertung einher.

Ein weiteres, gelegentlich strumigen wirkendes Arzneimittel stellt aus nicht näher bekannten Gründen Cobalt dar (KRISS et al. 1955, REIMOLD 1958), während bei zahlreichen anderen Medikamenten zwar hemmende Einflüsse auf den thyrcoidalen Jodumsatz, aber keine Strumen bemerkt wurden.

Die Therapie der iatrogenen Strumen ist einfach, wenn man ihre Herkunft erkannt hat. Eine Operation ist allenfalls bei schon seit vielen Jahren unter antithyreoidalem Einfluß stark gewachsenen Strumen erforderlich. Ansonsten bilden sie sich fast immer unter der Medikation von 0,05—0,2 g Thyreoidea sicca (Thyreoidin) oder 20—60 γ Trijodthyronin (Thybon) tgl. ganz oder weitgehend zurück (TURNER u. HOWARD 1956). Bei Hypothyreose muß vorsichtiger als bei Euthyreose dosiert werden.

Literatur

ANBAR, M., S. GUTTMAN and Z. LEWITUS: Int. J. appl. Radiat. **7**, 87 (1959).
BANSI, H. W.: Thyreotoxikose und antithyreoidale Substanzen. Stuttgart: G. Thieme 1951.
BEAMISH, R. E., W. F. PERRY and V. M. STORRIE: Amer. Heart J. **48**, 433 (1954).
BLACKBURN, C. M., F. R. KEATING and S. F. HAINES: J. clin. Endocr. **11**, 1503 (1951).
BROWNSTONE, S., and R. PITT-RIVERS: Lancet **1959 II**, 376.
EDWARDS, D. A. W., E. N. ROWLANDS and W. R. TROTTER: Lancet **1954 II**, 1051.
ESEERSEN, E.; Acta tuberc. scand. **36**, 110 (1958).
GOLDSMITH, R. E., CH. HERBERT and G. LUTSCH: J. clin. Endocr. **18**, 367 (1958).
HALMI, N. S.: Ciba Foundation Coll. on Endocr. London: Churchill Ltd. 1957.
INGBAR, S. H.: J. clin. Endocr. **15**, 331 (1955).
— and N. FREINKEL: Endocrinology **58**, 95 (1956).
KLEIN, E.: Der endogene Jodhaushalt des Menschen und seine Störungen. Stuttgart: G. Thieme 1960.
— In: Fortschritte der Schilddrüsenforschung, S. 81. Stuttgart: G. Thieme 1962.
— Internist (Berl.) **3**, 481 (1962).
KOPF, R.: Arzneimittel-Forsch. **2**, 145, 235, 313 (1952).
KRACHT, J.: Naunyn-Schmiedebergs Arch. exp. Path. Pharmak. **214**, 433 (1952); **216**, 294 (1952).
KRISS, J. P., W. H. CARNES and R. T. GROSS: J. Amer. med. Ass. **157**, 117 (1955).
KRÜSKEMPER, H. L., u. A. MARSCH: Klin. Wschr. **33**, 285 (1955).
LAROCHE, G., et M. HIRSCH: Presse méd. **68**, 2119 (1960).
PARIS, J., W. M. MCCONAHEY, CH. A. OWEN, L. B. WOOLNER and R. C. BAHN: J. clin. Endocr. PITT-RIVERS, R.: **20**, 57 (1960). Physiol. Rev. **30**, 194 (1950).
REIMOLD, E.: Arch. Kinderheilk. **156**, 265 (1958).

REINWEIN, D., and E. KLEIN: Acta endocr. (Kbh.) **35**, 485 (1960); **39**, 328 (1962).
RUBINSTEIN, H. M., and L. OLINER: New Engl. J. Med. **256**, 47 (1957).
SERIF, G. S., and S. KIRKWOOD: Endocrinology **58**, 23 (1956).
SKAGGS, J. T., and R. A. COOKE: J. Allergy **27**, 377 (1956).
TURNER, H. H., and R. B. HOWARD: J. clin. Endocr. **16**, 141 (1956).
WOLFF, J., and I. L. CHAIKOFF: Endocrinology **42**, 468 (1948); **43**, 174 (1948).

Diskussion

G. W. PARADE (Neustadt/Pfalz):

In meiner früheren Innsbrucker Klinik im Tiroler Kropfendemiegebiet wurden schilddrüsen-resezierte Strumapatienten mit gutem Resultat über sehr lange Zeiträume, in der Regel Jahre, mit kleinen Thyreoideadosen behandelt.

Mit einer Hormonbehandlung, die auf längere Sicht geplant ist, soll man sich immer sehr sehr langsam ausschleichen, wenn man mit der Therapie aufhören will. Das ist eine gewohnte klinische Regel; sie geschieht u. a. zur Hintanhaltung eines Rebound-Effektes bzw. trägt sie zur Vermeidung einer späteren klinischen Unterfunktion der betreffenden endokrinen Drüse bei.

P. fragt, ob man heutzutage schon die Frage beantworten kann, warum in seltenen Fällen eine mehr oder weniger langdauernde Jodtherapie nicht zur Struma, sondern zum Ausbruch einer Jod-Hyperthyreose führt. Über diese Frage der tieferen Ursache hat man sich schon vor 30/40 Jahren den Kopf zerbrochen und nach einem Test gesucht, der den abwegig reagierenden Menschen vor der Jodanwendung anzeigt; aber über die Bedingungen, die zu einer solchen Reaktion führen, scheint man heute noch nicht viel mehr zu wissen als vor 40 Jahren.

Übrigens hat der Kliniker NEISSER bzw. sein Schüler SPRINGBORN schon vor 40 Jahren über die Thyroxinbehandlung der Hyperthyreose berichtet.

K. OBERDISSE (Düsseldorf):

Herr KLEIN hat mit Recht auf die große Bedeutung der iatrogenen Strumen hingewiesen. Sie machen in unserem Schilddrüsenambulatorium einen nicht unbeträchtlichen Teil aus. Glücklicherweise sind diese Vergrößerungen der Schilddrüse im allgemeinen reversibel. Sie gehen zurück, wenn wir das schädigende Agens, meistens Favistan oder Propycil, fortlassen. Die Situation ist aber unangenehm genug für den Patienten und für den behandelnden Arzt. Gleichgültig ob eine Hypothyreose entstanden ist oder nicht, den Rückgang kann man durch Gabe von Schilddrüsenhormon beschleunigen. Ob dies auch mit Jodid möglich ist, erscheint mir zweifelhaft. Beim Innsbrucker Symposion über die Rezidivstruma am 9. 3. 1962 konnte man feststellen, daß in den Endemiegebieten die Rezidivprophylaxe nach der Kropfoperation ausschließlich mit Jodid betrieben wird. Im Endemiegebiet mögen besondere Verhältnisse vorliegen, da hier die Kropfnoxe, die ursprünglich zur Entstehung des Kropfes geführt hat, auch nach der Operation weiter fortwirkt und da man in der Schweiz mit der allgemeinen Jodidprophylaxe offensichtlich Erfolge erzielt hat. Außerhalb des Endemiegebietes ist die Behandlung mit Schilddrüsenhormonen, am besten mit Thyreoidea siccata, sicher vorzuziehen, obwohl sie schwieriger durchzuführen ist und eine häufigere Überwachung des Patienten erfordert.

Aus dem Pharmakologischen Institut der Universität Münster/Westf.
(Direktor: Prof. Dr. med. Dr. phil. A. LOESER)

Rückbildung des Exophthalmus durch Pflanzenextrakte

Von

FRITZ KEMPER und ARNOLD LOESER

Mit 2 Abbildungen

Die Beeinflussung des endokrinen Exophthalmus, der entweder im Gefolge einer Schilddrüsenüberfunktion, auch funktionell bei Anwendung antithyreoidaler Substanzen oder auf Grund noch unbekannter Störungen des HVL-Hypothalamus-Systems auftritt, stellt bekanntlich ein erhebliches, letztlich nur unvollkommen gelöstes therapeutisches Problem dar.

Man hat zwar, besonders in den letzten Jahren, mit radiologischen Strahlenwirkungen beachtenswerte Fortschritte erzielen können. Bis heute fehlt aber eine sichere und vor allem gefahrlose therapeutische Möglichkeit, schon den beginnenden Exophthalmus und damit das sicher leichter angehbare Frühstadium einer Hypophysenüberfunktion zu beeinflussen.

Bei dieser Sachlage scheinen experimentelle Untersuchungen von Interesse, die zeigten, daß gewisse Pflanzenextrakte, z. B. solche aus *Lithospermum officinale* (Steinhirse) und aus *Lycopus virginicus* (Wolfsfuß) außer den von verschiedenen Autoren beschriebenen antithyreotropen und antigonadotropen Eigenschaften (Lit. s. *1*, *2*), eine ausgesprochene Antiexophthalmus-Wirkung besitzen.

In unseren Versuchen verwendeten wir als Versuchstiere junge Karpfen (Cyprinus carpio; 170 Tiere). Die etwa 3—10 g schweren Fische entwickeln nach Zufuhr entsprechender Mengen TSH (Parke-Davis, USA) einen deutlichen Exophthalmus. Neben der einfachen Beschaffung liegt ein Vorteil auch darin, daß Karpfen in ihrer Reaktion offenbar wenig jahreszeitlichen Schwankungen unterworfen sind, wie wir in Versuchen, die mehrere Monate dauerten, in Übereinstimmung mit DER KINDEREN u. Mitarb. (*3*) beobachten konnten.

Methodisches. Die Karpfen wurden in Gruppen bis zu 10 Tieren in mit Luft durchperlten Behältern gehalten; als Futter wurde feinst zerriebener Sojaschrot angeboten. Die Injektion der Testsubstanzen (Gesamtvolumen max. 0,1 ml) erfolgte durch die Kloake in die Leibeshöhle bzw. in die Schwanzmuskulatur unter Verwendung einer Mikrospritze mit feinster Kanüle fünfmal in Abständen von je 12 Std.

Zur Feststellung des Exophthalmus wurden vor Beginn des Versuches sowie am Ende (56 Std nach der 1. Injektion) unter gleichen Bedingungen photographische Aufnahmen von jedem einzelnen Tier angefertigt, vergrößert und die Intercorneal-Distanz (Abstand zwischen den Scheiteln der Hornhaut beider Augen) gemessen. Der Zuwachs bzw. eine Abnahme lassen sich so für jedes Tier in Prozent ausdrücken.

Die Bestimmung der Intercornealdistanz mittels einer Plastik-Schublehre direkt am Fisch erwies sich nicht als absolut zuverlässig, da die Fehlerbreite der Messungen, bedingt durch die weiche Konsistenz gerade der Protrusio, doch erheblich war.

Abb. 1 zeigt das Beispiel eines Exophthalmus von vorne gesehen. Das Tier erhielt bei 5 g Körpergewicht und 5maliger Injektion insgesamt 0,5 iE TSH.

Wird die gleiche Menge TSH vorher zusammen mit Gefriertrocken-Extrakten aus Lycopus oder Lithospermum 2 Std bei 37° C inkubiert, und das Reaktionsgemisch dann injiziert, so bleibt der Exophthalmus aus (Abb. 2).

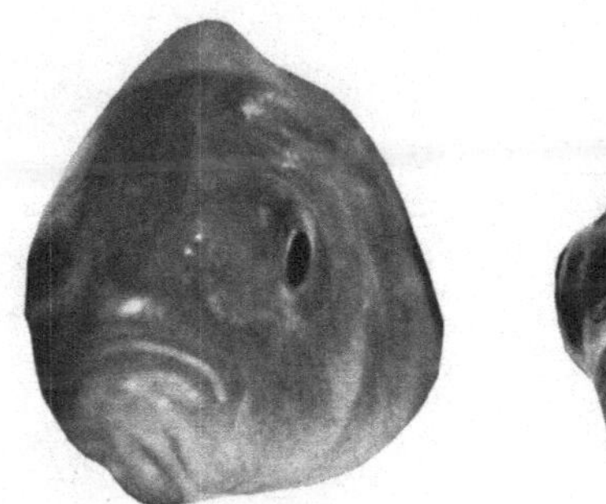
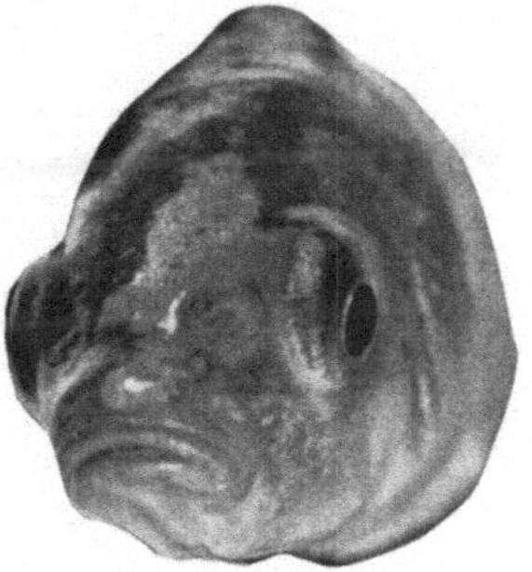

Abb. 1. Exophthalmus beim Karpfen (Cyprinus carpio) nach 0,5 iE TSH (5 × 0,1 iE) (links: vor dem Versuch; rechts: 56 Std nach der 1. Injektion)

Die obere Reihe in Abb. 2 zeigt die Köpfe von fünf Karpfen einer Gruppe *vor*, die Reihe darunter die gleichen Tiere 56 Std *nach* der ersten Injektion (Hormonkontrolle = 5× 0,2 iE TSH/10 g).

Die Blöcke im unteren Teil des Bildes zeigen das Verhalten von Karpfen, denen die gleiche Menge TSH verabfolgt wurde, das jedoch vorher zusammen mit Extrakten aus Lycopus (links) oder Lithospermum (rechts) inkubiert worden war. Aus Gründen der Übersichtlichkeit sind nur die Photos der Tiere am Ende des Versuches wiedergegeben.

Von Interesse ist, daß sich in diesen Versuchen eine Dosis- und Speciesabhängigkeit der Antiexophthalmus-Wirkung nachweisen ließ. Aus Abb. 2 wird deutlich, daß bezogen auf gleiche Extraktmengen — 5 mg und 0,5 mg — Extrakte aus Lycopus offenbar eine stärkere Antiexophthalmuswirkung besitzen als solche aus Lithospermum.

Nach diesen in vitro-Versuchen interessierte nun, ob gleiche oder ähnliche Ergebnisse auch in vivo zu erhalten waren.

Durch Zugabe der Pflanzen-Extrakte zum Lebewasser der Fische, also „*oraler*" Aufnahme der Wirkstoffe, war es selbst bei Verwendung größerer Extraktkonzentrationen nicht möglich, die Exophthalmuswirkung von intramuskulär injiziertem TSH aufzuheben. Inwieweit eine von uns schon früher beschriebene Inaktivierung der Extrakte im wäßrigen Medium (*1*, *2*) diese Befunde erklärt, soll hier nicht entschieden werden.

Anders lagen die Verhältnisse bei *parenteraler* Zufuhr der beiden Pflanzenextrakte. Werden diese durch die Kloake in die Leibeshöhle, das erforderliche TSH hingegen in die Schwanzmuskulatur injiziert, so wird die TSH-Wirkung ebenso unterdrückt wie bei den Versuchen in vitro; obwohl die zur Unterdrückung des Exophthalmus notwendigen Extraktmengen — bei gleicher TSH-Dosierung — etwa das 4fache derjenigen, der in vitro benutzten betrugen.

Die mitgeteilten Ergebnisse ermunterten, die Drogen auch in klinischem Einsatz zu testen. Diese Untersuchungen, die in Zusammenarbeit mit der Medizinischen

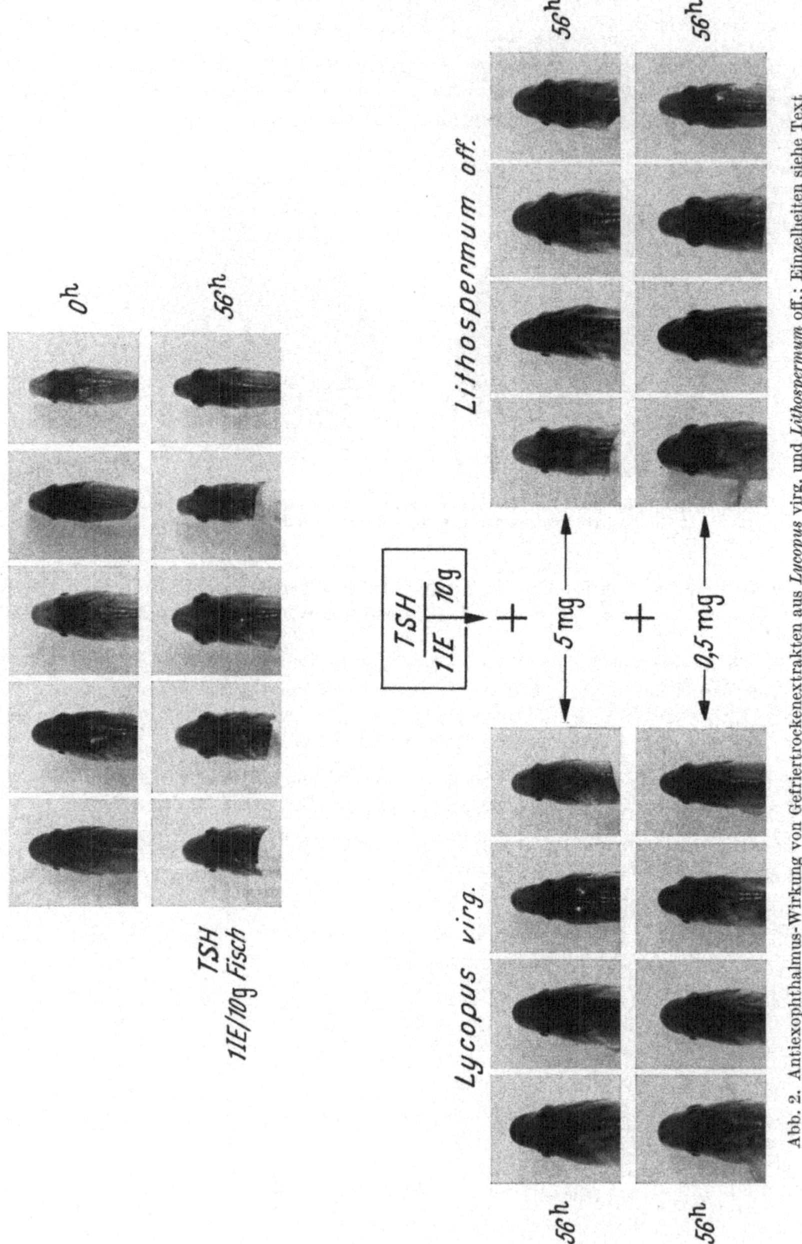

Abb. 2. Antiexophthalmus-Wirkung von Gefriertrockenextrakten aus *Lycopus* virg. und *Lithospermum* off.; Einzelheiten siehe Text

Universitätsklinik Münster (Direktor: Prof. Dr. med. W. H. Hauss) bisher an neun Patienten durchgeführt wurden, lassen schon jetzt erkennen, daß es in geeigneten Fällen möglich ist, exophthalmische Augensymptome durch orale Verabfolgung von Gefriertrockenextrakten aus Steinhirse oder aus Wolfsfuß zur Rückbildung zu bringen.

Demonstration von klinischen Fällen anhand von Lichtbildern.

Bis zu einem umfassenden klinischen Einsatz der Drogen wird sicherlich noch Zeit vergehen, da Herstellung der Extrakte und ihre Aufbewahrung, Haltbarkeit und Applikation noch nicht allgemein befriedigend gelöst sind. Dennoch scheint sich eine einfache und — wenn überhaupt — dann nur mit geringen Nebenwirkungen belastete Möglichkeit zur Behandlung des endokrinen Exophthalmus abzuzeichnen. Das letzte Wort wird hier natürlich der Kliniker haben.

Literatur

1. Kemper, F.: Arzneimittel-Forsch. **9**, 368, 411 (1959).
2. — A. Loeser u. A. Richter: Arzneimittel-Forsch. **11**, 92 (1961).
3. Kinderen, P. J. der, M. Houtstra-Lanz and F. Schwarz: J. clin. Endocrinol. and Metab. **20**, 712 (1960).

Aus der Psychiatrischen und Nervenklinik (Direktor: Prof. Dr. Bürger-Prinz) und der II. Medizinischen Klinik (Direktor: Prof. Dr. A. Jores) der Universität Hamburg

EEG-Untersuchungen bei Schilddrüsendysfunktionen

Von

P.-A. Fischer, St. Mentzos u. H. Frahm

Mit 2 Abbildungen

In den bisher vorliegenden Berichten über elektrencephalographische Untersuchungen bei endokrinen Erkrankungen wird recht übereinstimmend auf die Häufigkeit von EEG-Veränderungen bei Störungen der Schilddrüsenfunktionen hingewiesen. Es zeigte sich, daß Hyper- und Hypothyreosen nicht nur in ihrem klinischen, sondern auch in ihrem elektrencephalographischen Bild gegensätzlich sind, indem beim Basedow schnellere Frequenzen und paroxysmale Entladungen vorherrschen, so daß an epileptische Funktionsstörungen erinnernde Bilder entstehen, während bei Hypothyreosen Minderungen der Amplituden, niedrigere Frequenzen und Fehlen von α-Wellen beobachtet werden. Die nun interessierende Frage ist, ob über diese EEG-Unterschiede bei Hyper- und Hypothyreosen hinaus sich den von der modernen Schilddrüsendiagnostik (Radiojodstoffwechselstudium) geschaffenen Untergruppen der Schilddrüsendysfunktionen differente EEG-Befunde zuordnen lassen. Thiebaut u. Mitarb. fanden unterschiedliche EEG bei kongenitalen A- und Hypothyreosen und erworbenen Unterfunktionszuständen. Sie betonten für die angeborenen Formen eine auffällige Gleichmäßigkeit eines langsamen α-Rhythmus und stellten dieses monotone Bild den weniger monomorphen, von β- und Zwischenwellen durchsetzten Hirnstrombildern der erworbenen Hypothyreosen gegenüber. In 6 eigenen Beobachtungen von durch das Radiojodstoffwechselstudium der Schilddrüse gesicherten kongenitalen A- und Hypothyreosen stellten wir konstant eine Verlangsamung des regelmäßigen α-Rhythmus auf 6—7″, in den nur sehr selten unscharf abgegrenzte Zwischenwellenperioden eingelagert waren, fest. Hyperventilationsveränderungen fehlten und die Photosensibilität war nur gering (Abb. 1).

Bei erfolgreicher Therapie erworbener Hypothyreosen kann es zu einer völligen Normalisierung des EEGs kommen. Dabei wird manchmal ein Stadium durchlaufen, in dem bei gut ausgeprägtem occipitalen α-Rhythmus von 9—10/″ temporo-parietal noch flache und unregelmäßige Zwischenwellen, zum Teil in paroxysmalen Gruppen, auftreten. Diese Veränderungen leiten über zu Befunden, die wir bei Jodfehlverwertungsstrumen erhoben.

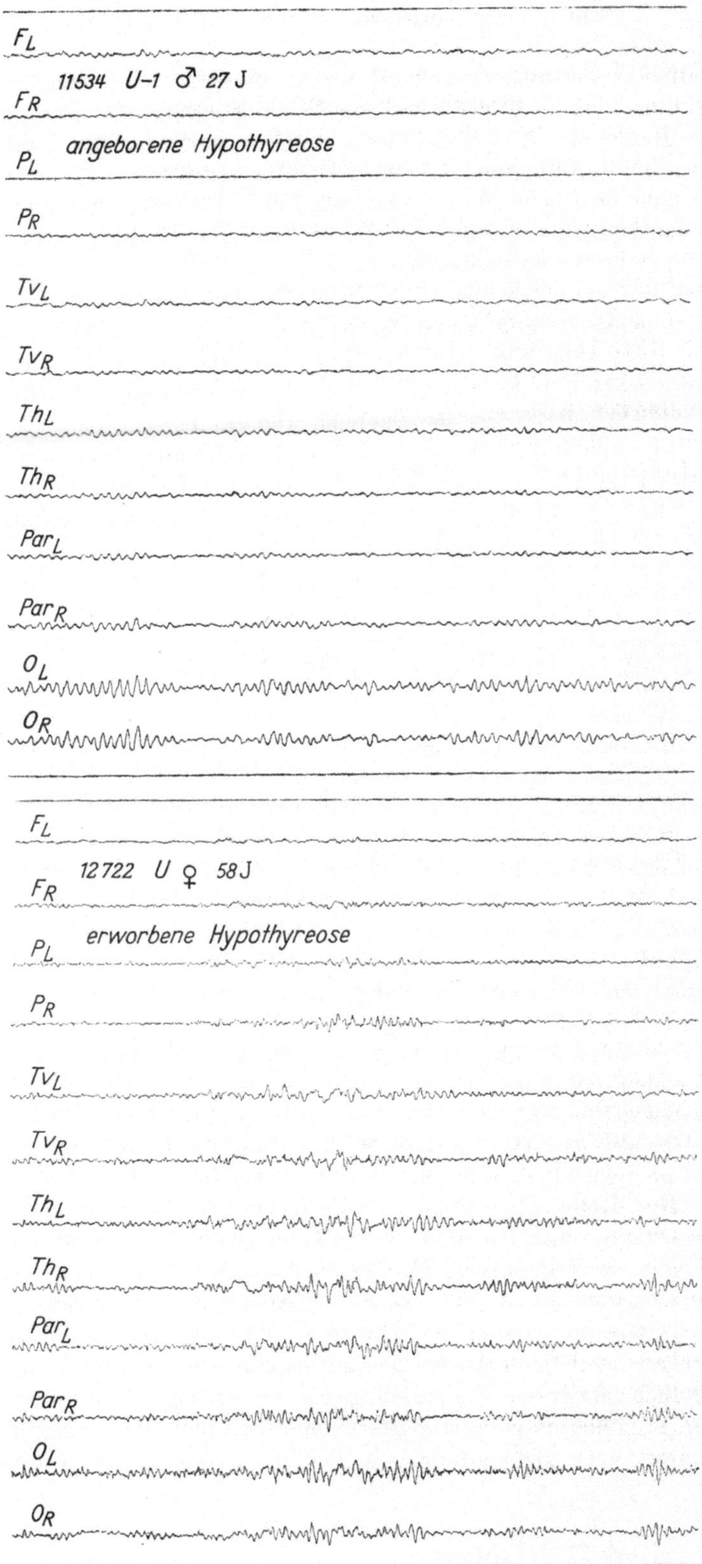

F_L

11534 U-1 ♂ 27 J

F_R

P_L angeborene Hypothyreose

P_R

Tv_L

Tv_R

Th_L

Th_R

Par_L

Par_R

O_L

O_R

F_L

12722 U ♀ 58 J

F_R

P_L erworbene Hypothyreose

P_R

Tv_L

Tv_R

Th_L

Th_R

Par_L

Par_R

O_L

O_R

Abb. 1

Die Jodfehlverwertungsstrumen gehören zu den genetisch bedingten Störungen in der Bildung und im Stoffwechsel der Schilddrüsenhormone, deren Diagnose durch das Radiojodstoffwechselstudium möglich geworden ist, indem sie sich durch eine erhöhte Aufnahme und einen erhöhten Umsatz von J^{131} bei gleichzeitig normalem oder niedrigem Serumjod auszeichnen. Patienten mit Jodfehlverwertungsstrumen können sich durch psychopathologische Auffälligkeiten, die in den Rahmen des endokrinen Psychosyndroms gehören, schon klinisch von den Trägern blander Strumen unterscheiden (FISCHER u. FRAHM). Bei 26 Patienten mit Jodfehlverwertungsstrumen, die eindeutige psychopathologische Veränderungen boten, führten wir EEG-Ableitungen durch und stellten dabei in nur einem einzigen Fall ein normales EEG fest. In den übrigen Beobachtungen war dar Hirnstrombild nach den üblichen Kriterien als erheblich abnorm bis pathologisch (16 Fälle) zu bezeichnen, während leichtabnorme (7 Fälle) oder aber schwer pathologische (2 Fälle) Hirnstrombilder selten zu finden waren. Bei den festgestellten Veränderungen handelte es sich hauptsächlich um temporal betonte Verlangsamungen und Dysrhythmien mit Auftreten von um 50—70 Mikrovolt unregelmäßigen Zwischenwellen in kurzen, unscharf abgegrenzten Perioden oder um größere, mit α-Wellen vermischte Zwischenwellen. Daneben fanden sich auch schärfere, abgegrenzte paroxysmalartige, wiederum temporal betonte Zwischenwellenentladungen. Verlangsamungen im Sinne von Allgemeinveränderungen, wie wir sie bei Hypothyreosen zu sehen gewohnt sind, kamen nur selten, und zwar in jenen Fällen zur Beobachtung, die auch eine in einer Grundumsatzserniedrigung zum Ausdruck kommende hypothyreotische Stoffwechsellage aufwiesen. Bei den Jodfehlverwertungsstrumen war das Hirnstrombild häufig leicht oder erheblich frequenzlabil und unter der Photostimulation zeigte sich eine leichte oder sogar erhebliche Photosensibilität. Die α-Frequenzen waren eher hoch, meist 10—11/″, womit gegenüber dem EEG beim voll ausgebildeten Myxödem ein Unterschied bezeichnet wird. Die geschilderten Auffälligkeiten der Hirnstrombilder bei Jodfehlverwertungsstrumen sind an sich unspezifisch und in ähnlicher Form auch an den Grenzen der im Rahmen von extremen Konstitutions- und Altersvarianten zu beobachtenden Veränderungen zu sehen. Durch den Vergleich mit einer gleichgroßen Anzahl von EEG von Patienten mit endogenen Psychosen, bei denen wir Fälle mit Insulin- und Elektroschockbehandlungen, stärkeren Einsedierungen, Residualschäden und Abnormitäten vermieden, ergab sich ein deutlicher Unterschied. Pathologische EEG waren in der Kontrollgruppe überhaupt nicht festzustellen und die abgeleiteten abnormen Hirnstromkurven in der Mehrzahl (16 Fälle) in die Gruppe leicht abnorm einzuordnen. Der Kernkomplex der temporoparietalen Dysrhythmie bei den Jodfehlverwertungsstrumen war altersmäßig anders verteilt als vergleichbare EEG-Veränderungen in der Kontrollgruppe. In letzterer kamen dysrhythmische Zwischenwellen bis zum 25. Lebensjahr vor und wurden mit zunehmendem Alter kaum noch beobachtet, während sie bei den Strumenträgern auch jenseits des 25. Lebensjahres die gleiche Häufigkeit aufwiesen. Endlich fanden wir die pathologische Bedeutung der temporo-parietalen Dysrhythmie bei Jodfehlverwertungsstrumen durch ihre Minderung und Zurückbildung unter einer Behandlung mit Schilddrüsenhormonen veranschaulicht (Abb. 2).

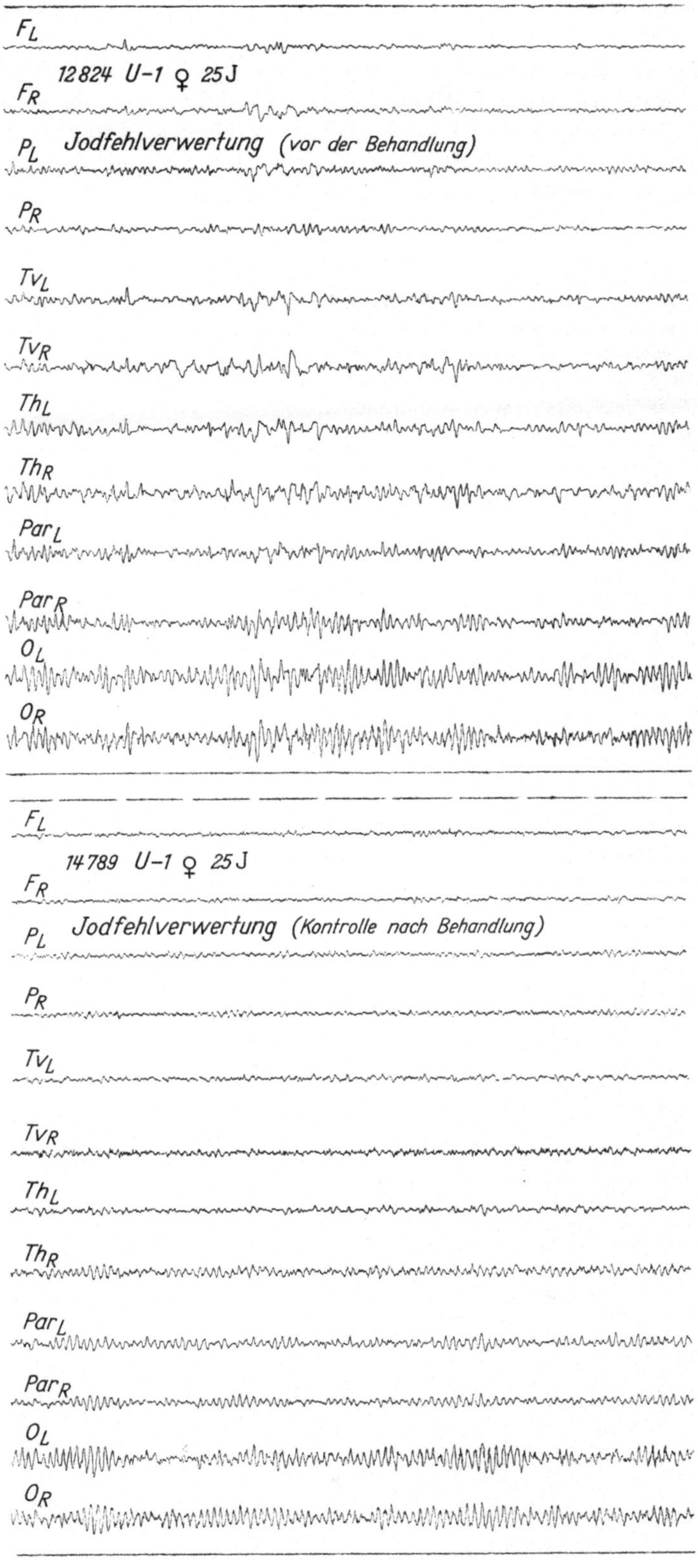

F_L
12824 U-1 ♀ 25 J
F_R
P_L Jodfehlverwertung (vor der Behandlung)
P_R
Tv_L
Tv_R
Th_L
Th_R
Par_L
Par_R
O_L
O_R
F_L
14789 U-1 ♀ 25 J
F_R
P_L Jodfehlverwertung (Kontrolle nach Behandlung)
P_R
Tv_L
Tv_R
Th_L
Th_R
Par_L
Par_R
O_L
O_R

Abb. 2

Unsere Untersuchungen haben ergeben, daß bei den verschiedenen Schilddrüsendysfunktionen unterschiedliche EEG-Veränderungen zu beobachten sind, die für sich allein unspezifischen und vieldeutigen Charakter tragen, aber im Zusammenhang mit klinischen Befunden in der Differentialdiagnostik, besonders aber in der Therapieüberwachung, verwertet werden können.

Literatur

1. Fischer, P.-A., u. H. Frahm: Psychopathologische Befunde bei Jodfehlverwertungsstrumen. 8. Symposion der Deutschen Gesellschaft für Endokrinologie. 303—307. Berlin-Göttingen-Heidelberg: Springer-Verlag 1962.
2. Frahm, H., u. P.-A. Fischer: Med. Klin. **57**, 2066—2068 (1962).
3. Thiebaut, F., F. Rohmer et A. Wackenham: Electroenceph. clin. Neurophysiol. **10**, 1—30 (1958).

Aus der II. Medizinischen Universitätsklinik Hamburg-Eppendorf
(Direktor: Prof. Dr. A. JORES)

Zur Beeinflussung endokriner Funktionen durch anabole Steroide

Von

J. TAMM und M. APOSTOLAKIS

Mit 2 Abbildungen

Bei der weiten Verbreitung, die anabole Steroidderivate in der Klinik gefunden haben, erscheint es bemerkenswert, daß die Zahl der Untersuchungen über mögliche Beeinflussungen des Endokriniums durch derartige Substanzen bisher relativ klein ist. Nur das 17α-Äthyl-19-nortestosteron (Nilevar) ist in dieser Hinsicht gründlicher überprüft worden.

In unserer Untersuchungsserie haben wir bei endokrin gesunden Männern die Ausscheidung der Gonadotropine, der 17-Hydroxycorticosteroide (17-OHCS), der 17-Ketosteroide (17-KS) und der Oestrogene im Urin vor und während einer Behandlung mit 1-Methylandrostenolon-acetat (im Handel als Primobolan) und Äthylöstrenol (im Handel als Durabolin-O) geprüft. In einzelnen Fällen wurden auch die 17-OHCS im Plasma und die Plasma-Clearance von infundiertem Cortisol in die Untersuchungen einbezogen.

Für die Behandlung mit 1-Methylandrostenolon-acetat (Δ1-MA) standen uns vier, für das Äthylöstrenol (EO) fünf Probanden zur Verfügung.

Tabelle 1. *Durchschnittliche Gonadotropinausscheidung in HMG E / 24 Std. vor und während Δ^1-MA-Behandlung*

Name	Behandlungsdauer in Tagen	Vorwerte	Behandlungswert	P
Sch.[1]	14	8	8	$\succ$ 0,9
Mah.[1]	24	4	8	0,2 —0,1
Kar[1].	10	8	4	0,01—0,001
Gut.[2]	22	6	5	0,2 —0,1

[1] 40 mg Δ^1-MA i. m. jeden 2. Tag
[2] 60 mg Δ^1-MA i.m. jeden 2. Tag

Die Tab. 1 gibt die Werte der Gonadotropin-Ausscheidung vor und während der Behandlung mit Δ1-MA wieder. Die applizierte Dosis betrug 40 bzw. 60 mg alle zwei Tage i.m. Wie zu ersehen ist, kam es in einem Fall zu einer signifikanten Senkung der Gonadotropinausscheidung nach einer Behandlungsdauer von 10 Tagen. Bei den übrigen drei Patienten war keine signifikante Beeinflussung zu erkennen.

Die Abb. 1 zeigt die gemittelten Meßergebnisse der freien und konjugierten 17-OHCS im Urin. Man erkennt, daß am Ende der Behandlung mit Δ1-MA in einem Fall ein Anstieg der freien 17-OHCS, bei zwei weiteren Patienten ein leichter

Rückgang der konjugierten 17-OHCS auftraten. Als Folge davon lag bei zwei Fällen der Quotient konjugierte/freie 17-OHCS niedriger als der entsprechende Kontrollwert.

Die Tab. 2 enthält die Ergebnisse der Gonadotropin-Ausscheidung unter Behandlung mit EO. Die applizierte Dosis betrug einheitlich 10 mg täglich oral.

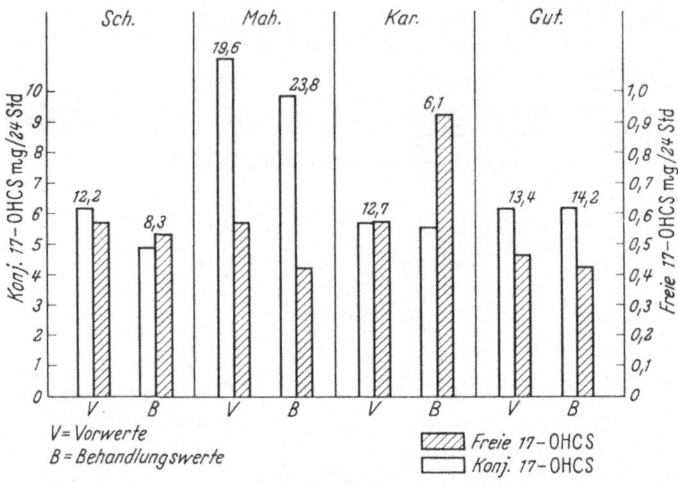

Abb. 1. Durchschnittliche Ausscheidung freier und konjugierter 17-OHCS und Esterrate vor und während Δ^1-MA-Behandlung

In drei Fällen kam es zu einer signifikanten Senkung der Gonadotropinwerte; während die Resultate der restlichen beiden Patienten keine statistisch signifikanten Änderungen aufwiesen.

Die Abb. 2 bringt die 17-OHCS-Bestimmungen unter EO. Die freien 17-OHCS zeigten in zwei Fällen eine ansteigende Tendenz. Die konjugierten 17-OHCS gingen

Tabelle 2. *Durchschnittliche Gonadotropinausscheidung in HMG E / 24 Std vor und während Behandlung mit EO*

Name	Behandlungsdauer in Tagen	Vorwerte	Behandlungswerte	P
Dre.[1]	23	5	2	0,2 —0,1
Ree.[1]	20	3	2	0,4 —0,3
Sch.[1]	22	9	5	0,05—0,02
Stö.[1]	24	10	5	0,02—0,01
San.[1]	20	11	7	0,05—0,01

[1] 10 mg/die EO oral.

in allen fünf Fällen zurück. Der Quotient konjugiert zu freie 17-OHCS reduzierte sich dementsprechend in drei Fällen deutlich.

Die Tab. 3 endlich faßt für beide Steroide die Mittelwerte der 17-KS- und der Östrogen-Ausscheidung sowie der freien und konjugierten 17-OHCS im Plasma vor und während der Behandlung zusammen. Eine merkliche Beeinflussung dieser Steroidgruppen war weder durch Δ1-MA noch durch EO festzustellen.

Es erscheint keineswegs erstaunlich, daß anabole Steroidderivate bei ihrer nahen chemischen Verwandtschaft zu Androgenen, Gestagenen bzw. Oestrogenen gewisse Effekte auf das menschliche Endokrinium entfalten können. Für ihre klinische Anwendung ist in diesem Zusammenhang vor allem wichtig, welches Ausmaß diese Wirkung hat. Vom eingangs schon zitierten Nilevar ist bekannt, daß

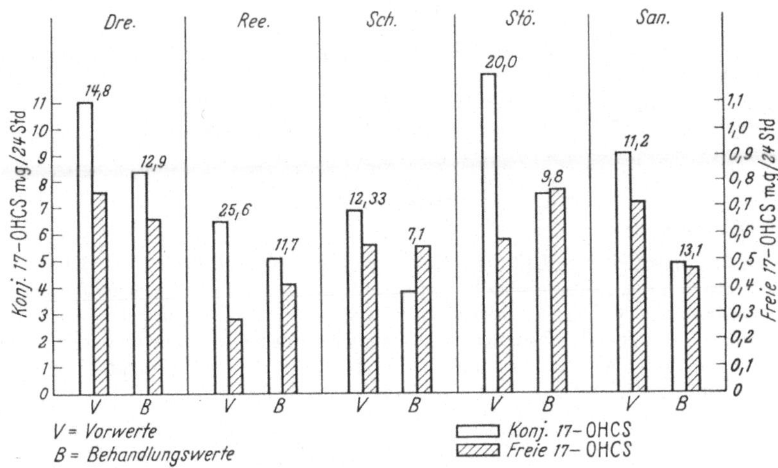

Abb. 2. Durchschnittliche Ausscheidung der freien und konjugierten 17-OHCS und Esterrate vor und während EO-Behandlung

es in höheren Dosen schon nach kurzer Zeit eine Verringerung der Nebennierenrindensteroid-Sekretion bewirkt (*1*, *2*). In therapeutischen Dosen fand VERMEULEN (*3*) nach vierwöchiger Behandlung eine Herabsetzung der Cortisolsekretion, eine vermehrte Bindung des zirkulierenden Cortisols an Transcortin und einen daraus

Tabelle 3. *Mittelwerte der Urinausscheidung von 17-Ketosteroiden und Oestrogenen und der freien und konjugierten 17-OHCS im Plasma vor und während der Behandlung mit Δ^1-MA bzw. EO*

	Δ^1-MA		EO	
	Vorwerte	Behandlungswerte	Vorwerte	Behandlungswerte
17-KS (mg/24 Std)	13,8	13,3	10,2	10,9
Oestrogene (γ/24 Std)	20	23	31	31
17-OHCS im Plasma				
Freie (γ/100 ml)	13,5	12,8	16,5	13,3
Konjugierte (γ/100 ml)	17,9	(34,6)	13,3	10,7

folgenden verringerten Umsatz des Steroids. Dieser Effekt ist also oestrogenähnlich. Wie unsere Versuchsergebnisse zeigen, können die geprüften Anabolica Δ1-MA und EO eine Bremsung der Gonadotropinsekretion und eine gewisse Hemmung der Konjugierung der 17-OHCS hervorrufen. Eine nennenswerte Umsetzung des Δ1-MA und des EO zu Oestrogenen und eine ins Gewicht fallende Dehydrierung zu 17-KS scheint nicht stattzufinden. Ganz allgemein kann aus unseren Resultaten abgelesen werden, daß die Abweichungen der Gonadotropine und der 17-OHCS nach oben oder unten, auch wenn sie statistisch zu sichern waren, nur selten außerhalb der biologischen Streubreite lagen.

Dankvermerk: Die Versuchsmengen Primobolan wurden von der Schering A.G., Berlin, das Durabolin-O von der N. V. Organon, Oss, dankenswerterweise zur Verfügung gestellt.

Literatur

1. BRICHANT, J., M. L. BRICHANT, P. DOCOMMUN, E. ENGEL u. A. M. RIONDEL: Schweiz. med. Wschr. 88, 236 (1958).
2. BROOKS, R. V., and F. T. G. PRUNTY: J. Endocr. **15**, 385 (1957).
3. VERMEULEN, A., and J. FERI: Acta endocr. (Kbh.) **39**, 22 (1962).

Diskussion

G. DHOM (Würzburg):

Wir haben uns in eigenen Untersuchungen die Frage vorgelegt, ob eine Behandlung mit anabolen Steroiden das histologische Hypophysenbild bei der Ratte zu beeinflussen vermag. Wir haben für unsere Versuche Dianabol verwandt. In einer Dosierung von 1 mg/die/Ratte findet man bei einer Behandlungsdauer bis 28 Tage keine Veränderungen an den gonadotropen Zellen, während die gleiche Behandlung mit Testosteron zu einer ausgeprägten Involution dieser Elemente führt.

Aus dem Hauptlaboratorium der Schering AG

Beziehungen zwischen Substitution im Ring A und Abbau im Stoffwechsel bei Verwandten des Testosterons

Von

H. LANGECKER

Bei der Verwendung des anabol wirkenden Steroids 1-Methyl-Δ^1-androsten-17βol-3-on, Methenolon, das sich vom Testosteron ableitet, fiel frühzeitig auf, daß die Verabreichung keinen Anstieg der 17-Ketosteroid-Ausscheidung zur Folge hat. Wir haben uns die Frage vorgelegt, welche Veränderungen im Ring A für die mangelnde Oxydierbarkeit verantwortlich sind. Hierzu wurden andere Testosteron-Verwandte zum Vergleich herangezogen. Um die Patientenzahl möglichst klein zu halten, haben wir an ein und derselben Versuchsperson 2 bzw. 3 Steroide in entsprechenden Intervallen hintereinander verabreicht.

Tabelle 1. *Fallende Oxydierbarkeit in 17-Stellung bei Anwesenheit verschiedener Strukturmerkmale im Androstan-17 β-ol-3-on*

<table>
<tr><th rowspan="3">Vb.-Nr.</th><th colspan="5">Merkmale</th><th rowspan="3">17-Ketosteroidbildung in % der Eingabe</th></tr>
<tr><th rowspan="2">Δ^4</th><th rowspan="2">Δ^1</th><th colspan="2">1-Methyl</th><th rowspan="2">Div.</th></tr>
<tr><th>α</th><th>β</th></tr>
<tr><td>X</td><td>×</td><td></td><td></td><td></td><td></td><td>70 und mehr</td></tr>
<tr><td>IX</td><td>×</td><td></td><td>×</td><td></td><td></td><td>30—50</td></tr>
<tr><td>VIII</td><td></td><td></td><td></td><td></td><td></td><td></td></tr>
<tr><td>VII</td><td></td><td></td><td></td><td></td><td>2-α-Methyl</td><td></td></tr>
<tr><td>VI</td><td></td><td>×</td><td></td><td></td><td></td><td>10—30</td></tr>
<tr><td>V</td><td></td><td></td><td></td><td>×</td><td></td><td></td></tr>
<tr><td>IV</td><td></td><td></td><td>×</td><td></td><td></td><td></td></tr>
<tr><td>III</td><td></td><td>×</td><td colspan="2"></td><td>17-α-Methyl</td><td></td></tr>
<tr><td>II</td><td>×</td><td>×</td><td colspan="2">×</td><td></td><td>< 10 bis ≪10</td></tr>
<tr><td>I</td><td></td><td>×</td><td colspan="2">×</td><td></td><td></td></tr>
</table>

Die Ergebnisse sind in Tab. 1 zusammengefaßt. Die Steroide lassen sich nach ihrem Vermögen zur Bildung von 17-Ketosteroiden gruppieren, wobei die Zahlenunterschiede innerhalb der einzelnen Gruppen sicher nicht signifikant sind: Testosteron (X) wird prozentual am stärksten in 17-Stellung oxydiert. 1α-Methylierung (IX) oder Wegfall der Δ^4-Doppelbindung (VIII) machen sich etwa gleicherweise in deutlicher Herabsetzung der Oxydierbarkeit bemerkbar.

Das 17-Ketosteroid-Bildungsvermögen nimmt weiter wesentlich ab, wenn zusätzlich zum Wegfall der Δ^4-Doppelbindung in 2α methyliert wird (VII) oder eine Δ^1-Doppelbindung eingeführt wird (VI) oder wenn 1β-methyliert wird (V). Durchweg die niedrigsten Werte werden erhalten bei der letzten Steroidgruppe, die entsteht durch Wegfall der Δ^4-Doppelbindung und entweder 1α-Methylierung (IV) oder Einführung der Δ^1-Doppelbindung *und* 1-Methylierung mit (III) oder ohne (I) zusätzlich 17α-Methylierung. Bemerkenswerterweise bewirkt in dieser Gruppe das Belassen der Δ^4-Doppelbindung in der Verbindung II keine signifikante Zunahme der Oxydierbarkeit. Es sieht hiernach so aus, als ob zunächst vor allem der Δ^4-Doppelbindung für die verminderte Oxydierbarkeit verantwortlich zu machen ist; weiter trägt dazu bei die Einführung einer Δ^1-Doppelbindung oder/und einer Methylgruppe in 1-Stellung, die bei gemeinsamer Anwesenheit die Wirkung einer noch vorhandenen Δ^4-Doppelbindung vollständig aufzuheben vermögen.

In vitro-Untersuchungen von KOCHAKIAN bzw. BREUER mit Leber-17β-hydroxy-steroid-dehydrogenase haben ähnliche Befunde ergeben.

Um einen Einblick in die unterschiedliche Oxydierbarkeit zu bekommen, haben wir die Ketonfraktion des Harns nach der Verabreichung von Methenolon, 1α-Methyltestosteron und Δ^1-Androsten-17β-ol-3on aufgetrennt. Wenn man für die Interpretation der Ergebnisse dieser Fraktionierung zum Vergleich die vom

Tabelle 2. *Ketonische Metabolite im Harn*

nach	unverändert. Verb.	Diketone nicht hydriert	Androstan-3,17-dion	Androsteron bzw. Aethiocholan-3 α-ol-17on
Testosteron.	0	0	+	++++++++
1α-Methyl-testosteron . .	0	0	+ z.T. methyliert	++++++ z. T. methyliert
Δ^1-Androsten-17β-ol-3on	+	+	0	++++
1-Methyl-Δ^1-androsten-17β-ol-3on	+	+	0	0

Stoffwechsel des Testosteron bekannten Metabolite heranzieht, muß man vier Reaktionen auseinanderhalten: Hydrierung, Oxydation in 17-, und Reduktion in 3-Stellung sowie evtl. Entmethylierung. In Tab. 2 sind die Ergebnisse in vereinfachter Form dargestellt.

Man kann daraus ersehen, daß nach Methenolon-Gabe die für Testosteron charakteristischen Metabolite kaum auftreten, hingegen etwas unveränderte Verbindung und das dazugehörige Diketon. Es ist demnach bei vorhandener 1-Methylgruppe und Doppelbindung in 1-Stellung Oxydation in beschränktem Ausmaß möglich. Entmethylierung, Hydrierung und Reduktion sind stärker behindert. Nach der Gabe von Δ^1-Androsten-1β-ol-3on überwiegen hydrierte Ketone. Es ist also bei erhaltener Δ^1-Doppelbindung die Oxydation möglich, Hydrierung und Reduktion sind sicher weniger behindert als bei Methenolon. Nach der Verabreichung von 1α-Methyltestosteron treten die Metabolite des Testosteron überwiegend auf und nur zum Teil noch methyliert. Nicht hydrierte Verbindungen fehlen. Es sind demnach Oxydation, Hydrierung und Reduktion durch die 1α-Methylgruppe wenig beeinträchtigt. Die Entmethylierung ist etwas gehemmt.

Für die Hemmung der Oxydation in 17-Stellung des sekundären Alkohols Methenolon ist die 1-Methylgruppe und die Δ^1-Doppelbindung verantwortlich. Offenbar durch die gleichen Besonderheiten wird auch die Hydrierung und Reduktion in 3-Stellung behindert. Das gleiche gilt für die Entmethylierung.

Jede Veränderung im Steroid-Ring schafft ein neues Substrat und damit neuartige Bedingungen für den enzymatischen Abbau.

Diskussion

J. Tamm (Hamburg):

Es hat mich sehr interessiert, aus Ihren Ergebnissen zu sehen, daß das 1-α-Methyl-Testosteron in nicht unerheblichem Ausmaß reduziert zu werden scheint. Im Gegensatz dazu werden die 2-α-Methyl-Corticosteroide sehr langsam umgebaut, da der Angriffspunkt der Enzyme an der α-Seite des Steroidskelets gehindert wird. Mich würde nun interessieren, ob hinsichtlich der sterischen Verhältnisse einer 1-α-Methyl-Gruppe durch die benachbarte 19-Methylgruppe besondere Bedingungen herrschen.

H. Langecker (Berlin):

Die Substanz ist uns von den Chemikern als 1-α-Methyltestosteron übergeben worden. Ich habe keinen Grund, an dieser Angabe zu zweifeln.

Untersuchungen zur Frage der Protraktion der Gonadotropinwirkung[1]

Von

Ursula Laschet, Walter Hohlweg und Margarete Schlemmer

Mit 2 Abbildungen

An insgesamt 2410 30—40 g schweren Rattenböcken des Rehbrücker Inzuchtstammes untersuchten wir mit einem sehr reinen HCG-Präparat[2], ob es möglich ist, eine Prolongation der Gonadotropinwirkung zu erzielen.

Von allen zu untersuchenden HCG-Zubereitungen wurden jeweils 150 IE in 0,4 ml/Tier einmalig subcutan injiziert. Pro Dosis wurden 10 Tiere am 7. Tag nach der einmaligen Injektion getötet. Die ermittelten Gewichte der Samenblasen und ventralen Prostatae verglichen wir mit den Werten zweier Kontrollgruppen: Die Tiere der einen (A) erhielten einmal 150 IE des unpräparierten HCGs in Aqua dest. gelöst subcutan, die der anderen Kontrollgruppe (B) nur Aqua destillata. Soll eine der hergestellten HCG-Zubereitungen eine prolongierte oder potenzierte biologische Aktivität besitzen, so müssen die untersuchten Organgewichte am 7. Tag nach einmaliger Injektion signifikant höher als nach Injektion der gleichen Menge des unpräparierten, lediglich in Aqua dest. gelösten HCGs sein.

Die umfangreichen Versuchsergebnisse werden hier nur summarisch wiedergegeben. Eine ausführliche Publikation erfolgt an anderer Stelle.

Ohne Einfluß auf die Wirkungsdauer von HCG waren: Veränderungen des p_H-Wertes, Suspension in Öl, Lösung in Dextran, Zusätze von Gummi arabicum oder Gelatine bis zu 10‰, 5% Glycerin, 1% Traganth, bis zu 20% Tween 20, 40 und 80, 5% Tween 61, bis zu 10% Span 20 und 40, 5% Span 65, 10% Florisil, bis zu 20% Polyglykol (Mol.-Gew. 400 bis 4000), bis zu 10% Carboxymethylcellulosesäure, bis zu 5% niederpolymere Carboxymethylcellulosesalze, unter 20% Polyvinylpyrrolidon (Mol.-Gewicht 30000) und bis zu 10% Polyphloretinphosphat.

Nur geringen Einfluß auf die HCG-Wirkungsdauer hatte der Zusatz von 20% Propylenglykol, wenn Boratpuffer p_H 9 als Lösungsmittel benutzt wurde, ebenso der Zusatz von 20% Polyvinylpyrrolidon bei gleichem Lösungsmittel. Als günstig erwies es sich, HCG statt in Wasser in Periston zu lösen. Der *t*-Wert für die Gewichte der Samenblasen betrug bei Lösung in Periston 4,0, für die ventrale

---

[1] Die experimentellen Arbeiten wurden am Institut für experimentelle Endokrinologie der Charité, Berlin, durchgeführt.

[2] Wir danken dem Arzneimittelwerk Dresden (AWD) für die großzügige Überlassung des HCG-Reinhormons.

Prostata 3,5 ($N_1 + N_2 - 2 = 18$). Auch der Zusatz von 0,5% Phenol zu Wasser als Lösungsmittel bewirkte eine signifikante Resorptionsverzögerung. Die günstigsten Ergebnisse dieser Versuchsserie konnten mit einer 1,4% hochpolymeres Carboxymethylcellulosesalz enthaltenden wäßrigen HCG-Lösung erzielt werden, die von den Tieren gut vertragen wurde (*t*-Werte 4,7 und 5,9).

Wenig günstig sahen die zunächst mit Metallsalzen gewonnenen Ergebnisse aus. 1%iges Kaliumaluminiumsulfat, das in entsprechender Zubereitung die Wirkung von ACTH prolongiert, hatte bei HCG keinen Einfluß auf die Wirkungsdauer. Bis zu 2 mg Zink/Tier, bis zu 1,7 mg Kupfer oder Kobalt, ebenso bis zu 1 mg Nickel und bis zu 2 mg Eisen/Tier verzögerten die Resorption nicht. Die hergestellten Lösungen wurden zum Teil sehr schlecht vertragen; ein Teil der Tiere ging ein; fast alle Tiere bekamen Abszesse. Lediglich Kobalt wurde anstandslos vertragen. Eine Ausnahme machte die Kombination von 4 mg Zink/Tier aus Zinkchlorid mit 60%igem Polyvinylpyrrolidon (Mol.-Gewicht 30000). Trotz der hohen Zinkkonzentration waren in diesem Fall nur geringe Reaktionen an der Injektionsstelle zu beobachten. Die Prolongation der HCG-Wirkung geht aus den hohen *t*-Werten bei Vergleich mit der Kontrollgruppe A hervor: Samenblasengewicht $t = 9{,}1$; ventrale Prostata 5,2; $N_1 + N_2 - 2 = 14$.

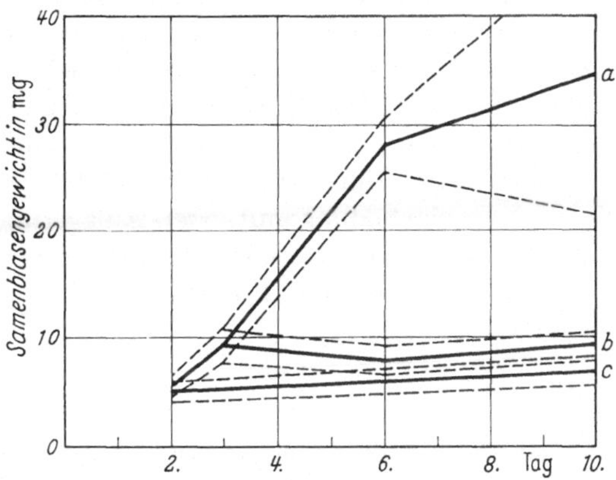

Abb. 1. Mittelwerte und Streuung der Samenblasengewichte am 2. bis 10. Tag nach a einmaliger subcutaner Injektion von 150 IE HCG mit 0,6 mg Zink in n/40 NaOH-Lösung mit 1% Phenol, 5% Glycerin und 0,25% tertiärem Natriumphosphat, b einmaliger subcutaner Injektion von 150 IE HCG in Aqua destillata, c einmaliger Injektion von Aqua destillata

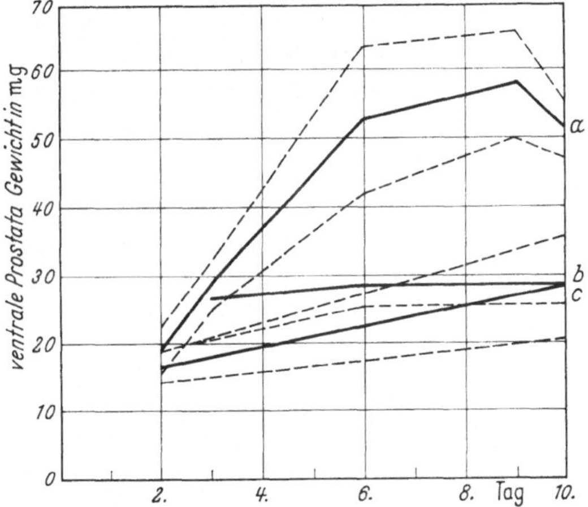

Abb. 2. Gewichte der ventralen Prostata am 2. bis 10. Tag nach a einmaliger subcutaner Injektion von 150 IE HCG mit 0,6 mg Zink in n/40 NaOH-Lösung mit 1% Phenol, 5% Glycerin und 0,25% tertiärem Natriumphosphat, b einmaliger subcutaner Injektion von 150 IE HCG in Aqua destillata, c einmaliger Injektion von Aqua destillata

Weitere umfangreiche Versuche mit Kombinationen von Phenol, Glycerin, tertiärem Natriumphosphat und Zinkchlorid führten zu einem Präparat, das eine gute Prolongation der HCG-Wirkung erbrachte (vgl. Abb. 1 und 2).

150 IE HCG wurden mit 0,6 mg Zink (Zinkchlorid) in einer n/40 NaOH-Lösung mit 1% Phenol, 5% Glycerin und 0,25% tert. Natriumphosphat injiziert. Am 10. Tag nach dieser einmaligen Injektion wiesen Samenblasen und ventrale Prostatae die gleichen Gewichte auf wie am 2. Tag nach 100 IE HCG in Aqua dest. verteilt auf 6 Injektionen an 6 aufeinanderfolgenden Tagen. Daß die Differenzen

zwischen den Organgewichten der einmalig mit dieser Zubereitung behandelten Tiere bei Vergleich mit der Kontrollgruppe A höchst signifikant sind, weist der t-Wert für die Samenblasen von 22,1 am 6. Tag nach der einmaligen Injektion aus. Am 10. Tag erreicht das Samenblasengewicht zwar noch höhere Mittelwerte, jedoch ist die Streuung bereits wesentlich größer als am 6. Tag, ein Zeichen dafür, daß das Wirkungsmaximum bereits überschritten ist und ein Teil der Tiere schon mit einer Verminderung des Samenblasengewichts reagiert hat. Der zugehörige t-Wert beträgt 6,02 ($N_1 + N_2 - 2 = 18$). Ähnlich verhalten sich die Gewichte der ventralen Prostatae. Der Kulminationspunkt liegt hier am 9. Tag; am 10. Tag ist auch hier bereits eine Abnahme der Wirksamkeit festzustellen.

Ähnlich wie beim Insulin und beim ACTH ist es also auch beim HCG möglich, durch Komplexbildung mit oder Anlagerung an Zink in geeigneten Lösungsmitteln eine protrahierte Wirkung im Tierexperiment zu erzielen. Es ist zu hoffen, daß sich entsprechende Präparate auch für therapeutische Zwecke herstellen lassen werden.

Diskussion

Jores fragt an, ob ein entsprechendes Präparat schon für klinische Zwecke zur Verfügung steht.

Antwort: Unseres Wissens nach ist bisher noch kein entsprechendes Präparat im Handel.

Dr. med. Ursula Laschet, 6749 Landeck über Bergzabern
Pfälzische Nervenklinik, Psychoendokrinologische Abteilung.
Prof. Dr. Walter Hohlweg, Graz, Universitäts-Frauenklinik.
Cand. med. Margarete Schlemmer, Berlin N 113, Stolpische-Str. 21.

Aus der Universitäts-Frauenklinik der Freien Universität Berlin
(Direktor: Professor Dr. med. H. LAX)

Die unterschiedliche morphologische Wirkung verschiedener synthetischer Gestagene auf das Endometrium

Von

J. NEVINNY-STICKEL

Mit 2 Abbildungen

In den letzten Jahren sind zahlreiche Steroide mit gestagenen Eigenschaften gefunden worden. Viele sind erheblich stärker wirksam als Progesteron und dies auch bei oraler Verabreichung. Mit den synthetischen Gestagenen lassen sich bei der Frau alle Effekte des Progesteron auslösen wie Transformation des Endometrium, Beeinflussung des Cervixschleimes und des Scheidenepithels, Verschiebung der Menstruation, Unterdrückung der Ovulation und Erhöhung der Basaltemperatur; nur ist das Verhältnis der für die einzelnen Partialwirkungen benötigten Dosen für jedes Gestagen verschieden und bei keinem gleich wie beim Progesteron.

Auch die sekretorische Umwandlung des Endometrium durch synthetische Gestagene ergibt zuweilen histologische Bilder, die nicht dem typischen Progesteroneffekt entsprechen. Sie kommen durch unterschiedliche Beeinflussung der einzelnen Gewebselemente der Uterusschleimhaut wie Drüsen, Stroma und Gefäße zustande. Schon bei den ersten oral wirksamen Gestagenen, den 17-α-Alkylverbindungen des 19-Nortestesteron war aufgefallen, daß die Stromawirkung relativ intensiver ist (*2*, *3*, *5*).

Wir haben bei 10 verschiedenen künstlichen Gestagenen[1] (siehe Tab. 1) die morphologischen Wirkungen auf das Endometrium geprüft. Dazu wurden bei 19 Frauen im geschlechtsreifen Alter ohne Ovarialfunktion (12 operative Kastratinnen, 6 Gonadendysgenesien und 1 hypophysektomierte Patientin) 98 künstliche Cyclen aufgebaut. Die Oestrogenbehandlung erfolgte mit Oestradiolvalerianat oder Äthinyloestradiol bzw. seinem 3-Methyläther. Bei oraler Verabreichung von Oestrogenen wurde die tägliche Dosierung so variiert, daß die Schwankungen der Oestrogenproduktion in einem natürlichen Cyclus nachgeahmt wurden. Der Nortestosteron-Methyläther und das Hydroxy-Norprogesteronkapronat wurden i.m. injiziert, die anderen Gestagene wurden auf 10—12 Tage verteilt per os verabreicht. Am Zyklusende noch vor Einsetzen der Abbruchblutung wurde Endometrium durch Absaugung oder Strichcurettage gewonnen.

[1] Für die Überlassung von Versuchsmengen danken wir den Firmen Schering AG., Organon, Merck AG. und Farmitalia.

Die beiden parenteral verabreichten Gestagene, 19-Nortestosteron-17-β-Methyläther und 17-α-Hydroxy-19-Norprogesteron-17-kapronat, übten auf das Endometrium zwar eine stärkere Wirkung aus als eine gleiche Gewichtsmenge Progesteron, aber die Wirkungsqualität war die gleiche wie die des natürlichen Gestagens. Bei niedriger Dosierung wiesen die geschlängelten Drüsen noch basale Vacuolen auf, die Gefäße begannen sich zu schlängeln, und die Stromazellen zeigten noch keine Reaktion. Bei höherer Dosierung hatten Stromadornen die Drüsen

Tabelle 1. Endometriumwirkungen verschiedener Gestagene

	Dosis mg	Drüsen	Stroma	Spiral-arterien
Nortestosteron-Methyläther	bis 50	(+)	∅	+
	75	++	++	+
Hydroxy-Norprogesteron-Kapronat	25	(+)	∅	(+)
	50	++	+	+
Hydroxy-Norprogesteron-Acetat	85—130	(+)	∅	(+)
	150—220	++	+	+
	250	+	++	+
Methyl-Acetoxyprogesteron	bis 100	+	∅	+
	120	++	∅	+
Allyl-3-Desoxy-Nortestosteron	100—180	(+)	++	(+)
	190—250	+	++	+
Äthinyl-3-Desoxy-Nortestosteron	75—100	(+)	++	+
	150	+	++	+
Äthyl-3-Desoxy-Nortestosteron	40	(+)	++	(+)
	80—110	+	++	+
Fluor-Hydroxy-Methylen-Acetoxyprogesteron .	bis 20	(+)	∅	+
	30	++	∅	+
	40—50	++	++	+
Chlor-Dehydro-Acetoxyprogesteron	20—40	++	++	+
Chlor-Dehydro-Methylen-Acetoxyprogesteron .	20—30	++	++	+

eingedrückt, ihre Epithelien sezernierten in das Drüsenlumen, die Arteriolen bildeten Knäuel, und in ihrer Umgebung zeigten die Stromazellen beginnende deziduale Veränderungen. Die gleichen histologischen Veränderungen am Endometrium wurden durch verschieden hohe orale Dosen des Essigsäureesters des Hydroxy-Norprogesteron hervorgerufen. Steigerte man die Dosis, wandelte sich das gesamte Stroma dezidual um unter beginnender Atrophie der Drüsen.

Im Gegensatz zu den bisher genannten Gestagenen mit gleichmäßiger Beeinflussung aller Gewebselemente des Endometrium ruft 6-α-Methyl-17-α-Hydroxyprogesteron-17-acetat bei Dosierungen, die die Drüsen zur vollen Sekretion bringen, noch keinerlei Veränderungen an den Stromazellen hervor (Abb. 1), worauf erstmalig G. B. CANDIANI und G. TRONCONI (*1*) aufmerksam machten. Die 17-α-Alkylverbindungen des 3-Desoxy-19-Nortestosteron wandeln hingegen bevorzugt das Stroma um und wirken erst bei wesentlich höheren Dosierungen auf die Drüsen (Abb. 2).

Von den am stärksten gestagen wirksamen Steroiden, den halogenisierten Hydroxy-Progesteronacetaten, haben wir 3 Verbindungen geprüft. Das 9-α-Fluor-11-Hydroxy-16-Methylen-17-α-Hydroxyprogesteron-17-acetat wirkt relativ stärker auf die Drüsen, was sich z. B. an dem fehlenden Stromaglykogen bei reichlich Glykogen in den sezernierenden Drüsen erkennen läßt; allerdings ist die Diskordanz zwischen Stroma- und Drüsenwirkung nicht so ausgeprägt wie beim Methyl-acetoxyprogesteron. Die chlorierten Acetoxyprogesterone (6-Chlor-6-Dehydro-17-α-Hydroxyprogesteron-17-acetat und 1,2-α-Methylen-6-Chlor-6-Dehydro-17-α-

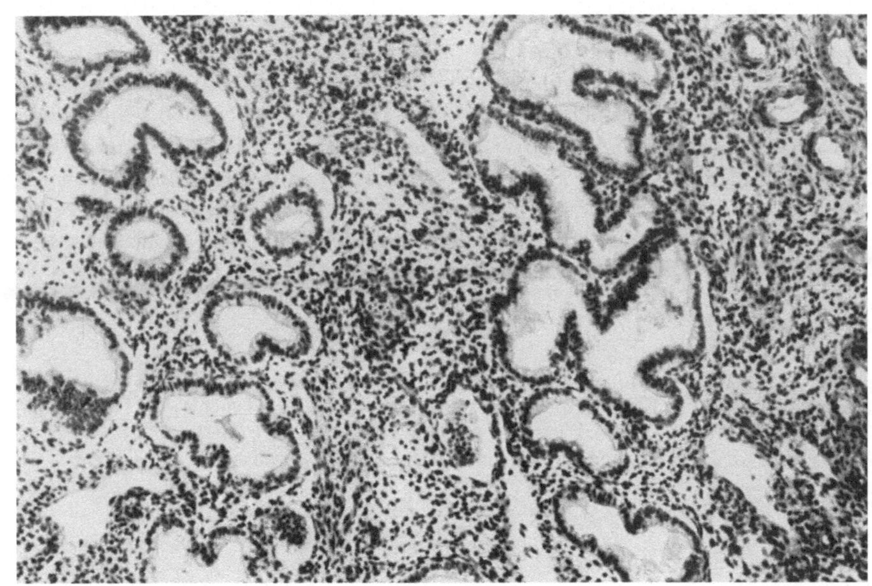

Abb. 1. 38jährige operative Kastratin. Cyclusaufbau mit 20 mg Oestradiolvalerianat und 120 mg Methyl-Azetoxyprogesteron. Volle sekretorische Umwandlung der Drüsen. Rechts oben eine Spiralarteriole. Das Stroma jedoch dicht und kleinzellig, also keine Gestagenwirkung an den Stromazellen. H.E.-Färbung. 160 ×

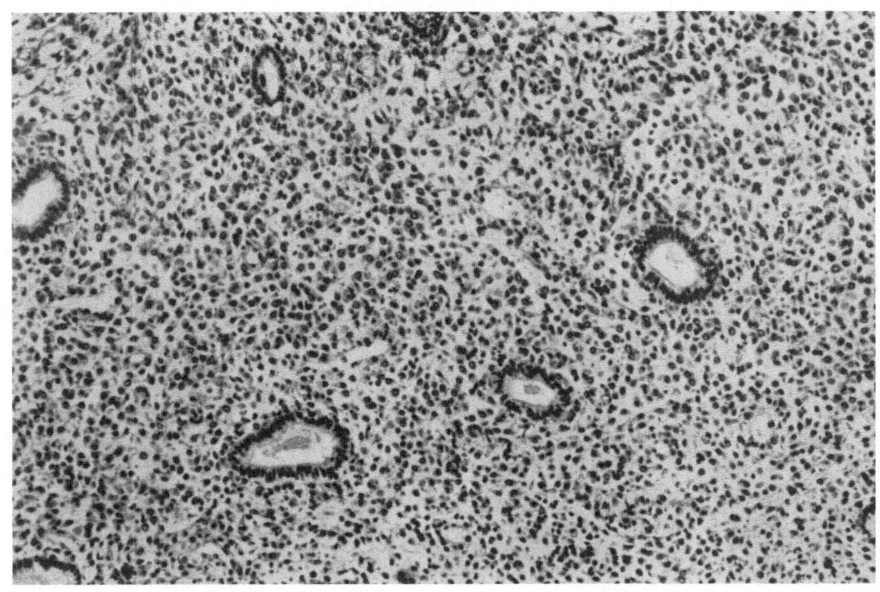

Abb. 2. Gleiche Probandin wie in Abb. 1. Cyclusaufbau mit 1,52 mg Äthinyloestradiol und 100 mg Allyl-3-Desoxy-Nortesteron. Deziduale Umwandlung des Stromas. Die Drüsen zeigen noch keinen Gestageneinfluß. H.E.-Färbung. 160 ×

Hydroxyprogesteron-17-acetat) wirken auf alle Gewebselemente fast gleich stark. Das leichte Zurückbleiben der Drüsenfunktion manifestiert sich nur darin, daß bei der Dosis von 20 mg, welche die Schleimhaut scheinbar voll sekretorisch umwandelt, die Drüsenzellen noch alkalische Phosphatase enthalten. Diese verschwindet erst bei Erhöhung der Dosis auf 30 mg.

Ob der unterschiedlichen morphologischen Wirksamkeit eine klinische Bedeutung zukommt, läßt sich noch nicht absehen. Vorläufig lassen sich keine Korrelationen zwischen morphologischen Wirkungen der einzelnen Gestagene und klinisch bedeutsamen Wirkungen wie Schwangerschaftserhaltung oder Blutstillung nachweisen. Auch die unterschiedliche Wirkung der einzelnen Gestagene im Tierexperiment in Bezug auf die Möglichkeit der Deziduomerzeugung oder Schwangerschaftserhaltung (*4*) geht der Wirkung auf das Endometrium beim Menschen nicht parallel.

Literatur

1. CANDIANI, G. B., e G. TRONCONI: Ann. Ostet. Ginec. **82**, 547 (1960).
2. EPSTEIN, J. A., H. S. KUPPERMANN and A. CUTLER: Ann. N.Y. Acad. Sci. **17**, 560 (1958).
3. D'INCERTI BONINI, L., e C. PAGANI: Ann. Ostet. Ginec. **83**, 211 (1961).
4. MADJEREK, Z., J. DE VISSER, J. VAN DER VIES and G. A. OVERBEEK: Acta endocr. (Kbh.) **35**, 8 (1960).
5. TYLER, T. E., and H. J. OLSON: Ann. N.Y. Acad. Sci. **17**, 704 (1958).

Diskussion

R. H. H. RICHTER (Bern):

Weiß man etwas über den Stoffwechsel der 3-Desoxo-steroide (Oestrenole)? Es wäre ja denkbar, daß diese in vivo in der 3-Stellung hydroxyliert werden und daß dann wenigstens ein Teil der beobachteten Wirkungen auf die betreffenden Metaboliten zurückzuführen wäre.

H. G. GOSLAR (Tübingen):

Ein wesentliches Problem der endokrinologischen Forschung ist heute die Wirkung eines Hormons auf bestimmte Fermentketten. Herr GRIES hat uns gestern die Thyroxinwirkung an einer solchen Kette (Cholesterinsynthese) mit biochemischen Methoden demonstrieren können. Die hier gebotenen histochemischen Befunde des Herrn Vortragenden scheinen uns ein ebenfalls sehr geeignetes Modell für besagte Problemstellung in die Hand zu geben, insbesondere hinsichtlich der eindrucksvollen Veränderungen des alkalischen Phosphatase-Bildes. Nun stellt allerdings die histochemische Reaktion auf „alkalische Phosphatase" einen „Sammeltopf" für verschiedene, noch näher zu charakterisierende spezifische Phosphatasen dar, welche alle bei einem p_H zwischen 9,0 und 9,5 das angebotene Substrat (β-Glycerophosphat bzw. α-Naphthylphosphat) hydrolysieren. Eine weitere, auch heute histochemisch mögliche Aufgliederung z. B. in Glucose-6-Phosphatase, Fructose- usw. Phosphatasen könnte sicher noch tiefere Einblicke über Angriffspunkt der verwendeten Gestagene in den Ablauf des anaeroben Energiestoffwechsels vermitteln. Sind schon entsprechende Untersuchungen vorgenommen?

J. NEVINNY-STICKEL (Berlin):

Zu Herrn RICHTER (Bern): Ob es möglich ist, daß bei den 3-Desoxysteroiden im Stoffwechsel eine Ketogruppe in C 3 eingeführt wird, ist nicht bekannt.

Zu Herrn GOSLAR (Tübingen): Die alkalische Phosphatase wurde nur mit der Gomori-Reaktion nachgewiesen.

Aus der Universitäts-Frauenklinik der Freien Universität Berlin
(ehem. Direktor: Prof. Dr. med. Dr. h. c. F. v. Mikulicz-Radecki)

Die Steroid- und Gonadotropin-Ausscheidung während Konzeption und Frühgravididät

Ein kasuistischer Beitrag[1]

Von

J. Hammerstein

Mit 2 Abbildungen

Über die hormonalen Vorgänge während der Konzeption und Frühgravidität liegen im Gegensatz zur späteren Schwangerschaft nur spärliche Informationen vor. Bei der Bearbeitung einer anderen Fragestellung hatten wir zufällig Gelegenheit, diese erste Graviditätsphase zu erfassen und mittels zunächst diskontinuierlicher, später lückenloser Hormonbestimmungen näher zu analysieren.

Die 23jährige Patientin hatte ihre Menarche mit 14 Jahren und seitdem — abgesehen von einem Abort im Jahre 1958 — eine unauffällige Cyclusanamnese. Im Juni 1960 traten — 3 Wochen nach einer normalen Menstruation — Dauerblutungen auf, die zu Krankenhausaufnahme und Curettage führten. Die histologische Beurteilung des Abrasates durch Herrn Priv.-Doz. Dr. Nevinny-Stickel, dem ich auch die Befundung der weiteren Präparate verdanke, ergab eine hohe Sekretionsphase mit Rückbildungserscheinungen und Endometritis. Drei Wochen nach dem Eingriff setzten erneut Dauerblutungen ein. Daraufhin kam die Patientin erstmals in unsere stationäre Behandlung. Die Metrorrhagien konnten durch orale Applikation von 3 Tabl. Primosiston tgl. sicher gestoppt und die Patientin nach Hause entlassen werden. Fünfzehn Tage vor Beginn der Hormonuntersuchungen bzw. 24 Tage vor dem vermutlichen Konzeptionstermin setzte am 6. August 1960 eine 5tägige, normalstarke Primosiston-Entzugsblutung ein. Am 10. und 25. September 1960 wurden in Unkenntnis der inzwischen eingetretenen Schwangerschaft Strichcurettagen durchgeführt. In dem 12 Tage nach dem vermutlichen Konzeptionstermin gewonnenen ersten Abrasat ist bereits eine girlandenförmige Schlängelung der Drüsen zu erkennen, wie es für die Frühgravidität kennzeichnend ist; es fehlt indessen noch die deciduale Umwandlung des Stromas (Abb. 1). In dem zweiten, 15 Tage später entnommenen Strichabrasat sind alle typischen Schwangerschaftsveränderungen an den Drüsen, ebenso wie am Stroma, erkennbar. Der daraufhin vorgenommene Krötentest nach Galli-Mainini erbrachte ein positives Resultat. Trotz der beiden intrauterinen Eingriffe verlief die Schwangerschaft —

[1] Mit Unterstützung der Deutschen Forschungsgemeinschaft.

abgesehen von einer geringgradigen Präeklampsie — ungestört. Die Patientin wurde 275 Tage nach dem vermutlichen Konzeptionstermin von einem 3940 g schweren, 53 cm langen gesunden Knaben entbunden. Geburt und Nachgeburtsperiode verliefen ohne Besonderheiten. Das Kind hat sich normal entwickelt.

Die bei dieser Schwangerschaft erhaltenen Daten sind in Abb. 2 synoptisch dargestellt. Die *Basaltemperatur*kurve war für uns insofern zunächst irreführend, als ein einwandfreier thermogenetischer Effekt erst um den 8. September 1960 — also 9 Tage nach dem angenommenen Konzeptionstermin — erkennbar wurde.

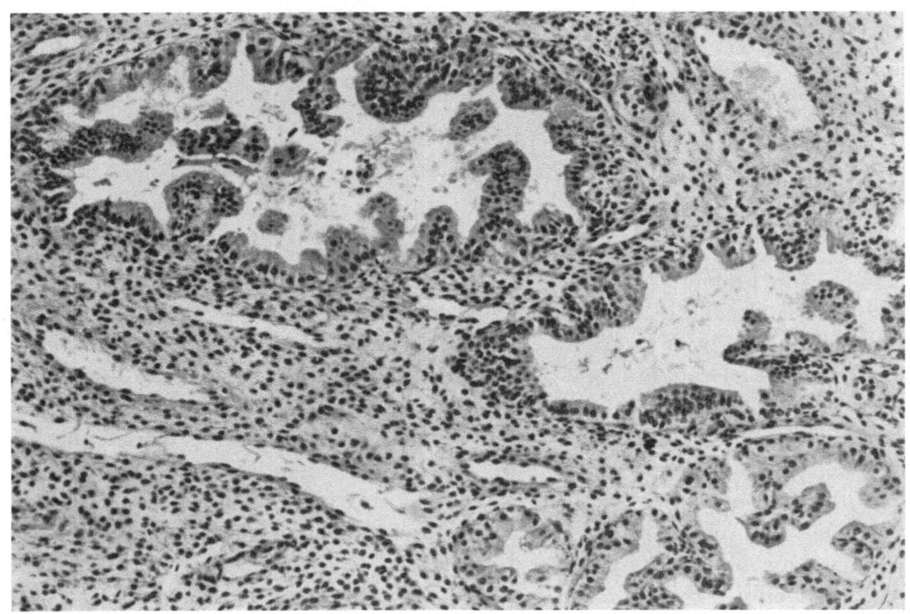

Abb. 1. Strichabrasio vom 10. September 1960. HE-Färbung, Vergr. 1:320. Erläuterung im Text

Mit Vorbehalt könnte man hieraus auf eine verminderte luteale Progesteronbildung in der frühen postkonzeptionellen Phase schließen, zumal die Basaltemperatur sowohl während der vorangegangenen Primosistonapplikation als auch im weiteren Schwangerschaftsverlauf Werte um 37° C aufwies. Es liegt ferner nahe, hiermit auch die erstaunlich niedrigen *Pregnandiol*werte (Methode Klopper u. a., 1955) in Zusammenhang zu bringen, die erst zwei Monate nach der Konzeption die obere Cyclusgrenze überschritten. Allerdings gestattet die Höhe der Pregnandiolausscheidung im Harn nur einen bedingten Hinweis auf die im Organismus produzierte Hormonmenge, da hierbei auch die zwischen 6 und 16% liegende metabolische Umwandlungsrate von Progesteron in Pregnandiol (s. Klopper u. Michie, 1956) als unbekannte Größe berücksichtigt werden muß. Pregnandiolausscheidungen nur knapp über 2 mg innerhalb von 24 Std finden sich auch sonst gelegentlich bei fertilen, cyclusstabilen Frauen während der Gelbkörperphase, ohne daß sonstige Anhaltspunkte für eine gestörte Corpus luteum-Funktion vorliegen.

Unsere Beobachtung läßt erkennen, daß die Pregnandiolausscheidung im Harn als prognostisches Kriterium für die Frühgravidität nur begrenzten Wert besitzt.

Sehr viel bedeutsamer für die Beurteilung der normalen wie der gefährdeten Frühschwangerschaft scheint demgegenüber die *Oestrogenausscheidung* im Harn

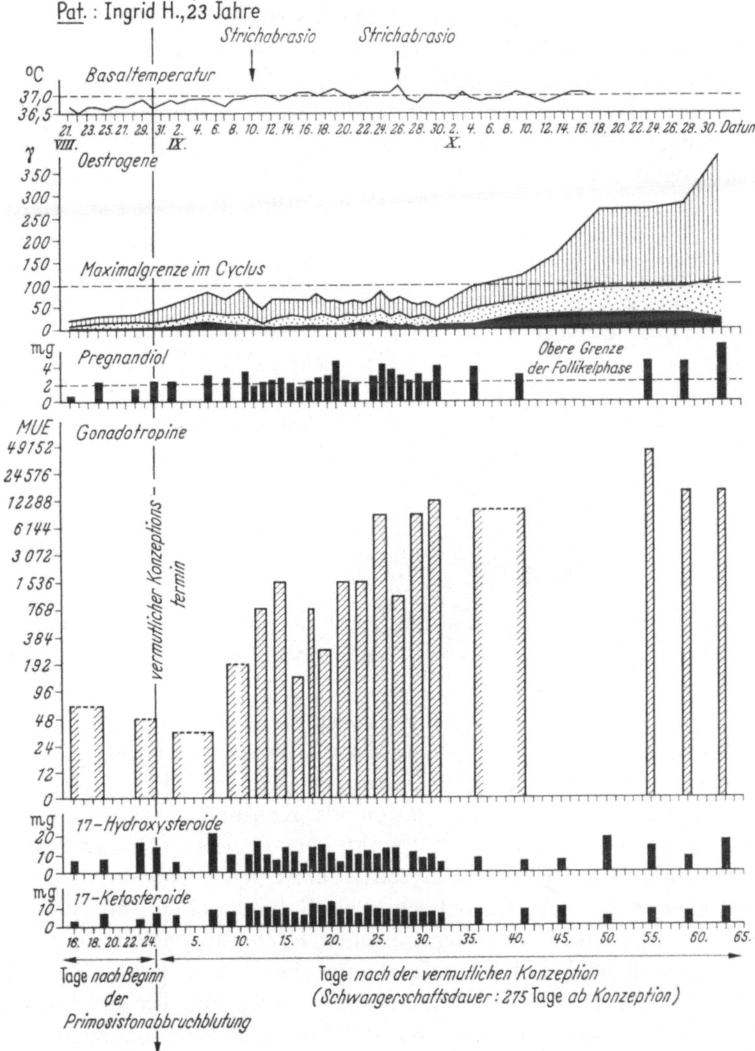

Abb. 2. Synopsis der Hormonausscheidung im Harn. Oestrogene: schwarz = 17 β-Oestradiol, punktiert = Oestron, schraffiert = Oestriol. Gonadotropine: Im Falle gemeinsam aufgearbeiteter, nicht aufeinanderfolgender 24 Std.-Harnportionen ist dies durch eine quere durchbrochene Linie zwischen zwei Stabdiagrammen gekennzeichnet.

zu sein (vgl. Jayle u. a., 1959). Unsere nach der Methode von Brown (1955) erhaltenen Werte lassen nach der Konzeption einen Anstieg erkennen, der in ein gleichbleibendes Ausscheidungsniveau von $3^1/_2$ Wochen Dauer übergeht. Danach erfolgt eine schnelle Zunahme über die obere Ausscheidungsgrenze der Oestrogene im biphasischen Cyclus hinaus. Zeitlich stimmen unsere Beobachtungen gut mit den Ergebnissen von Brown (1956) überein, der einen steilen Oestrogenanstieg im Harn ebenfalls etwa am 50. Tag nach den letzten Menses (= 35 Tage nach der Konzeption) beobachtete. Stichprobenanalysen während der Frühgravidität führten auch bei Igel u. Mitarb. (1961). zu analogen Ergebnissen.

Von allen untersuchten Hormonen verhielt sich die *Gonadotropinausscheidung* in der Frühgravidität am eindrucksvollsten, da es hier bereits 9—11 Tage nach der vermutlichen Konzeption zu einem eindeutigen Überschreiten der Cycluswerte kam. Vereinzelt finden sich auch in der Literatur Hinweise dafür, daß auf Grund dieses frühzeitigen Gonadotropinanstiegs bereits 4 oder 5 Tage vor dem Zeitpunkt der ersten ausgebliebenen Menstruation ein positiver Schwangerschaftsnachweis geführt werden kann (Levine 1941, Smith u. a. 1951, Berman 1952, Brown u. a. 1958). Daß in unserem Falle die höchste Choriongonadotropinausscheidung ungefähr 55 Tage nach dem angenommenen Konzeptionstermin gefunden wurde, stimmt ebenfalls gut mit zahlreichen Literaturangaben überein. Die Testierung der Gonadotropine erfolgte einheitlich mit dem Mäuse-Uterus-Test nach Klinefelter u. Mitarb. (1943), damit die hypophysären Gonadotropine und das HCG mit dem gleichen Kriterium erfaßt werden konnten. Die quantitativen Beziehungen zwischen der Mäuse-Uterus-Einheit und dem internationalen Standard sind zur Zeit Gegenstand von Untersuchungen in unserem Labor. Es versteht sich von selbst, daß der Mäuse-Uterus-Test nur nach vollständiger Eliminierung aller Oestrogene aus dem Harnextrakt zuverlässige Ergebnisse zeitigt. Diese Bedingung ist bei dem von uns verwandten Aufarbeitungsverfahren des Harns nach Loraine u. Brown (1959) erfüllt.

Die Ausscheidung der 17-Ketosteroide und der „Gesamt-17-Hydroxysteroide“ nach Appleby u. Mitarb. (1955) zeigte keine Beeinflussung durch die Gestationsvorgänge.

Bis zu einem gewissen Grade problematisch bleibt in unserem Fall die Ermittlung des *Konzeptionstermins.* Zieht man die spärlichen Literaturangaben über die Hormonausscheidungen während der postkonzeptionellen Phase zu Rate, so ist die Zeit um den 30. August am ehesten als Konzeptionstermin anzunehmen. Allerdings findet sich zu diesem Zeitpunkt kein typischer Ovulationsgipfel der Oestrogene (diskontinuierliche Analysen!); außerdem liegt die Gonadotropinausscheidung bereits vorher relativ hoch — ein Befund, der ebenfalls ungewöhnlich ist. Beides könnte mit der vorangegangenen Cyclusstörung in Zusammenhang stehen. Die beiden Endometriumbefunde sprechen ebenfalls für die Richtigkeit unserer Vorstellung über den Zeitpunkt der Konzeption. Im gleichen Sinne ist eine Serie von vier nach Papanicolaou gefärbten Scheidenabstrichen zu deuten, von denen derjenige am 2. September 1960 auf eine kurz zuvor erfolgte Ovulation hinweist (Priv.-Doz. Dr. Boschann). Insgesamt erscheint daher die Annahme des Konzeptionstermins am 30. August 1960 relativ gut begründet.

Die hier mitgeteilte Beobachtung besitzt neben der Ermittlung der hormonalen Situation während und nach der Konzeption auch insofern Interesse, als sie zeigt, daß sich eine Gravidität trotz ungünstiger Nidationsbedingungen (vorangegangene Cyclusstörung, evtl. unterschwellig arbeitendes Corpus luteum. 2 Strichabrasionen) durchaus normal entwickeln kann.

Literatur

APPLEBY, J. I., G. GIBSON, J. K. NORYMBERSKI and R. D. STUBBS: Biochem. J. **60**, 453 (1955).
BERMAN, R. L.: Amer. J. Obstet. Gynec. **64**, 440 (1952).
BROWN, J. B.: Biochem. J. **60**, 185 (1955); Lancet **1956 I**, 704.
— A. KLOPPER and J. A. LORAINE: J. Endocr. **17**, 401 (1958).
IGEL, H., K.-H. BERGMANN u. G. ITTRICH: Zbl. Gynäk. **83**, 518 (1961).
JAYLE, M. F., G. ROUSSANGE, VEYRIN-FORRER et F. MÈGE: Bull. Féd. Soc. Gynéc. Obstétr. franç. **11**, 383 (1959).
KLINEFELTER, H. F., F. ALBRIGHT and G. C. GRISWOLD: J. clin. Endocr. **3**, 529 (1943).
KLOPPER, A., E. MICHIE and J. B. BROWN: J. Endocr. **12**, 203 (1955).
—, and E. MICHIE: J. Endocr. **13**, 360 (1956).
LEVINE, L.: Endocrinology **28**, 378 (1941).
LORAINE, J. A., and J. B. BROWN: J. Endocr. **18**, 77 (1959).
SMITH, R. A., A. ALBERT and L. M. RANDALL: Amer. J. Obstet. Gynec. **61**, 514 (1951).

Diskussion

W. KÜHNAU (Wiesbaden):

Sollten nicht weitere detaillierte Androgenbestimmungen beim Konzeptionstermin weitere Aufschlüsse ergeben?

J. HAMMERSTEIN (Berlin):

Antwort an Herrn KÜHNAU auf die Frage, ob auch Androgenanalysen bei dem vorgewiesenen Fall durchgeführt worden seien. Biologische Androgenteste wurden nicht durchgeführt; die 17-Ketosteroidausscheidung geht aus Abb. 2 hervor.

Aus der I. Med. Univ.-Klinik Frankfurt am Main (Direktor: Professor Dr. F. Hoff)

Über Nachweis und klinische Bedeutung von Insulinantikörpern bei Insulinresistenz

Von

H. Ditschuneit, H. Kapp, J.-D. Faulhaber, E. F. Pfeiffer[1]
und K. Schöffling

Mit 9 Abbildungen

Bei den selten anzutreffenden Fällen von Insulinresistenz, die nach der allgemein gebräuchlichen Definition von Martin u. Mitarb. (*1*) einen Insulinbedarf von mindestens 200 E an zwei aufeinanderfolgenden Tagen aufweisen, wird immer wieder die Bildung von Insulinantikörpern mit blockierenden Eigenschaften diskutiert. In den seltensten Fällen konnten aber quantitative Beziehungen zwischen der Höhe des Antikörpertiters und dem klinischen Bild hergestellt werden, so daß Zweifel aufkommen, ob der serologisch faßbare Antikörper auch die biologische Insulinwirkung zu neutralisieren vermag.

Um den immunologischen Charakter einer Insulinresistenz sicher beweisen zu können, ist daher zumindest 1. nicht nur der positive Nachweis einer Antigen-Antikörper-Reaktion mit einem hierfür spezifischen Verfahren zu führen, sondern 2. muß außerdem zum Ausschluß von Insulinantagonisten der die Resistenz verursachende Faktor als Globulin identifiziert werden — denn alle Antikörper sind Globuline — und 3. sind blockierende Eigenschaften des Serums gegenüber der biologischen Wirkung des Insulins nachzuweisen. In einem von uns beobachteten Falle einer Insulinresistenz, über den wir im folgenden berichten wollen, haben wir mit den verschiedenartigsten Untersuchungsverfahren geprüft, ob diese drei Minimalforderungen erfüllt sind.

Kasuistik

Es handelt sich um eine 68jährige Frau, bei der 1955 ein Diabetes mellitus auftrat und der bis zum Sommer 1961 mit Sulfonylharnstoffen gut zu behandeln war. Dann zwangen langsam ansteigende Harnzuckerausscheidungen und Blutzuckerwerte zur Umstellung der Behandlung auf Insulin. Mit 32 E Depot-Insulin konnte zunächst eine Besserung erzielt werden. 4 Wochen später entgleiste der Stoffwechsel aber vollständig, es trat eine Acetonurie auf, und unter stationärer Kontrolle mußte die Insulindosis zur Kompensation des Stoffwechsels bis auf

[1] Durchgeführt mit Unterstützung der Deutschen Forschungsgemeinschaft.

über 500 E täglich erhöht werden (Abb. 1). Durch eine hochdosierte Decortinbehandlung gelang es, den Insulinbedarf in kurzer Zeit bis auf 100 E zu vermindern.

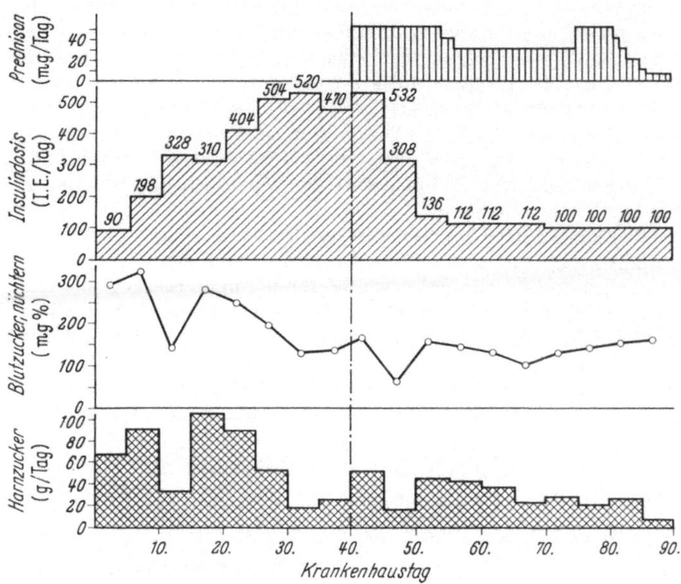

Abb. 1. Änderung von Insulindosis, Blutzuckerspiegel und Zuckertagesausscheidung unter der Behandlung mit Prednison bei einem insulinresistenten Diabetiker (Mittelwert aus 5 Einzelmessungen)

Besonders auffallend war bei der Kranken die Neigung zu nächtlichen Hypoglykämien mit tiefen, bis unter 100 mg-% absinkenden Blutzuckernüchternwerten. In den Vormittagsstunden stieg der Blutzucker dagegen mit der Nahrungszufuhr trotz Verabfolgung hoher Insulindosen steil bis auf über 300 mg-% an (Abb. 2).

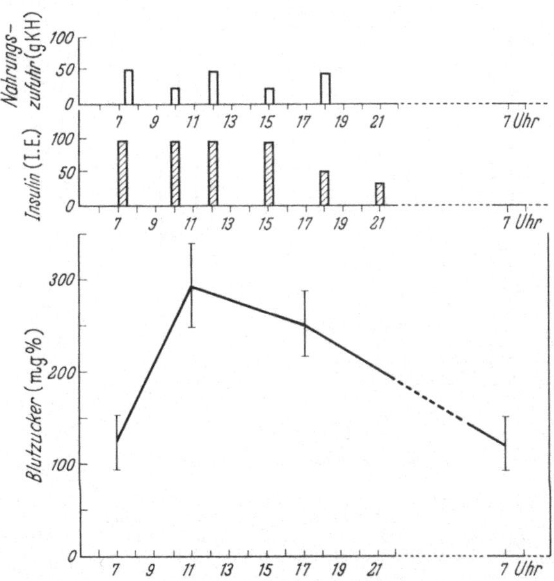

Abb. 2. Blutzuckertageskurve. Mittelwerte einer 15tägigen Behandlungsperiode mit 500 E Depotinsulin von einem insulinresistenten Diabetiker. I Standardabweichung

Methodik

Zum Nachweis der Antigen-Antikörper-Reaktion wählten wir die passive cutane Anaphylaxie am Meerschweinchen (*2*). 0,1 ml des Patientenserums sowie 0,1 ml Kontrollserum von insulinbehandelten Diabetikern ohne Insulinresistenz wurden 250—350 g schweren Meerschweinchen in enthaarte Hautstellen auf dem Rücken injiziert und 24 Std später 20 E Insulin zusammen mit 0,5 ml 2% Evans blue intravenös verabreicht.

Die Bindung von Insulin an Globuline wurde mit J^{131}-markiertem Insulin (spez. Aktivität 0,4 mC/E) und elektrophoretischen Eiweißtrennverfahren geprüft. Mit der präparativen kontinuierlichen Ablenkungselektrophorese nach Grassmann und Hannig (*3*) wurden jeweils 15 ml Serum 3 Std nach intravenöser Verabreichung von 0,1 E J^{131}-markierten Insulins fraktioniert und die Aktivität der einzelnen Fraktionen mit Hilfe eines Bohrlochkristalls ermittelt. Kontrollserum von Stoffwechselgesunden wurde wegen der schnelleren Elimination aus dem Blut bereits 1 Std nach Verabreichung des J^{131}-markierten Insulins gewonnen. Die Identifizierung der einzelnen Eiweißfraktionen erfolgte mit der gewöhnlichen Papierelektrophorese.

In vitro dem Serum zugesetztes radioaktives Insulin (0,075 E/ml) wurde nach 4stündiger Aufbewahrung bei + 4° C papierelektrophoretisch in Veronal-Natrium-Puffer (Ionenstärke 0,1; p_H 8,6) getrennt und die Radioaktivität kontinuierlich mit Hilfe eines automatischen Chromatogrammschreibers ermittelt.

Blockierende Eigenschaften des Serums wiesen wir mit der Methode der Insulinbestimmung im Blut am isolierten epididymalen Rattenfettgewebe nach (*4*).

Meerschweinchen-anti-Insulinserum wurde durch Immunisierung mit Hilfe von Freundschem Adjuvans gewonnen. Die Meerschweinchen erhielten im wöchentlichen Abstand 4 Injektionen mit 20 E Schweineinsulin und wurden 10 Tage nach der letzten Injektion durch Herzpunktion entblutet.

Beim Ouchterlony Plattentest im Agargel wurden Insulinlösungen bis zu einer Verdünnung von 1 : 10000 verwandt (Stammlösung 40 E/ml) und die Platten 14 Tage lang bei + 4° C aufbewahrt.

Ergebnisse und Besprechung

Die mit dem Serum der Kranken durchgeführte passive cutane Anaphylaxie ergab eine positive Reaktion und lieferte damit eindeutig den Beweis, daß mit dem Insulin und dem Serum der Kranken eine Antigen-Antikörper-Reaktion stattfindet und damit im Blut der Kranken Insulinantikörper zirkulieren. Mit 1:10 verdünntem Serum verlief die Reaktion abgeschwächt. Mit dem gleichen Verfahren gelang es auch Oakley u. Mitarb. (*4*), bei insulinresistenten Diabetikern Insulinantikörper nachzuweisen.

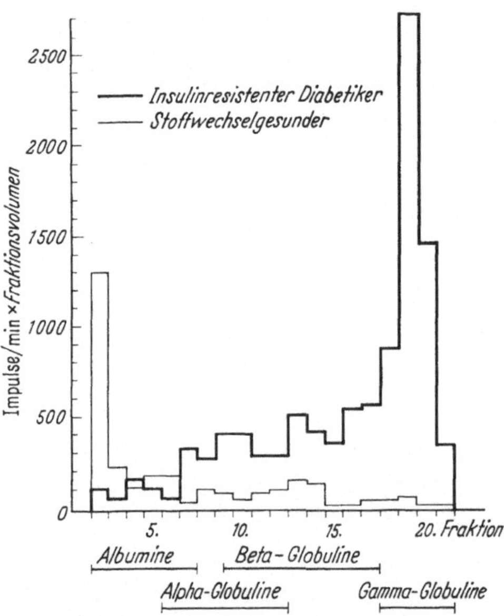

Abb. 3. Präparative Serumelektrophorese nach Injektion von 0,1 IE J^{131}-markiertem Insulin bei einem Stoffwechselgesunden (1 h post inject.) und einem insulinresistenten Diabetiker (3 h post inject.)

Im Ouchterlony-Plattentest konnten mit dem Patientenserum und auch mit dem Meerschweinchen-anti-Insulinserum keine Präcipitationsreaktionen beobachtet werden.

Eine direkte Bindung von Insulin an Globuline war mit Hilfe J^{131}-markierten Insulins nachzuweisen. Bei der präparativen kontinuierlichen Ablenkungselektrophorese von Serum der insulinresistenten Kranken 3 Std nach i.v. Injektion von J^{131}-Insulin wandert das markierte Insulin vorwiegend mit den γ-Globulinen, während sich bei Auftrennung eines stoffwechselgesunden Kontrollserums das markierte Insulin im Albuminbereich wiederfindet (Abb. 3).

Bei der Papierelektrophorese läuft das freie Insulin entsprechend der Untersuchungen von Kallee (*6*)und Berson u. Mitarb. (*7*) bis in den Bereich zwischen

α_1-Globulinen und Albumin. Das Serum der insulinresistenten Kranken zeigt ebenfalls einen Gipfelpunkt der Aktivität in diesem Bereich, aber zusätzlich einen weiteren zwischen den β- und γ-Globulinen, der an dieser Stelle auch bei Auftrennung eines Meerschweinchen-anti-Insulinserums zu finden ist (Abb. 4).

Die Blockierung der biologischen Wirkung von Insulin durch das Serum der insulinresistenten Kranken konnte sowohl durch in vitro- als auch durch in vivo-Untersuchungen nachgewiesen werden. In vitro wurde durch Zusatz von 20fach verdünntem Serum zu einem Zeitpunkt, zu dem die Kranke 360 E Insulin erhielt und der Stoffwechsel mit 286 mg-% Blutzucker und einer Harnzuckerausscheidung von 107 g ungenügend kompensiert war, die Wirkung von 1000 μE/ml krist. Insulin auf die Glucoseoxydation durch das isolierte epididymale Fettgewebe um 38% gehemmt. Zu einem späteren Zeitpunkt, als mit 460 E eine befriedigende Stoffwechsellage erzielt worden war, war die Hemmung gleich stark. Erst 5 Monate später beobachteten wir eine etwas verminderte Hemmwirkung des Serums. Zu diesem Zeitpunkt verlief auch die passive cutane Anaphylaxie negativ (Abb. 5). Das Meerschweinchen-anti-Insulinserum, das papierelektrophoretisch ein stärkeres Bindungsvermögen im Globulinbereich aufwies als das Serum der insulinresistenten

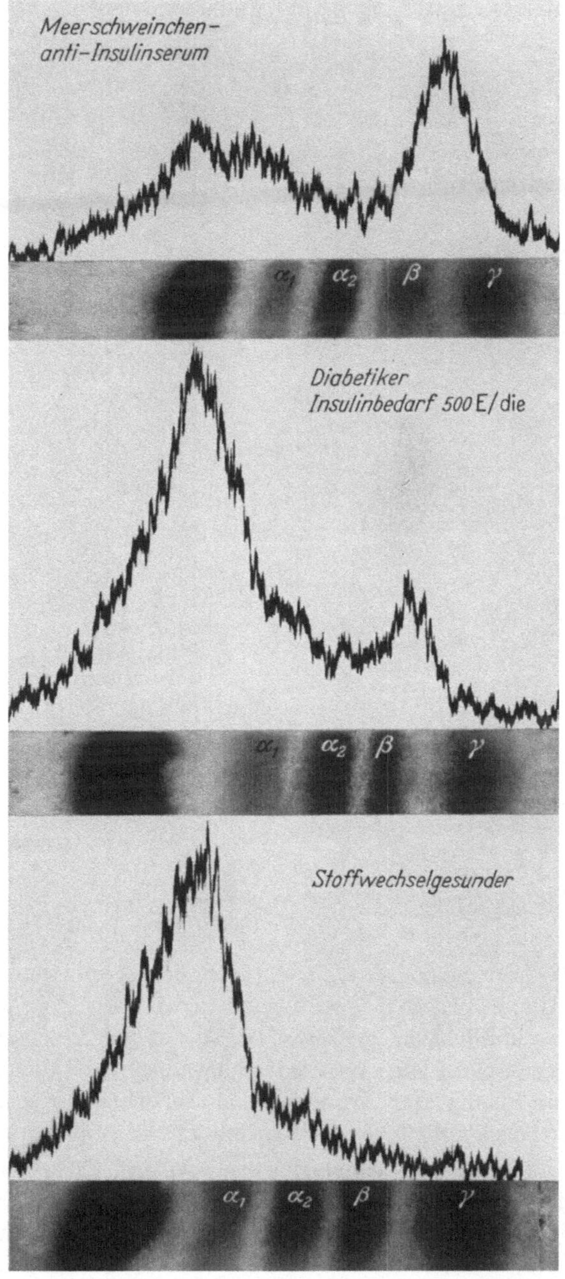

Abb. 4. Serumelektrophorese von stoffwechselgesundem, insulinresistentem Diabetiker und Meerschweinchen-anti-Insulinserum nach Zusatz von 0,075 E J^{131}-Insulin/ml (Spez. Aktivität 10 mC/25 E)

Kranken, übte gleichfalls und noch in 1000facher Verdünnung eine starke Hemmwirkung auf 1000 μE/ml krist. Insulin aus.

Bei Untersuchungen in vivo weist die Bestimmung des Blutinsulinspiegels im Tagesablauf ebenfalls auf blockierende Serumeigenschaften hin. Der Seruminsulinspiegel liegt bei Injektion von 320 E Insulin *nur* morgens vor der ersten Insulininjektion mit 1300 μE/ml über dem von 508 μE/ml einer Kontrollgruppe von

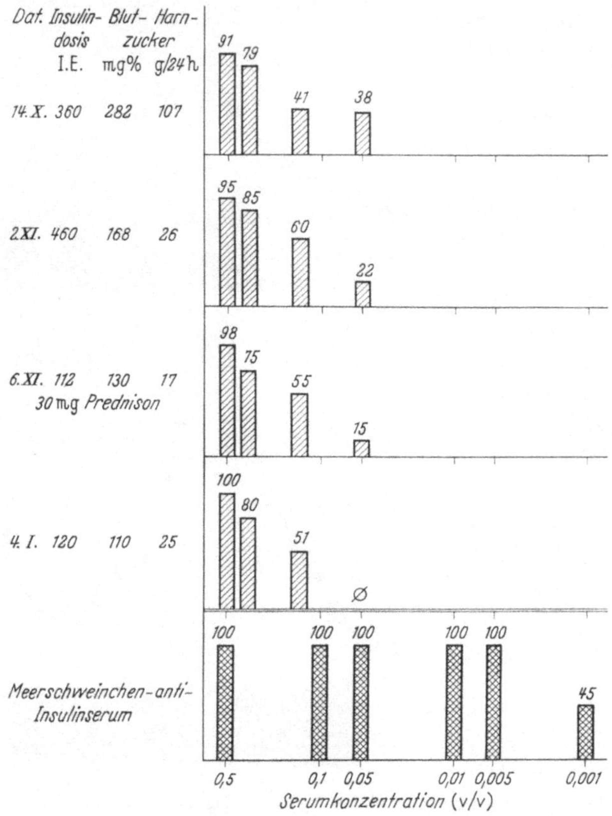

Abb. 5. Hemmung der Wirkung von 1000 μE/ml krist. Insulin durch Serumzusatz von einem insulinresistenten Diabetiker zu verschiedenen Beobachtungszeiten und von Meerschweinchen-anti-Insulinserum

18 Diabetikern mit einer verabreichten mittleren Insulintagesdosis von 78 E (Abb. 6). In den Vormittagsstunden fällt der Insulinspiegel nach der ersten Insulininjektion im Gegensatz zu der Kontrollgruppe stark ab, um im weiteren Tagesablauf langsam wieder anzusteigen. Möglicherweise wird durch die Zufuhr von Insulin nach Art einer anamnestischen Reaktion die Bindungs- und Neutralisationsfähigkeit des Serums erhöht. Der Blutzucker verhält sich spiegelbildlich.

Der hohe wirksame Blutinsulinspiegel 12 Std nach der letzten Insulininjektion und die nächtliche Hypoglykämieneigung sind darauf zurückzuführen, daß 1. das Insulin nach seiner Bindung an Antikörper nicht aus dem Blutkreislauf eliminiert wird, sondern weiter zirkuliert und 2. aus dieser Bindung befreit und wirksam werden kann. Intravenös injiziertes radioaktiv markiertes Insulin wird bei Stoffwechselgesunden schnell aus der Blutbahn eliminiert (Abb. 7). Bei der insulinresistenten Kranken ist die Elimination dagegen stark verzögert und noch 24 Std nach der Injektion sind große Mengen des verabreichten Insulins nachweisbar (Abb. 9). Auch bei zwei anderen insulinbehandelten Kranken mit einem Insulinbedarf von 132 und 90 E, die beide eine positive passive cutane Anaphylaxie am Meerschweinchen aufwiesen, ist die Elimination stark verzögert. Gleichartige Befunde wurden von BERSON u. Mitarb. (7) mitgeteilt.

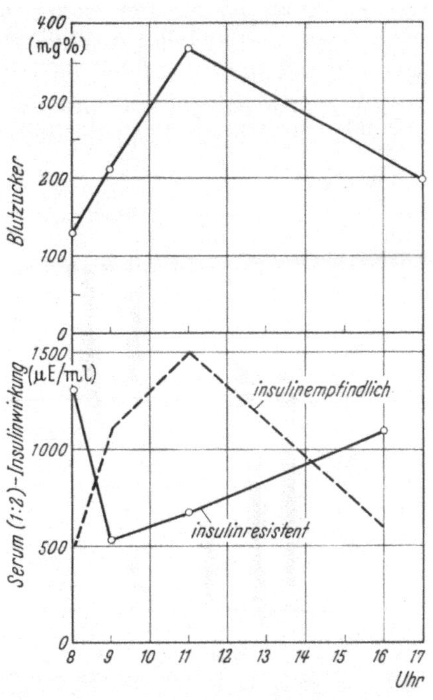

Abb. 6. Tagesprofile der Seruminsulinaktivität von einem insulinresistenten Diabetiker (Insulinbedarf 320 E/Tag) und Mittelwertskurve von 18 insulinempfindlichen Diabetikern (mittlerer Insulinbedarf 78 E/Tag) (unten). Blutzuckertageskurve des insulinresistenten Diabetikers (oben)

Die Freisetzung von gebundenem Insulin mit Entfaltung der biologischen Wirksamkeit läßt sich in vitro allein durch Verdünnung des Serums erreichen. Das untersuchte konzentrierte Serum besitzt zu einem Zeitpunkt, als 320 E Insulin täglich verabreicht wurden, eine Insulinaktivität von 600 μE/ml, die durch mehrfache Verdünnung bis auf 12000 μE/ml oder 12 E/l Serum ansteigt. Die Hemmwirkung gegenüber 1000 μE/ml krist. Insulin nimmt durch die Verdünnung entsprechend ab (Abb. 8).

Eine Dissoziation von Antigen und Antikörper durch einfache Verdünnung in Pufferlösung ist schwer vorstellbar. Sie findet aber während des Meßverfahrens, das auf einer Stoffwechseluntersuchung mit 2stündiger Inkubation zusammen mit isoliertem Rattenfettgewebe beruht, sicher statt. Das gleiche Phänomen läßt sich auch mit dem Meerschweinchen-anti-Insulinserum nachweisen. Nach Absorption

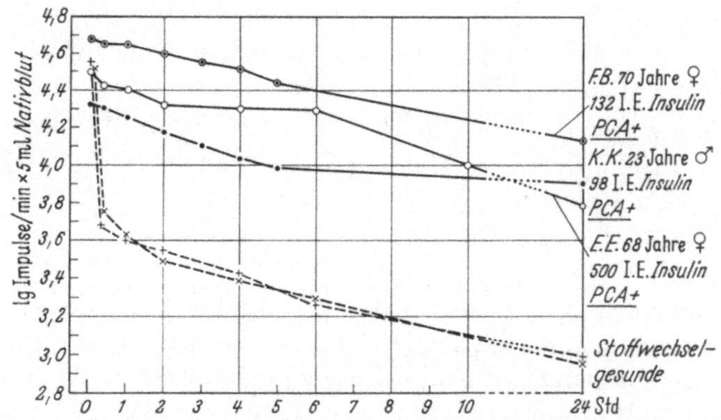

Abb. 7. Abfall der Radioaktivität im peripheren Blut nach Injektion von J^{131}-markiertem Insulin (0,1 IE i.v.) bei Diabetikern mit hohem Insulinbedarf und Stoffwechselgesunden

des Meerschweinchenserums mit 600000 μE/ml krist. Insulin beträgt die Insulinwirkung auf das Rattenfettgewebe in einer Verdünnung des Serums von 1 : 10 1000 μE/ml. Diese Serummenge enthält aber $^1/_{10}$ der zugesetzten Insulinmenge, das sind 60000 μE/ml. Die biologische Aktivität wird somit nur von etwa 2% des gesamten vorhandenen Insulins ausgeübt. Mit größerer Verdünnung des Serums nimmt die gesamte Insulinmenge entsprechend ab, der biologisch wirksame Anteil bleibt aber nahezu konstant und das Verhältnis von freiem, wirksamem zu gebundenem, unwirksamem Insulin verschiebt sich stark zugunsten des ersteren

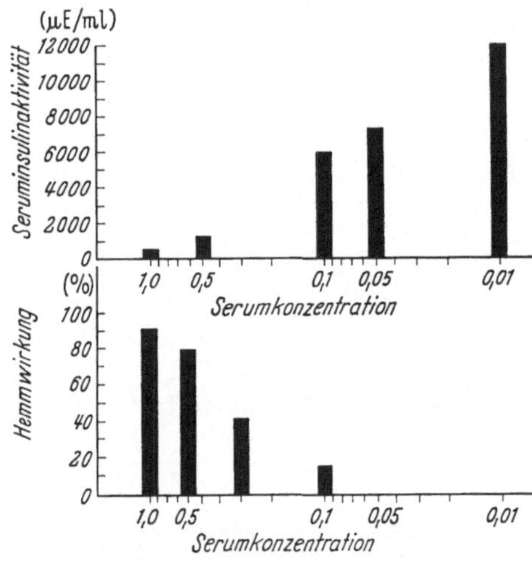

Abb. 8. Anstieg der *Seruminsulinaktivität* durch Verdünnung des Serums von einem insulinresistenten Diabetiker (oben). *Hemmwirkung* unterschiedlicher Serumkonzentrationen auf 1000 μE/ml kristall. Insulin (unten)

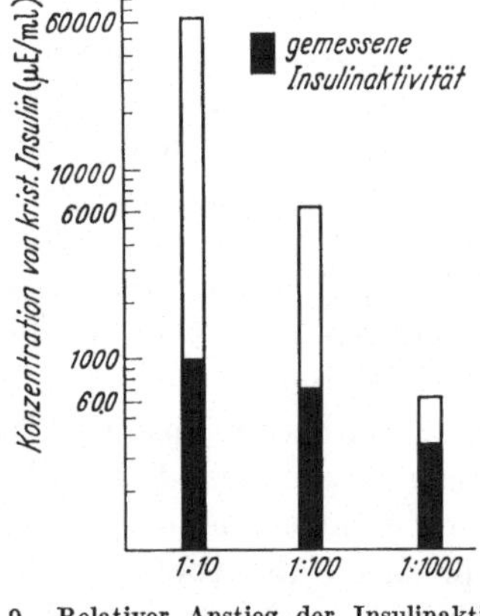

Abb. 9. Relativer Anstieg der Insulinaktivität von absorbiertem Meerschweinchen-anti-Insulinserum mit krist. Insulin (600000 μE/ml) durch Verdünnung

(Abb. 9). Eine Bestätigung für die Annahme einer Dissoziation von antikörpergebundenem Insulin liefern klinische Beobachtungen von SHIPP u. Mitarb. (*8*). Die Autoren übertrugen 100 ml Plasma eines insulinresistenten Kranken auf einen Stoffwechselgesunden und verursachten dadurch eine protrahierte Blutzuckersenkung und nicht etwa eine Blutzuckersteigerung durch Neutralisation des endogenen Seruminsulins durch die übertragenen Antikörper. Auch DAVIDSON u. Mitarb. (*9*) beschreiben Hypoglykämien bei Mäusen nach Injektion von antikörperhaltigem Patientenserum.

Durch Zusatz von Prednison in vitro, das klinisch so überaus wirksam ist, läßt sich der Insulin-Antikörperkomplex nicht spalten. Auch konnten wir im Gegensatz zu den Untersuchungsergebnissen von HASSELBLATT und SCHMIETA (*10*) durch Zusatz von Sulfonylharnstoffen keine Dissoziation des Komplexes erreichen. Auch klinisch erwiesen sich die Sulfonylharnstoffe als unwirksam.

Unsere Untersuchungen beweisen also, daß der Insulinresistenz der beobachteten Patientin ein immunologischer Mechanismus zugrunde liegt. Bei einer großen Gruppe von insulinbehandelten Diabetikern mit geringerem Insulinbedarf konnten wir jedoch ebenfalls hemmende Serumeigenschaften auf zugesetztes krist. Insulin in vitro nachweisen und fanden ebenso wie BERSON u. Mitarb. bei diesen Kranken auch ein Bindungsvermögen des Serums für Insulin im Globulinbereich. Möglicherweise beeinflussen auch bei diesen Kranken immunologische Vorgänge den täglichen Insulinbedarf und es bestehen zwischen ihnen und den insulinresistenten Fällen nur quantitative Unterschiede, und der Schweregrad einer Insulinresistenz wird von der Avidität des Antikörpers zum Insulin, die für das Verhältnis von freiem zu gebundenem Insulin maßgebend ist, bestimmt. Wie weit allerdings diese Annahme zu Recht besteht, müssen weitere Untersuchungen zeigen.

Literatur

1. MARTIN, W. P., H. E. MARTIN, R. W. CYSTER and S. STROUSE: J. clin. Endocr. **1**, 387 (1941).
2. OVARY, Z.: Progr. Allergy **5**, 459 (1958).
3. GRASSMANN, W., u. K. HANNIG: In: HOUBEN-WEYL, 4. Aufl. I, 684 (1958).
4. DITSCHUNEIT, H., J.-D. FAULHABER u. E. F. PFEIFFER: Atompraxis **8**, 172 (1962).
5. OAKLEY, W., J. B. FIELD, G. E. SOWTON, B. RIGBY and A. C. CUNLIFFE: Brit. med. J. **1959**, 1601.
6. KALLEE, E.: Z. Naturforsch. **7 b**, 661 (1952); Klin. Wschr. **32**, 508 (1954).
7. BERSON, S. A., R. S. YALOW, A. BAUMANN, B. A. ROTHSCHILD and K. NEWERLEY: J. clin. Invest. **35**, 170 (1956).
8. SHIPP, J. C., O. RUSSEL, J. STEINKE, M. L. MITCHELL and W. B. HADLEY: Diabetes **10**, 1 (1961).
9. DAVIDSON, J. K., u. E. E. EDDLEMAN: Arch. intern. Med. **86**, 727 (1950).
10. HASSELBLATT, A., u. J. SCHMIETA: Klin. Wschr. **39**, 910 (1961).

Diskussion

K. OBERDISSE (Düsseldorf):

Zum Vortrag von Herrn DITSCHUNEIT möchte ich bemerken, daß wir in diesem Jahr 2 Patientinnen beobachteten, bei denen es gelang, die vorliegende schwere Insulinresistenz durch intravenöse Darreichung hoher Mengen Alt-Insulins zu durchbrechen. Im ersten Fall handelt es sich um eine 87jährige alte Dame, die trotz Zufuhr von 120 E Insulin Blutzuckerwerte von 600 mg-% und eine Glykosurie von 100 g zeigte. Gaben von Sulfonylharnstoff und Biguanid erbrachten keinen Erfolg, ebensowenig ein Behandlungsversuch mit Prednison. Erst als wir die Patientin intravenös mit Dosen 320 E Alt-Insulin (+ zusätzlich 100 E Depot-Insulin) behandelten, trat eine schnelle Besserung ein. Sie konnte mit 52 E Komb-Insulin + 12 E Depot-Insulin bei gutem Tagesprofil und geringfügiger Glykosurie entlassen werden. — Das gleiche beobachteten wir bei einer zweiten 61jährigen Patientin, bei der der Erfolg zwar nicht so eklatant war, bei der wir aber auch einen deutlichen Erfolg erzielen konnten. Bei einer täglichen Insulindosis von 300 E lag der Nüchternblutzucker zwischen 200 und 560 mg-% bei einer stark positiven Acetonprobe und einer Glykosurie von täglich bis zu 62 g. Auch hier hatten wir mit der intravenösen Applikation von zunächst 200 E Alt-Insulin, auf 3 Einzelinjektionen verteilt, einen guten Erfolg, konnten die Dosis langsam reduzieren und auf subcutane Injektion übergehen. Immerhin konnte die Patientin mit 60 E Komb- + 52 E Depot-Insulin entlassen werden.

Die Ursache der hier beobachteten Insulinresistenzen kennen wir nicht. Man sollte in jedem Fall aber eine Umstellung auf intravenöse Injektion versuchen.

K. WEINGES (Homburg/Saar):

Wenn ich Herrn DITSCHUNEIT richtig verstanden habe, so kommt es bei seiner Patientin mit Insulinresistenz bei exogenen Gaben von Insulin zunächst zu einer Bindung an Antikörper mit Inaktivierung des Insulins und später wieder zu einer Dissoziation, worauf die nächtlichen Hypoglykämien hindeuten. Dieser Befund ist sehr interessant, und ich habe die Frage, ob Darstellungen über den Wirkungsmechanismus hierbei bestehen. Lediglich ein Verdünnungseffekt ist hier kaum denkbar, wie er in vitro zu beobachten ist.

H. DAWEKE (Düsseldorf):

Wir konnten in den letzten Monaten zwei Fälle der sog. essentiellen Form der Insulinresistenz beobachten. Es handelte sich um eine 87jährige und um eine 61jährige Patientin, bei denen der Diabetes 4 bzw. 9 Jahre bestand. Die Anamnese war in beiden Fällen ähnlich wie bei dem von DITSCHUNEIT geschilderten Fall. Der Insulinbedarf betrug zeitweise vor der von uns durchgeführten speziellen Behandlung 300—1000 bzw. 340 Einheiten Alt-Insulin pro Tag. Im Gegensatz zu dem in Frankfurt beobachteten Fall war durch Prednison bzw. Dexamethason keine Besserung der Stoffwechsellage zu erreichen. Im Gegenteil trat bei beiden Patientinnen sofort eine Acidose auf, und der BZ stieg auf Werte um 700 mg-% an. Eine Therapie mit Sulfonylharnstoffen und Biguaniden war völlig wirkungslos. Die insulinähnliche Aktivität (ILA), die nach MARTIN, RENOLD und DAGENAIS am epididymalen Fettgewebe der Ratte bestimmt wurde, war bei Bestimmung an verschiedenen Tagen im Nüchternserum im Vergleich zu den Kontrollen, die bei 700 μE/ml lagen, entweder normal oder mit Werten über 1000 μE/ml sogar erhöht. Ein Zusatz von kristallinem Insulin von 1000 μE/ml zum Patientenserum konnte quantitativ wiedergefunden werden. Im Hypoglykämieversuch an der Maus nach LOWELL konnte die bei i.v.-Injektion absolut eben noch durch Hypoglykämie tödliche Dosis von 0,1 E/20 g Maus durch Zugabe von Patientenserum in ihrer Wirksamkeit nicht verändert werden. Insulinbindende oder -zerstörende Stoffe einschließlich echter Antikörper waren also im Serum beider Patienten nicht vorhanden. Wir haben wie schon früher andere Autoren angenommen, daß auf Grund von bisher nicht bekannten Veränderungen innerhalb des peripheren Gewebes vorübergehend die Wirksamkeit des Insulins am Erfolgsorgan herabgesetzt oder aufgehoben wird. Eine Antigen-Antikörper-Reaktion innerhalb der peripheren Gewebe bei Vorhandensein von sessilen Antikörpern ist durchaus möglich. Daß allergische Vorgänge eine Rolle spielen, ergibt sich daraus, daß bei der älteren Patientin mehrfach bei i.v.-Injektion von Alt-Insulin eine leichte, generalisierte, flüchtige Urticaria auftrat und daß bei der anderen Diabetikerin im Beginn der Erkrankung und auch vor dem Auftreten der Insulinresistenz eine lokale allergische Hautreaktion an den Injektionsstellen des Insulins auftrat, die später nicht mehr beobachtet wurde. Jedenfalls zeigen diese beiden Fälle im Vergleich zu dem von DITSCHUNEIT beschriebenen Fall, daß die Genese der essentiellen Insulinresistenz nicht einheitlich ist.

Aus der Med. Akademie, 2. Med. Klinik u. Poliklinik Düsseldorf
(Direktor: Prof. Dr. K. OBERDISSE)

Experimentelle Untersuchungen zum Wirkungsmechanismus der Biguanide

Von

H. DAWEKE und I. BACH

Mit 2 Abbildungen

Die Hypothese von WILLIAMS und STEINER, daß die durch Biguanide erzeugte Hypoglykämie auf einer Steigerung der anaeroben Glykolyse bei Hemmung des oxydativen Glucoseabbaus beruhe, ist häufig angezweifelt worden. Für den Kliniker ist sie auch deshalb unbefriedigend, weil die in vitro untersuchten Biguanidkonzentrationen beim Menschen wegen der bekannten Nebenerscheinungen nie erreicht werden, offenbar aber auch für den therapeutischen Effekt nicht erforderlich sind. Bei allen bis 1960 durchgeführten experimentellen Untersuchungen wurden Dosen von 100—3000 γ/ml verwendet, und nur STEINER und WILLIAMS kamen bis in den Dosenbereich von 10 γ/ml, wo sie den Beginn der Oxydationshemmung nachweisen konnten. Beim Menschen werden aber bei großzügigster Berechnung maximal Konzentrationen von 4—5 γ/ml im Gewebe erreicht, und wahrscheinlich liegen sie noch tiefer bei etwa 1 γ/ml. Erst TRANQUADA u. Mitarb. führten Untersuchungen in diesem Dosenbereich durch und fanden bei 5 γ/ml eine Steigerung der Glucoseaufnahme am Fettgewebe der Ratte ohne vermehrte Milchsäurebildung. SCHÄFER zeigte bei der gleichen Dosis eine Steigerung der Glucoseoxydation in Versuchen nach der Methode von MARTIN u. Mitarb. Wegen dieser widersprechenden Ergebnisse haben wir die Wirkung eines Biguanids, und zwar des N_1-n-Butylbiguanid (W 37, Silubin), vor allem auch bei therapeutisch zu erwartenden Konzentrationen, systematisch mit der Methode von MARTIN u. Mitarb. mittels der Glucose-1-C^{14}-Oxydation zu $C^{14}O_2$ am epididymalen Fettgewebe der Ratte untersucht. Vergleichsuntersuchungen der Glucoseaufnahme am Fettgewebe und am Zwerchfell der Ratte wurden ebenfalls durchgeführt. Uns interessierte außerdem die Frage, ob für die Wirkung der Biguanide die gleichzeitige Anwesenheit von Insulin erforderlich ist.

Ergebnisse: Bei Zusatz von steigenden Dosen Butylbiguanid (0,001—1000 γ/ml) zum Inkubationsmedium lagen die Werte für die CO_2-Produktion bei 1 und 5 γ/ml höher (66% bei 1 γ), ab 20 γ/ml niedriger als die Kontrollen. Die Abweichungen sind statistisch nicht gesichert. Auffallend ist der Unterschied von 94% zwischen den Werten bei den Dosen 1 und 100 γ/ml. Bei Zusatz von kristallinem Insulin zeigte sich wieder eine Steigerung der Oxydationsrate bei 1 γ/ml von 43 und 53% bei Zusatz von 62,5 und 125 μE/ml Insulin. Auch hier sind die Ergebnisse statistisch nicht gesichert. Bei Zusatz von 1000 μE/ml Insulin fand sich bei steigenden Dosen Butylbiguanid eine Hemmung der CO_2-Produktion, die schon bei 5 γ/ml mit 70% mit $P < 0{,}001$ statistisch gesichert ist. Höhere Dosen führten zu noch stärkerer Hemmung. Beachtenswert ist die Hemmung bei 5 γ/ml bei Zusatz von 62,5 und 1000 μE/ml Insulin gegenüber der Steigerung der Oxydationsrate bei gleicher Dosis ohne Insulinzusatz. In einer weiteren Versuchsserie wurde menschliches Serum in einer Verdünnung 1 : 1 mit Krebs-Bicarbonatpuffer zugesetzt (Abb. 1). Auch hier fand sich bei 1 γ/ml Butylbiguanid eine Steigerung der Glucoseoxydation von diesmal 56%. Der Befund ist mit $P < 0{,}01$ statistisch gesichert. Trotz unterschiedlicher Mengen vorhandenen Insulins ist also der Grad der Oxydationssteigerung immer etwa gleich groß. Bei 5 γ/ml zeigte sich im Gegensatz zu den Versuchen mit Zusatz von

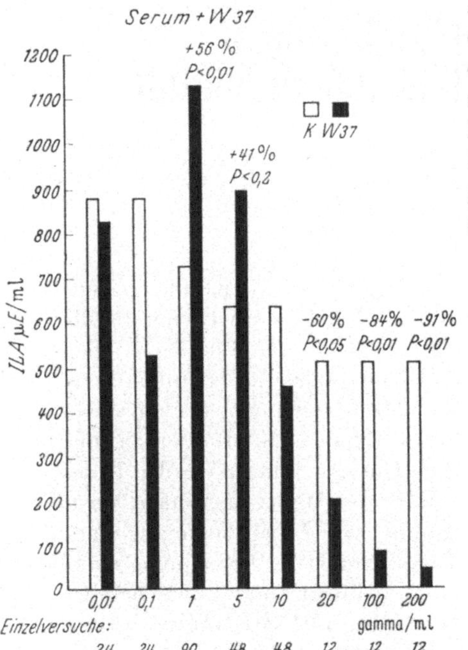

Abb. 1. Die Wirkung von N_1-n-Butylbiguanid (W 37, Silubin) auf die Oxydation von Glucose-1-C^{14} am epididymalen Fettgewebe der Ratte bei Zusatz von menschlichem Nüchternserum

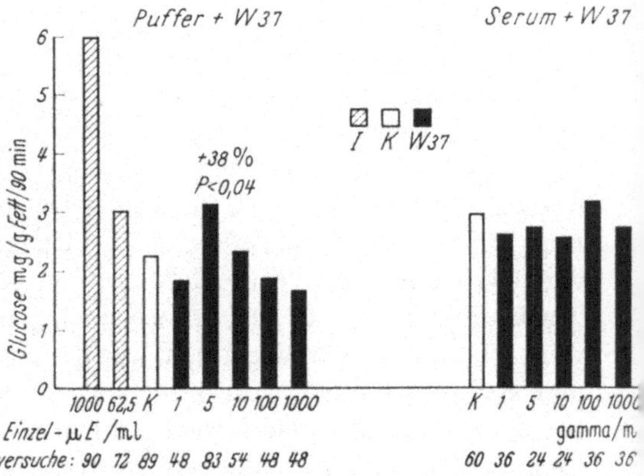

Abb. 2. Die Wirkung von N_1-n-Butylbiguanid (W 37, Silubin) auf die Glucoseaufnahme des epididymalen Fettgewebes der Ratte ohne und mit Zusatz von menschlichem Nüchternserum

kristallinem Insulin ebenfalls eine Zunahme der CO_2-Produktion. Die Werte lagen gegenüber den Kontrollen 41% höher ($P < 0{,}2$). Mit 10 γ/ml beginnend kam es bei höherer Dosierung wieder zu der Oxydationshemmung, bei 100 γ/ml von 84% mit $P < 0{,}01$. Trotz der erheblichen Streuung der Methode der Glucoseaufnahme am epididymalen Fettgewebe konnten wir bei 5 γ/ml eine statistisch gesicherte Steigerung der Glucoseaufnahme von 38% ($P < 0{,}04$) nachweisen. Bei Zusatz von Serum ließ sich eine Steigerung der Glucoseaufnahme nicht zeigen. Bei hohen Dosen Butylbiguanid wurde die Glucoseaufnahme jedoch nicht gehemmt; offenbar liegt die nachgewiesene Hemmung an irgendeiner Stelle des intermediären Stoffwechsels (Abb. 2). Während sich am Rattenzwerchfell bei kleinen Dosen Butylbiguanid kein Effekt nachweisen ließ, kam es bei höheren Dosen zu der oft beschriebenen Wirkung einer Steigerung der Glucoseaufnahme. Zusatz von Serum ließ diesen Effekt erst bei höherer Dosis auftreten, da sich bei 100 γ/ml noch keine Steigerung der Glucoseaufnahme nachweisen ließ.

Es ließ sich also bei kleinen Dosen N_1-n-Butylbiguanid von 1 bis 5 γ/ml (bei Zusatz von Serum einschließlich, bei Zusatz von kristallinem Insulin ausschließlich) eine Steigerung der Glucose-1-C^{14}-Oxydation nachweisen, ein Befund, der durch die gesteigerte Glucoseaufnahme am epididymalen Fettgewebe bei 5 γ/ml gestützt wird. Diese Dosen entsprechen den bei therapeutischer Anwendung zu erwartenden Gewebskonzentrationen. Die Ergebnisse sind statistisch gesichert. Die Befunde lassen sich mit den Ergebnissen von SCHÄFER koordinieren, der bei 5 γ/ml Butylbiguanid allerdings exzessive Oxydationssteigerungen fand, die wir in dieser Höhe nicht bestätigen können.

Da die vorhandene Insulinmenge — auch das im Leerversuch im Fettgewebe vorhandene Insulin — in ihrer Wirkung immer um den gleichen Grad, etwa 50%, gesteigert wird, glauben wir, daß der Oxydationssteigerung durch Biguanide ein insulinpotenzierender Effekt zugrunde liegt. Dieser Effekt bietet eine vorzügliche Erklärungsmöglichkeit für die hypoglykämische Wirkung der Biguanide im allgemeinen und für die Behandlungserfolge bei Diabetikern im besonderen. So unbefriedigend die Theorie von WILLIAMS und STEINER war, so einleuchtend erscheint uns die Erklärung der hypoglykämischen Wirkung durch eine Potenzierung der Insulinwirkung am Fettgewebe. Der bekannte insulinsparende Effekt der Biguanide bei therapeutischer Anwendung findet so seine Erklärung. Die strenge Dosisabhängigkeit des potenzierenden Effektes erklärt, warum durch Dosissteigerung beim Diabetiker keine Wirkungsverbesserung zu erzielen ist. Auch die Tatsache, daß beim normalen Menschen mit den anwendbaren Dosen keine Hypoglykämie zu erzeugen ist, ist erklärlich, da eine Wirkungssteigerung des im Gewebe anflutenden Insulins sofort durch verminderte Insulinausschüttung aus dem Pankreas beantwortet werden wird. Die Auswirkungen der höheren Biguaniddosen kommen wegen der ausgeprägten Unverträglichkeitserscheinungen beim Menschen nicht zur Beobachtung. Die wieder von uns gefundene Hemmung der Glucoseoxydation am Fettgewebe bei hohen Biguaniddosen und die Steigerung der Glucoseaufnahme am Muskel bestätigen im wesentlichen die Ergebnisse der Voruntersucher. Diese Untersuchungen verlieren durch die neuen Ergebnisse nicht an Wert, doch verdienen sie mehr das Interesse des Toxikologen.

Literatur siehe DAWEKE, H., BACH, I.: Experimental studies on the mode of action of Biguanides. Metabolism **12**, 319—332 (1963).

Diskussion

K. WEINGES (Homburg/Saar):

Herr DAWEKE zeigte auf seiner ersten Abbildung über die Biguanid-Wirkung in verschiedenen Konzentrationen auf die Glucose-1-C^{14}-Oxydation am epididymalen Fettanhang Effekte, die einer insulin-ähnlichen Aktivität zwischen 10 und 50 μE entsprechen. Ich glaube, daß man bei der angewandten Methode und der bekannten Fehlerbreite in diesem Bereich keine Unterschiede mit Signifikanz angeben kann und darf.

H. DAWEKE (Düsseldorf):

Zu der Frage von Herrn K. F. WEINGES, ob bei den Versuchen nur mit Zusatz von Butylbiguanid eine Unterscheidung zwischen einer insulin-ähnlichen Aktivität (ILA) von 25 und 60 μE/ml möglich ist, möchte ich folgendes sagen:

Es ist richtig, daß die Leerwerte im unteren Grenzbereich der Bestimmungsmethode liegen. Die für jede Butylbiguaniddosis in gleicher Zahl wie die Versuche durchgeführten

Kontrollen zeigen schon einen zwischen 26 und 57 μE/ml schwankenden Wert. Schwankungen in diesem Bereich können nicht als Wirkung eines Pharmakons angesehen werden, vor allem nicht, wenn Kontrollen und Testversuche aus verschiedenen Bestimmungen verglichen werden. Eine Aussage läßt sich schon eher machen, wenn — wie wir das getan haben — nur die im gleichen Versuch und an den gleichen Tieren gewonnenen Ergebnisse verglichen werden. Auch hier sind die statistisch nicht gesicherten Unterschiede bei 1 und 5 γ/ml und bei den höheren Dosen 100, 200 usw. γ/ml Butylbiguanid nur deshalb erwähnenswert, weil sich der gewonnene Hinweis auf einen Effekt der Substanz bei Vorhandensein größerer Insulinmengen in den übrigen Versuchen bestätigt.

In übrigen ist die Genauigkeit der Methode in unserer Hand ähnlich wie es von SHEPS, RENOLD u. Mitarb. angegeben wurde. Während diese Autoren für den Genauigkeitsindex (index of precision) einen Mittelwert von $\lambda = 0,23$ angeben, liegen unsere Werte zwischen 0,08 und 0,5 und erreichen im Extremfall 0,8.

Aus der Chirurgischen Universitäts-Klinik Kiel (Direktor: Prof. Dr. R. Wanke)

Problematik der Indikation zur Parathyreoidektomie

Von

D. Borm

Mit 2 Abbildungen

Die heute allgemein anerkannte Indikation zur Parathyreoidektomie ist einzig und allein beim primären Hyperparathyreoidismus gegeben.

An der Chirurgischen Universitätsklinik Kiel wurden bisher 24 Fälle von primärem Hyperparathyreoidismus beobachtet. Über die intraoperativen Erfahrungen wurde von Wanke (*1*) und die postoperativen von mir (*2*) ausführlich berichtet. Während der letzten $2^3/_4$ Jahre wurden 13 Patienten mit primärem Hyperparathyreoidismus diagnostiziert und durch Operation bestätigt, davon allein 5 während des vergangenen Jahres. Jeder Patient mit unklaren Magen-Darm-Beschwerden, besonders Duodenal- und Magenulcera, Pankreatitiden, Muskelatonien, unklaren rheumatischen Beschwerden an Muskulatur und Knochen, psychischen Abwegigkeiten und besonders Nierensteinen wird von uns routinemäßig auf primären Hyperparathyreoidismus untersucht. Hierfür ist eine wiederholte Calcium-Analyse im Serum notwendig. Die grob orientierende Bestimmung der Calcium-Ausscheidung im Urin durch die Sulkowitch-Probe ist nach unserer Erfahrung unzureichend.

Als pathognomonisch für dieses Krankheitsbild gilt das bekannte Mineralsyndrom mit Hypercalcämie, Hypophosphatämie, Hypercalciurie und Hyperphosphaturie. Diese Vorstellung bedarf einer gewissen Revision, da das Syndrom in seiner kompletten Form häufig fehlt. In Abb. 1 sind die mehrfach bei unseren letzten 13 Patienten (2 ossäre , 3 renal-ossäre, 8 renale Formen) nach der gleichen Methode mit dem Flammenphotometer Eppendorf und dem Photometer Eppendorf bestimmten Werte für Serum — und Urin-Calcium — und Phosphor dargestellt. Wir haben die Werte in mg-% bzw. mg/die angegeben, da dieses allgemein weiterhin in der Literatur des Hyperparathyreoidismus üblich ist und einen besseren Vergleich gestattet. Als konstanteste Zeichen waren Hypercalcämie und Hypophosphatämie zu beobachten, während die Calcium- und Phosphortagesausscheidungen im Urin große Unterschiede zeigten und in etwa der Hälfte aller Bestimmungen normal waren. Die ossären und renal-ossären Formen gingen immer mit Hypercalcämie einher, während die Serumphosphorveränderungen bei den renal-ossären Formen zum Teil weniger typisch waren. Noch atypischer wird das Mineralsyndrom bei den rein renalen Formen. Die Serumcalciumwerte liegen hier überwiegend in einem Bereich, der der allgemein angenommenen oberen Normgrenze entspricht. Die Serumphosphorwerte sind zum Teil normal. Diese renalen Fälle bereiten besondere Schwierigkeiten in der Indikation zur Parathyreoidektomie.

Erfahrungsgemäß wissen wir, daß keine gesetzmäßige Relation zwischen dem Grad der Hypercalcämie und der Größe bzw. dem Gewicht eines EK-Adenoms besteht, was wiederholt in der Literatur behauptet wurde. Kleine EK-Adenome können erhebliche, große Adenome nur geringe Hypercalcämien bedingen. Die endokrine Aktivität der EK-Adenome ist unabhängig von Gewicht und Größe. An Hand von 4 verschieden großen EK-Adenomen, die intraoperativ photographiert wurden (Diapositiv), wird dieses näher erläutert. Die unterschiedliche Serumcalciumhöhe bei gleicher Anamnesendauer und Größe der EK-Adenome ist unseres Erachtens auf eine zeitlich verschieden starke Parathormonproduktion zurückzuführen. Wir kennen Patienten, die bei längerer Beobachtung Schwankungen des Serumcalciumspiegels von leichten bis stärkeren Hypercalcämien aufwiesen. Kommen diese Patienten im Stadium einer geringen endokrinen Aktivität zur Diagnostik, so kann die Indikation zur Parathyreoidektomie weiter erschwert oder sogar unmöglich werden. Langzeitige ambulante Serumcalciumkontrollen sind daher in allen klinischen Verdachtsfällen bis zur sicheren Klärung der Diagnose unbedingt erforderlich.

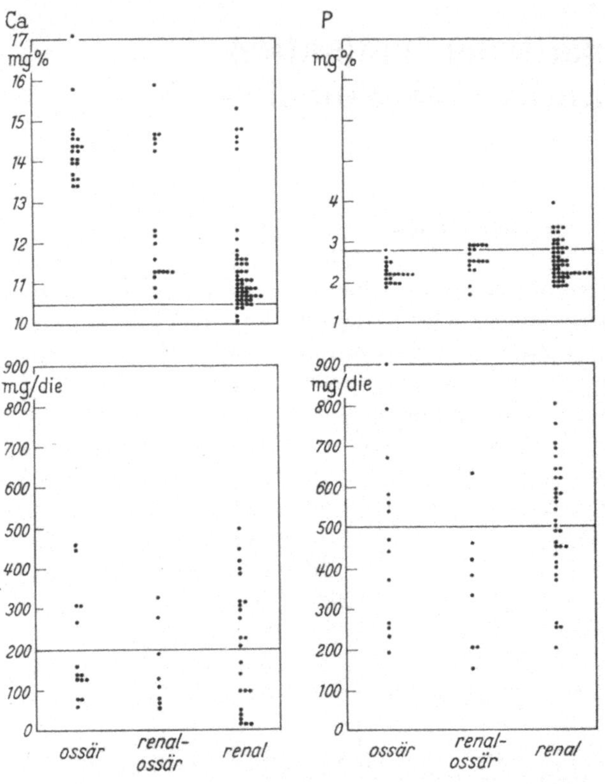

Abb. 1. Serum-Calcium und Phosphor (mg-%), Urin-Calcium und Phosphor (mg/die) bei 13 Patienten mit primärem Hyperparathyreoidismus (2 ossär; 3 renal-ossär; 8 renal)

Da der quantitative Nachweis des Parathormons bisher unmöglich ist, wurden besonders für diese diagnostisch unklaren Fälle Funktionsproben der Epithelkörperchen angegeben. Der Hypercalcämietest nach Howard, Hopkins und Connor ist nach gemeinsam mit Eufinger (*1*) durchgeführten und publizierten Untersuchungen unzuverlässig und ohne diagnostischen Wert. Der renale Phosphorrückresorptionstest und die Konzentrationseinschränkung der Nieren sind bei pathologischem Ausfall nach unseren Erfahrungen lediglich weitere Verdachtsdiagnostica. Sie ermöglichen allein keine entscheidende Aussage in bezug auf die Indikation zur Exploration der Epithelkörperchen. Eine weitere zusätzliche Hilfe zur Indikation einer EK-Exploration kann die serienangiographische Darstellung der EK geben. Wir führen sie diagnostisch in unklaren Fällen und bei gesicherter Diagnose zur topographischen Lokalisation der EK-Adenome in jedem Falle durch. Wir bevorzugen jetzt eine Darstellung durch percutane Punktion der A. Axillaris, die von dem Oberarzt unserer Röntgen-Abteilung, Herrn Dr. WERNER, (4) ausgearbeitet wurde. In einem Diapositiv wird das Angiogramm eines typischen EK-Adenoms, das im rechten oberen Mediastinum lokalisiert war und erst auf

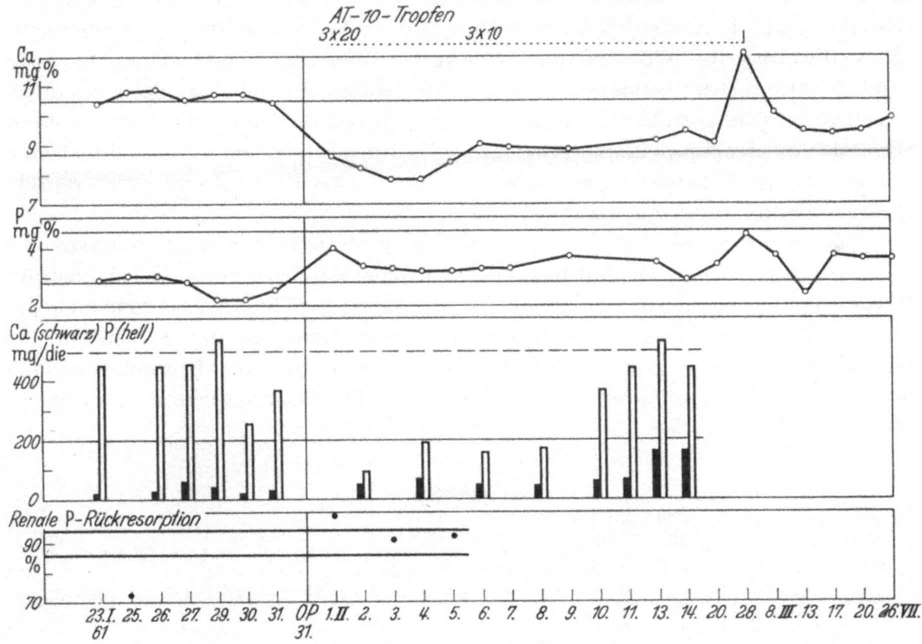

Abb. 2. Mineralbefunde bei renaler Form eines primären Hyperparathyreoidismus vor und nach EK-Adenom (3 g)-Exstirpation im Serum (obere 2 Reihen), Urin (3. Reihe) und renale Phosphor-Rückresorption (untere Reihe)

Grund dieses Angiogrammes bei einem 3. Eingriff nach vorheriger Exstirpation von je 1 EK-Adenom beim 1. und 2. Eingriff exstirpiert werden konnte, dargestellt. Differentialdiagnostisch ähnliche Bilder sahen wir bei Thymushyperplasien, retrosternalen Strumen, solitären nodösen Strumen und Carcinomen der Schilddrüse oder Metastasen im Halsbereich, die sich an Hand verschiedener Kriterien abgrenzen lassen, auf die an dieser Stelle nicht eingegangen werden soll. Eine nähere Darstellung wird von WERNER an anderer Stelle gegeben werden.

Diese EK-Funktionsproben und Röntgenuntersuchungen besitzen nur eine zusätzliche diagnostische Aussagekraft und stellen allein nicht Grundlage der Indikation zur Exploration der Epithelkörperchen dar.

Die Indikation leiten wir auf Grund unserer Erfahrungen einzig und allein von seiten der Serumcalciumwerte ab, die wir in allen Verdachtsfällen wiederholt bestimmen. An Hand von 2 Beispielen soll dieses veranschaulicht werden. Die folgende Abb. 2 gibt die Befunde bei einer Patientin mit doppelseitiger Nephrolithiasis ohne Knochenveränderungen wieder. Ein konstanter Serumcalciumwert zwischen 10,4 und 10,9 mg-% bei normal bis leicht erniedrigten Serumphorphorwerten, normalen Urin-Calcium- und Phosphortagesausscheidungen und herabgesetzter renaler Phosphorrückresorption stellte die alleinige Indikation zur Exstirpation eines 3 g schweren EK-Adenoms dar. In einem letzten Diapositiv werden die Erhebungen bei einem Patienten mit einem ersten kleinen Ureterstein ohne Knochenveränderungen wiedergegeben. Auch hier war der wiederholt kontrollierte, konstante Serumcalciumwert um 10,5 mg-% bei erniedrigtem Serumphosphor und normaler Urin-Calcium- und Phosphortagesausscheidung entscheidender Anlaß zur operativen Exstirpation eines ebenfalls etwa 3 g schweren EK-Adenoms. In beiden Fällen bestätigte die bis heute anhaltende postoperative Normalisierung der Serumcalciumwerte unter 10 mg-% die gelungene Operation und Beseitigung des primären Hyperparathyreoidismus. Bei Patienten, bei denen die Hypercalcämie, auch bei minimaler, aber konstanter Höhe, die Indikation zur Exploration der Epithelkörperchen darstellt, müssen andere mit Hypercalcämie einhergehende Erkrankungen differentialdiagnostisch ausgeschlossen werden. Dieses bereitet praktisch kaum Schwierigkeiten.

Zusammenfassend stellen wir fest, daß bei primärem Hyperparathyreoidismus besonders der häufigsten rein renalen Form, eine bereits geringe, aber konstante Hypercalcämie nach Ausschluß anderer mit Hypercalcämie einhergehender Erkrankungen, entscheidendes und zuverlässigstes Kriterium der Indikation zur Parathyreoidektomie darstellt. Weitere Funktionsproben der Epithelkörperchen und röntgenologische Untersuchungen bieten lediglich zusätzliche und unsichere diagnostische Kriterien.

Literatur

1. Wanke, R.: Chirurg **33**, 53 (1962).
2. Borm, D.: Chirurg **33**, 57 (1962).
3. Eufinger, H., u. D. Borm: Med. Welt **13**, 630 (1961).
4. Werner, H.: Vortrag vor der Med. Gesellschaft Kiel, 16. 11. 1961; ref. in Schl.-Holst. Ärztebl. **3**, 104 (1962).

Aus der Medizinischen Universitäts-Poliklinik Heidelberg
(Direktor: Prof. H. Plügge)

Klinische Gesichtspunkte zur Genetik des Pseudohypoparathyreoidismus und des Pseudo-Pseudohypoparathyreoidismus

Von

Gerhard Schwarz

Mit 1 Abbildung

Im Gegensatz zum idiopathischen Hypoparathyreoidismus sind der Pseudohypoparathyreoidismus (PH) und der Pseudo-Pseudohypoparathyreoidismus (PPH) sicher Erbkrankheiten. Elrick u. Mitarb. (1950) hatten 3 getrennte Genschäden angenommen: einen für Parathormonresistenz der Endorgane, einen zweiten für die Chondrodysplasie, d. h. für Brachymetacarpie und Brachymetatarsie und einen dritten für subcutane Knochenbildung.

Damals waren nur wenige Fälle dieser Erkrankungen bekannt. Heute gibt es insgesamt 58 familiäre Fälle von PH und PPH, so daß mehr über die Genetik dieser Erkrankungen gesagt werden kann. Wir haben die Stammbäume in der folgenden Tabelle zusammengestellt (Abb. 1). Wenn die Zahl der Fälle auch für genetische Untersuchungen noch immer klein ist, so sind doch folgende Aussagen möglich: 1. In 9 Familien kommen PH und PPH gleichzeitig vor, 2. 15mal sind Geschwister, 3mal Zwillingsschwestern befallen. 3. In 13 Familien wurde der PPH in der Aszendenz, der PH bei Kindern beschrieben und in 2 Fällen PH in der Aszendenz, PPH bei Kindern beobachtet. 4. In 15 Familien wird die Erkrankung von den Eltern direkt auf die Kinder übertragen. 5. In zwei Familien gibt es PH und PPH bei Kindern gleicher Eltern. Dieses Erbverhalten spricht dafür, daß dem PH und dem PPH der gleiche Gendefekt zugrunde liegt. Die Untersuchung der Genetik liefert damit ein wichtiges Argument für die Identität beider Erkrankungen.

Auch über den Erbgang sind bestimmte Aussagen möglich. Da die Erkrankung in 15 Fällen von einem der Eltern auf die Kinder übertragen wurde, also Elternteil und Kinder manifest erkrankt waren, liegt ein dominanter Erbgang vor. Gestützt wird diese Aussage durch das Verhältnis von gesunden und erkrankten Geschwistern. Wir finden in den Stammbäumen 24 gesunde und 39 kranke Geschwister. Hier muß allerdings eingeschränkt werden, daß zwar alle erkrankten Geschwister beschrieben wurden, deren gesunde Geschwister aber nur zum Teil genau angegeben sind. Immerhin würde ein Verhältnis von 39 : 24 für eine einfache Dominanz des Erbganges sprechen. Dagegen ist aber einzuwenden, daß es etwa ebensoviel Einzelbeobachtungen wie familiäre Fälle von PH und PPH gibt. Diese Einzel-

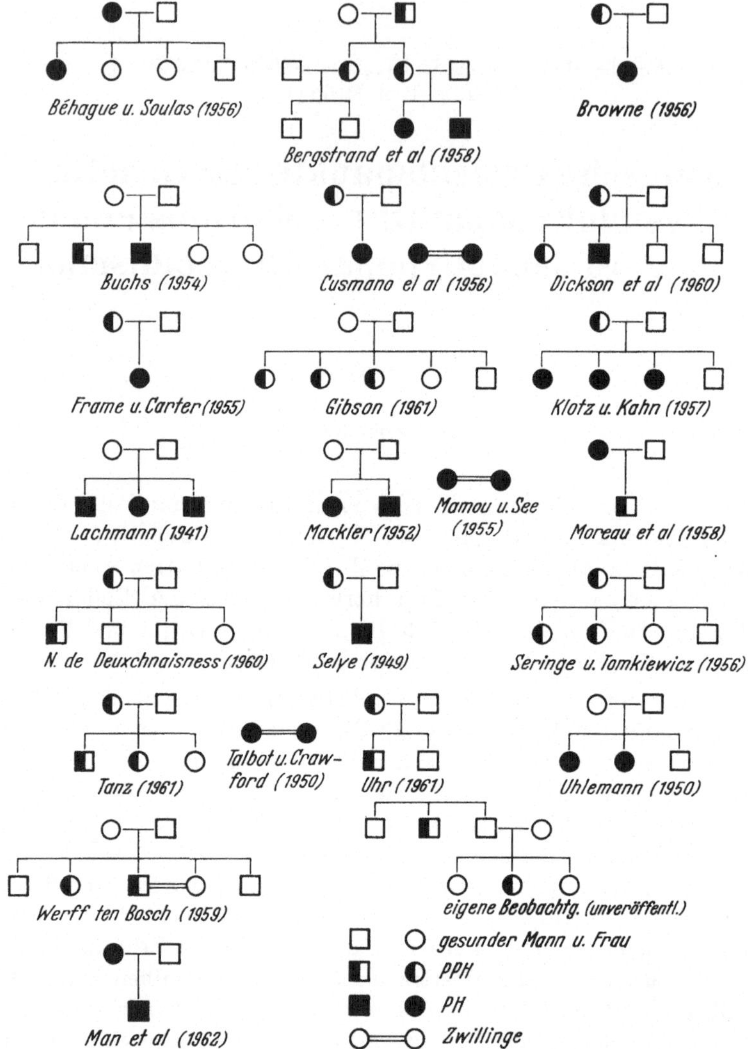

Abb. 1. Übersicht der familiären Fälle von Pseudohypoparathyreoidismus und von Pseudo-Pseudohypoparathyreoidismus

beobachtungen sind durch ein einfach dominantes Erbverhalten schwer zu erklären, selbst wenn man einen Teil auf Spontanmutationen zurückführt. Wir werden auf diese Frage bei der Untersuchung der Lokalisation der Gene nochmal zurückkommen.

Über die Genlokalisation für PH und PPH gibt es nur Hypothesen. Die Verteilung der Erkrankungen auf Männer und Frauen ergibt bei Berücksichtigung der Gesamtzahlen ein Verhältnis von 2:1 zugunsten der Frauen. In unseren Stammbäumen ergibt sich das gleiche Verhältnis, wenn man die Kinder erkrankter Eltern zählt. Wir finden 29 Mädchen und 14 Jungen. Ein Verhältnis von 2:1 zugunsten des weiblichen Geschlechts könnte z. B. dadurch erklärt sein, daß die Gene für PH und PPH auf dem X-Chromosom lokalisiert sind, denn Frauen haben doppelt soviel X-Chromosomen wie Männer und müssen deshalb von genetischen Störungen, die auf dem X-Chromosom lokalisiert sind, doppelt so häufig betroffen werden wie Männer. Zu dem gleichen Ergebnis kamen MANN u. Mitarb. (1962) unabhängig von uns.

Dominante X-chromosomal lokalisierte Erkrankungen zeichnen sich dadurch aus, daß es keine Übertragung von Mann-zu-Mann gibt, denn alle männlichen Nachkommen erhalten ihr X-Chromosom von der Mutter. In unseren Stammbäumen finden wir tatsächlich keinen Fall einer Mann-zu-Mann-Übertragung bei PH und PPH. Im Fall von BUCHS (1954), der eine Familie mit zwei erkrankten Söhnen beobachtete, ging die Krankheit nicht mit Sicherheit vom Vater aus. Dieser hatte als einziges Symptom ein als plump beschriebenes Metacarpale I. Die Proportionen des Handskelettes sind aber völlig normal, die Metacarpalia eher etwas gegenüber unseren Normalwerten verlängert. Da allein das plumpe Metacarpale I den Vater als möglichen Überträger der Erkrankung kennzeichnet, ist dieser Fall kein Argument für eine Mann-zu-Mann-Übertragung.

Wenn es damit auch keinen Fall einer Mann-zu-Mann-Übertragung der Erkrankungen gibt, so beweisen andererseits die Stammbäume das definitive Fehlen der Mann-zu-Mann-Übertragung nicht. Dieser Beweis ist nur dann zu führen, wenn die Erkrankungen genügend oft von Männern ausgehen. Bisher findet sich aber nur eine Familie, in der die Erkrankung vom Mann ausgeht. Dieser Mann hatte zwei kranke Töchter, aber keinen Sohn. In allen übrigen Familien geht die Erkrankung von den Müttern aus. Die Verhältnisse sind hier ähnlich wie bei der Vitamin D-resistenten Rachitis vor den Untersuchungen vor WINTERS u. Mitarb. (1958). Ihnen gelang der Nachweis der X-chromosomalen Lokalisation der Gene erst dadurch, daß sie skelettgesunde männliche Überträger der Vitamin D-resistenten Rachitis an der Hypophosphatämie und der erhöhten Nieren-Clearance für Phosphat erkennen konnten. Ähnlich günstige Verhältnisse sind bei PH und PPH zunächst nicht zu erwarten und die Frage ist deshalb nur durch umfangreichere Familienuntersuchungen zu klären.

Es gibt aber im Falle des PH und PPH noch einen letzten Hinweis zur Genlokalisation. Die leichtere Form beider Erkrankungen der PPH kommt zusammen mit der chromatinnegativen Gonadendysgenesie vor. Von etwa 40 in der Literatur beschriebenen Fällen von PPH (es gibt wahrscheinlich viel mehr) hatten 6 eine chromatinnegative Gonadendysgenesie, bei 2 weiteren war eine Gonadendysgenesie vorhanden, der Chromatinbefund wurde aber nicht untersucht. Wir hatten selbst Gelegenheit, einen Fall zu beobachten, bei dem PPH und chromatinnegative Gonadendysgenesie in Kombination beim gleichen Individuum vorhanden waren (SCHWARZ u. BAHNER 1962). Die Analyse der Chromosomen mittels Leukocytenkulturen ergab 45 Chromosomen und die Geschlechtschromosomen XO (SCHWARZ u. WALTER 1962). Es fand sich keine zusätzliche Abweichung von der Norm, die für die Symptome des PPH verantwortlich gemacht werden konnte.

Wenn von 40 Fällen von PPH 6—8 gleichzeitig eine chromatinnegative Gonadendysgenesie haben, so kann das Zusammentreffen nicht auf zufälliger Koinzidenz beruhen. Es liegt deshalb nahe, den genetischen Defekt des PPH mit der bekannten Monosomie der Geschlechtschromosomen der chromatin-negativen Gonadendysgenesie in Zusammenhang zu bringen. Dafür gibt es grundsätzlich drei Möglichkeiten:

1. Kann bei dem Vorgang der "non-disjunction", der zur XO-Konstitution führt, noch ein Schaden an einem weiteren Chromosom entstehen, der für den PPH verantwortlich ist. In diesem Fall müßte aber die Zygote, die die nicht getrennten Geschlechtschromosomen enthält, auch den Genschaden für PPH enthalten, d. h. wir müßten den PPH in Kombination mit XXX oder XXY-Individuen antreffen. Das ist aber nicht der Fall.

2. Der Gendefekt PPH kann die "non-disjunction" fördern. Er könnte durch bestimmte Stoffwechselwirkungen das Zusammenhaften der Geschlechtschromosomen begünstigen. Auch in diesem Falle müßte aber die Zygote, die die nicht getrennten Geschlechtschromosomen enthält, auch in der Kombination mit dem PPH vorkommen, d. h. wir müßten wieder den PPH in Kombination mit XXX- oder XXY-Individuen finden. Im Gegenteil, der PPH kommt aber gerade bei XO-Individuen vor. Es bleibt als

3. Erklärungsmöglichkeit die, daß die Gene für den PPH auf dem X-Chromosom lokalisiert sind, und daß sie bei XO-Individuen deshalb in jedem Fall phänotypisch manifest werden, weil dieses einzelne X-Chromosom keine allelen Gene hat. Voraussetzung für diese Hypothese ist ein stark modifizierender Einfluß normaler Allele auf dem 2. X-Chromosom. Bei einfacher Dominanz ist ein solcher Einfluß nicht zu erwarten. Nur bei Rezessivität des Erbganges oder bei einem zwischen Dominanz und Rezessivität liegenden Erbgang ist das möglich.

Wir vermuten deshalb, daß PH und PPH unregelmäßig dominant vererbt werden. Dieser Erbmodus könnte erklären:

1. die Kombination von PPH und chromatinnegativer Gonadendysgenesie,
2. die vielen Einzelbeobachtungen und
3. die starke Variabilität der Symptome beider Erkrankungen.

Literatur

BÉHAGUE, P., et B. SOULAS: Rev. neurol. **95**, 150 (1956).
BERGSTRAND, C. G., K. EKENGREN, R. FILIPSON and A. HUGGERT: Acta endocr. (Kbh.) **29**, 201 (1958).
BUCHS, S.: Ann. paediat. (Basel) **183**, 65 (1954).
CUSMANO, J. V., D. H. BAKER and N. FINBY: Radiology **67**, 845 (1956).
DICKSON, L. G., Y. MORITA, E. J. COWSERT, J. GRAVES and J. S. MEYER: J. Neurol. Psychiat. **23**, 33 (1960).
ELRICK, H., F. ALBRIGHT, F. C. BARTTER, A. P. FORBES and J. D. REEVES: Acta endocr. (Kbh.) **5**, 199 (1950).
FRAME, B., and S. CARTER: Neurology **5**, 297 (1955).
GIBSON, R.: Canad. med. Ass. J. **70**, 85 (1961)
KLOTZ, H. P., et F. KAHN: Sem. Hôp. Paris **33**, 3772 (1957).
LACHMANN, A.: Acta med. scand. Suppl. 121 (1941).
MACKLER, H., J. R. FOUTS and J. W. BIRSNER: Calif. Med. **77**, 332 (1952)

MAMOU, H., et P. SEE: Sem. Hôp. Paris **31**, 3513 (1955).
MANN, J. B., S. ALTERMAN and A. G. HILLS: Ann. intern. Med. **56**, 315 (1962).
MOREAU, R., M. LEGRAIN et J. GUÉDON: Bull. Soc. méd. Hôp. Paris **74**, 543 (1958).
NAGANT DE DEUXCHNAISNES, C., G. ISAAK, A. JAQUET et J. J. HOET: Rev. franç. Etud. clin. biol. **5**, 153 (1960).
SCHWARZ, G., and K. WALTER: Lancet I, 1075 (1962).
— and F. BAHNER: Acta endocr. (Kbh.) Im Druck.
SELYE, H.: Textbook of Endocrinology. 1, Montreal 1949. (Acta endocr.).
SERINGE, P., et S. TOMKIEWICZ: Ann. Endocr. (Paris) **17**, 655 (1956).
TANZ, S. S.: Amer. J. med. Sci. **239**, 453 (1960).
UHLEMANN, H. J.: Klin. Wschr. **28**, 489 (1950).
WERFF TEN BOSCH, J. J. VAN DER: Lancet **69 I**, 276 (1959).
WINTERS, R. W., J. B. GRAHAM, T. F. WILLIAMS, V. M. MCFALLS and CH. H. BURNETT: Medicine **37**, 97 (1958).